第5版

呼吸康复指南： 评估、策略和管理

Guidelines for Pulmonary Rehabilitation Programs:
Assessment, Strategy and Management   5th Edition

编　著　美国心血管–肺康复协会

主　译　席家宁　姜宏英

主　审　童朝晖　喻鹏铭

副主译　公维军　郄淑燕

北京科学技术出版社

著作版权合同登记号：01-2020-2251 号

图书在版编目（CIP）数据

呼吸康复指南：评估、策略和管理：第 5 版 / 美国心血管 – 肺康复协会编著；席家宁，姜宏英主译 . — 北京：北京科学技术出版社，2020.7（2024.5 重印）

书名原文：Guidelines for Pulmonary Rehabilitation Programs,5th Edition

ISBN 978-7-5714-0890-9

Ⅰ . ①呼… Ⅱ . ①美… ②席… ③姜… Ⅲ . ①呼吸系统疾病—康复—指南 Ⅳ . ① R560.9-62

中国版本图书馆 CIP 数据核字（2020）第 068354 号

责任编辑： 张真真
责任印制： 吕 越
封面设计： 申 彪
出 版 人： 曾庆宇
出版发行： 北京科学技术出版社
社 址： 北京西直门南大街 16 号
邮政编码： 100035
电话传真： 0086-10-66135495（总编室） 0086-10-66113227（发行部）
网 址： www.bkydw.cn
印 刷： 河北鑫兆源印刷有限公司
开 本： 889 mm×1194 mm 1/16
字 数： 320 千字
印 张： 12
版 次： 2020 年 7 月第 1 版
印 次： 2024 年 5 月第 3 次印刷
ISBN 978-7-5714-0890-9

定 价：128.00 元

京科版图书，版权所有，侵权必究。
京科版图书，印装差错，负责退换。

译者名单

主　译　席家宁　姜宏英

主　审　童朝晖　喻鹏铭

副主译　公维军　郗淑燕

译　者　（按姓氏笔画排序）

王　娇　四川大学华西医院康复医学中心

王　峰　首都医科大学附属北京朝阳医院

牛光宇　首都医科大学附属北京康复医院

公维军　首都医科大学附属北京康复医院

李　伊　首都医科大学附属北京康复医院

李　劢　首都医科大学附属北京康复医院

余中华　四川大学华西医院康复医学中心

张　娜　首都医科大学附属北京康复医院

张　斌　首都医科大学附属北京康复医院

张晨曦　首都医科大学附属北京康复医院

林英翔　首都医科大学附属北京朝阳医院

郗淑燕　首都医科大学附属北京康复医院

赵智玲　首都医科大学附属北京朝阳医院

姜宏英　首都医科大学附属北京康复医院

贾如冰　首都医科大学附属北京康复医院

席家宁　首都医科大学附属北京康复医院

滕立英　首都医科大学附属北京康复医院

编委会名单

编委会主席

Gerene S. Bauldoff, PhD, RN, MAACVPR

Brian Carlin, MD, MAACVPR

编委会成员

Ellen Aberegg, LD, MA, RD, FAACVPR

Maria Buckley, PhD, FAACVPR

Eileen Collins, PhD, RN, FAACVPR

Gerilynn Connors, BS, RRT, MAACVPR

Rebecca Crouch, PT, DPT, MS, CCS, MAACVPR

Kent Eichenauer, PsyD, FAACVPR

Chris Garvey, FNP, MSN, MPA, MAACVPR

Anne Gavic, MPA, RCEP, MAACVPR

Jane Knipper, RN, MA, AE-C, MAACVPR

Debbie Koehl, MS, RRT, AE-C

James Lamberti, MD, FCCP

Steven Lichtman, EdD, MAACVPR

Trina Limberg, BS, RRT, MAACVPR

Karen Lui, BSN, MS, MAACVPR

Katherine Menson, DO

Jonathan Raskin, MD, FAACVPR

June Schulz, RRT, FAACVPR

Charlotte Tenebeck, MD

David Verrill, MS, CEP, RCEP, FAACVPR

译者前言

改革开放以来，经过40多年的快速发展，我国人民群众的物质文化生活水平得到了极大提高，人们对健康生活、生存质量的追求越来越高。中国人口健康状况表现为以慢性疾病为主。为此，国务院在2016年发布的《"健康中国2030"规划纲要》提出了健康中国建设的目标和任务，而在其中数十次提及发展康复的重要性和紧迫性。近年来，康复医学在我国迅猛发展，特别是脏器功能的康复不断得到认识和发展。但由于康复医学尚处于初级发展阶段，脏器功能康复更是近年来才受到重视。康复医疗工作者在临床开展脏器功能康复时，由于缺少规范和统一标准，常常感到无章可循，无证可依。国际上，世界各国也都在摸索和实践着各自的相关标准和规范。美国在康复医学的发展方面普遍被认为走在世界的前列，30年前美国心血管-肺康复协会组织多学科专家编撰了《呼吸康复指南：评估、策略和管理》一书，自第1版问世以来，一直是全球呼吸康复科研与临床工作重要的指导性学习材料。为了达到具体实践操作均有可遵循的循证证据支持和推荐最佳呼吸康复临床实践方案的目的，本指南在实践和发展过程中不断更新，最新版本《呼吸康复指南：评估、策略和管理（第5版）》已于2019年3月问世。

为了让中国呼吸康复及相关领域从业人员尽早从美国《呼吸康复指南：评估、策略和管理（第5版）》中得到科学的临床实践指导，促进我国呼吸康复学科的发展，我们组织了国内众多著名的呼吸病学、康复医学与康复治疗学、康复护理学等多学科专家对这本指南进行翻译。该指南共十个章节，内容广泛，涵盖了呼吸康复理论基础和临床实践的方方面面。不仅告诉了我们如何选择呼吸康复对象和康复训练技术，还详细介绍了如何实施综合呼吸康复项目，包括心理、营养和健康教育等方面内容，可谓涵盖丰富，精彩纷呈！

在此，我们要感谢我们的翻译团队成员，在抗击新冠肺炎疫情的特殊时期，他们放弃了节假日休息时间，边工作边不辞辛苦地翻译这本书；感谢他们为了保证质量不厌其烦地审校，直至最终成稿。同时，我要特别感谢童朝晖教授、喻鹏铭教授百忙之中抽出时间高度负责地对本书进行终稿审阅和指导。尽管我们万分努力，力求用准确、优美的语言来表达科学的严谨，但由于时间仓促等原因，难免有疏漏之处。同时，科学在不断发展，我们将继续关注美国心血管-肺康复协会的《呼吸康复指南：评估、策略和管理（第5版）》这本书，期望在下一版翻译过程中弥补现有的不足。

席家宁　姜宏英

2020 年 4 月

引 言

呼吸康复是对慢性呼吸系统疾病患者的重要干预手段，可以提高患者的运动耐量和健康相关生活质量，并减轻受限症状。它包括以患者为中心的运动训练、教育、社会心理和营养评估，并根据综合评估制订干预措施。呼吸康复的目标是维持和促进慢性呼吸系统疾病患者的健康行为。本书力求解决什么是呼吸康复、如何执行呼吸康复项目，以及更新和改进现有计划以达到美国心血管 - 肺康复协会（American Association of Cardiovascular and Pulmonary Rehabilitation，AACVPR）的认证标准和质量要求。

对于慢性呼吸系统疾病患者，呼吸康复并不是一成不变的僵化治疗方法。相反，它针对患者的独特问题和需求，由患者与专业的多学科团队积极协作而制订。通常，患者的亲友也会参与协作过程。目前正在实践中的呼吸康复建立在不断增加的循证证据基础之上，并需要在进行重点临床试验的领域补充专家意见。基于以上考虑，为了更好地应用这一复杂而不断发展的干预措施，即呼吸康复，迫切需要实践指南的指导。这版指南旨在更新 2011 年出版的《呼吸康复指南：评估、策略和管理（第 4 版）》。自 2011 年，呼吸康复有了长足的发展，应用范围不断扩大，康复项目的认证越来越重要，并且医疗保险报销范围也发生了变化。因此，新的指南的提出迫在眉睫。本版附有一个网络资源（www.Human Kinetics.com/GuidelinesForPulmonaryRehabilitation），包含适用于呼吸康复专业人员的更多资源链接及各种表格、工具和检查列表。

本书作者是国际公认的在呼吸康复方面有丰富一线经验的专家，而本书也和呼吸康复一样是医疗、护理、呼吸治疗、运动生理、物理治疗、心理和营养等多学科共同努力的成果。

本书阐述了基于当前科学证据和专家推荐的最佳呼吸康复临床实践。由于上一版之后快速涌现了大量高质量的科学证据，因此新版我们在许多领域有了更多的循证医学证据。我们期望达到具体的实践操作和深入的循证医学证据之间的平衡，同时参考了一些重要文件，如美国胸科医师协会 / 美国心血管 – 肺康复协会（American College of Chest Physicians/American Association of Cardiovascular and Pulmonary Rehabilitation，ACCP/AACVPR）联合临床循证指南（Joint Evidence-Based Clinical Guidelines）和美国胸科学会 / 欧洲呼吸学会（American Thoracic Society/European Respiratory Society，ATS/ERS）呼吸康复声明（Statements on Pulmonary Rehabilitation）。

更多资源推荐

开展呼吸康复（或改进现有项目）可参阅以下关于呼吸康复重要的网站、指南和循证医学证据。这些都是对本指南的有益补充。以下列出了一部分资源。

AACVPR 网站（www.aacvpr.org）提供资源信息、出版物、活动、年会等有关心脏和呼吸康复的信息。

ATS 关于呼吸康复的网站（www.thoracic.org），提供 ATS 呼吸康复大会（ATS Pulmonary Rehabilitation Assembly）的信息，专业人员和患者资源，以及 ATS 已发布的声明，如 Holland AE, et al. An official European Respiratory Society/American Thoracic Society technical standard: field walking tests in chronic respiratory disease. Eur

Respir J. 2014;44:1428-1446；

Rochester CL, et al. An official American Thoracic Society/European Respiratory Society policy statement: enhancing implementation, use, and delivery of pulmonary rehabilitation. Am J Respir Crit Care Med. 2015;192（11）:1373-1386；

McCarthy B, Casey D, Devane D, Murphy K, Murphy E, Lacasse Y. Pulmonary rehabilitation for chronic obstructive pulmonary disease. Cochrane DB Syst Rev. 2015;2:CD003793. 全文见 www.cochranelibrary.com；

Ries AL, et al. Pulmonary rehabilitation: joint ACCP/AACVPR evidence-based clinical guidelines. Chest. 2007 131:4S-42S（这是对1997年版指南的更新，是基于呼吸康复医学文献证据的系统回顾。第1章含此文摘要。全文见 www.chestjournal.org）。

前　言

作为 AACVPR《呼吸康复指南：评估、策略和管理（第 5 版）》编写委员会的联合主席，在此要特别感谢编写委员会的成员在编写本书时所提供的专业知识和热情，他们是国际公认的呼吸康复专家。本书综合了一线专家和学术专家的意见，将高质量呼吸康复的设想和实践介绍到临床。

我们在邀请每章的作者时，都根据其专业知识、综合学科能力和地域代表性进行了仔细考量。除第 1 章由 Carlin 博士独立完成，其余章节都由多名专家共同撰写，每章列出的第一位作者是主要作者。所有章节均由编辑和 AACVPR 文件监督委员会进行了审查。感谢 FAACVPR 的 Richard Josephson 和 FAACVPR 委员会主席 Eileen Collins 在评审过程中的付出。

由于第 3 章（运动评估与训练）修订较多，我们还邀请了美国和欧洲的呼吸康复运动专家进行审核，在此我们还要感谢 FAACVPR 的 Kim Eppen、土耳其哈西德佩大学的 Deniz Inal-Ince 和比利时鲁汶大学的 Daniel Langer。

此外，我们对第 5 章（社会心理评估与干预）进行了重大改写，并且还接受了相关专家审核，在此我们感谢美国梅奥医学中心的 Therese Shumaker、美国南加州大学的 Eva Serber PhD 和美国阿拉巴马大学伯明翰分校的 Megan McMurray。

本版内容建立在前几版出色工作的基础上。在此我们尤其要感谢第 4 版的编辑，MAACVPR 的 Rebecca Crouch 和 Richard ZuWallack，感谢他们对紧张编写过程的专业指导，还要感谢整个第 4 版的编写团队：Linda Nici, MD；Bonnie Fahy, RN, MS, CNS, FAACVPR；Paula Meek, PhD；Suzanne Lareau, RN, MSN；Carolyn Rochester, MD；Jonathan Raskin, MD, FCCP, FAACVPR；Neil MacIntyre, MD, FAACVPR；Chris Garvey, FNP, MSN, MPA, MAACVPR；Kathleen Steward, PT, DPT；Joseph Norman, PT, PhD, FAACVPR；Gerilynn Connors, BS, RRT, MAACVPR；Lana Hilling, RCP, MAACVPR；Jane Reardon, RN, MSN, CS, FAACVPR。

Gerene S. Bauldoff 和 Brian Carlin

缩略词

1 次重复最大力量测试（1-Repetitive Maximum，1-RM）

6 分钟步行测试（6-Minute Walk Test，6MWT）

6 分钟步行距离（6-Minute Walk Distance，6MWD）

Borg 呼吸困难量表（Borg Category-ratio 10，Borg CR 10）

COPD 评估测试（COPD Assessment Test，CAT）

COPD 自我效能问卷（COPD Self- Efficacy Scale，CSES）

ENRICHD 社会支持工具（ENRICHD Social Support Instrument，ESSI）

Epworth 嗜睡程度量表（Epworth Sleepiness Scale，ESS）

Juniper 哮喘生活质量问卷（Juniper Asthma Quality of Life Questionnaire，Juniper AQLQ）

《精神障碍诊断与统计手册（第 5 版）》（*Diagnostic and Statistical Manual of Mental Health Disorders, Fifth Edition*，DSM–5）

《慢性阻塞性肺疾病全球倡议》（*The Global Initiative for Chronic Obstructive Lung Disease*，GOLD）

靶心率（Target Heart Rate，THR）

贝克抑郁自评量表（Beck Depression Inventory，BDI）

布里斯托 COPD 知识问卷（Bristol COPD Knowledge Questionnaire，BCKQ）

潮气量（Tidal Volume，TV）

递增往返步行测试（Incremental Shuttle Walk Tests，ISWT）

递增运动负荷测试（Graded Exercise Test，GXT）

定量吸入器（Metered Dose Inhaler，MDI）

多不饱和脂肪酸（Polyunsaturated Fatty Acids，PUFA）

多维疲劳量表（Multidimensional Fatigue Inventory，MFI）

多维疲劳评估量表（Multidimensional Assessment of Fatigue，MAF）

儿童哮喘生活质量问卷（Pediatric Asthma Quality of Life Questionnaire，PAQLQ）

非特异性间质性肺炎（Nonspecific Interstitial Pneumonia，NSIP）

非脂肪质量（Fat-Free Mass，FFM）

非脂肪质量指数（Fat-Free Mass Index，FFMI）

肺动脉高压（Pulmonary Hypertension，PH）

肺功能状态量表（Pulmonary Functional Status Scale，PFSS)

肺功能状态与呼吸困难问卷（Pulmonary Functional Status and Dyspnea Questionnaire，PFSDQ）

肺功能状态与呼吸困难问卷 - 修订版（Pulmonary Functional Status and Dyspnea Questionnaire-Modified，PFSDQ-M）

肺减容术（Lung Volume Reduction Surgery，LVRS）

肺信息需求问卷（Lung Information Needs Questionnaire，LINQ）

分钟通气或肺通气（Minute or Pulmonary Ventilation，VE）

峰值摄氧量（peak oxygen uptake，peak VO_2）

改良英国医学研究委员会呼吸困难量表（Modified Medical Research Council Dyspnea Scale，mMRC）

干粉吸入器（Dry Powder Inhaler，DPI）

肱三头肌皮褶厚度（Tricep skinfold，TSF）

骨骼肌质量指数 (Skeletal Muscle Index，SMI)

关节活动范围（Range of Motion，ROM）

呼出二氧化碳浓度（Fraction of Expired Carbon Dioxide，$FeCO_2$）

呼气末二氧化碳分压（Partial Pressure of End-Tidal Carbon Dioxide，$P_{ET}CO_2$）

呼吸交换率（Respiratory Exchange Ratio，RER）

呼吸康复自我效能适应指数（Pulmonary Rehabilitation Adapted Index of Self-Efficacy，PRAISE）

呼吸性细支气管炎伴间质性肺疾病（Respiratory Bronchiolitis-Interstitial Lung Disease，RB-ILD）

肌酐身高指数（Creatinine Height Index，CHI）

肌肉质量（Muscle Mass，MM）

肌萎缩侧索硬化（Amyotrophic Lateral Sclerosis，ALS）

基线呼吸困难指数（Baseline Dyspnea Index，BDI）

极量递增运动测试（Incremental Maximal Exercise Testing，IMET）

急性呼吸窘迫综合征（Acute Respiratory Distress Syn-drome，ARDS）

急性间质性肺炎（Acute Interstitial Pneumonia，AIP）

继续教育（Continuing Education Units，CEUs）

加利福尼亚大学圣地亚哥分校呼吸困难问卷（UCSD

Shortness of Breath Questionnaire，UCSD-SOBQ）

间质性肺疾病（Interstitial Lung Disease， ILD）

简易精神状态检查量表（Mini-Mental Status Exam，MMSE)

健康相关生活质量（Health Related Quality of Life，HRQOL）

健康饮食指数（Healthy Eating Index，HEI）

结缔组织病相关肺间质纤维化（Connective Tissue Disease-related ILD，CTD-ILD）

静息代谢率（Resting Metabolic Rate，RMR）

酒精依赖疾患识别测试（Alcohol Use Disorders Identification Test，AUDIT)

淋巴细胞间质性肺炎（Lymphoid Interstitial Pneumonia，LIP）

慢性呼吸系统疾病问卷（Chronic Respiratory Disease Questionnaire，CRQ 或 CRDQ）

慢性阻塞性肺疾病（Chronic Obstructive Lung Disease，COPD）

美国国家肺气肿治疗试验（National Emphysema Treatment Trial，NETT)

美国呼吸治疗协会（American Association of Respiratory Care，AARC）

美国联邦饮食指南（United States Dietary Guidelines，USDG）

美国心血管 - 肺康复协会（American Association of Cardiovascular and Pulmonary Rehabilitation，AACVPR）

美国心脏病学会（American College of Cardiology ，ACC)

美国心脏学会（American Heart Association，AHA）

美国胸科学会（American Thoracic Society，ATS）

美国胸科医师协会（American College of Chest Physicians，ACCP）

美国医疗保险与医疗救助服务中心（Centers for Medicare and Medicaid Services，CMS）

美国医学结局研究组（Medical Outcomes Study，MOS）

美国医学研究所（Institute of Medicine，IOM）

美国运动医学学会（American College of Sports Medicine，ACSM）

蒙特利尔认知评估（Montreal Cognitive Assessment，MOCA）

耐力往返步行测试（Endurance Shuttle Walk Tests，ESWT）

囊性纤维化（Cystic Fibrosis，CF）

囊性纤维化跨膜传导调节因子（Cystic Fibrosis Transmembrane Conductance Regulator，CFTR）

尼古丁替代疗法（Nicotine Replacement Therapy，NRT ）

欧洲呼吸学会（European Respiratory Society，ERS）

匹兹堡睡眠质量指数（Pittsburgh Sleep Quality Index ，PSQI）

区域性医保覆盖（Local Coverage Determinations，LCDs）

认知行为疗法（Cognitive Behavioral Therapy，CBT）

日常生活活动（Activities of Daily Livings，ADLs）

上臂肌围（Mid-Arm Muscle Circumference，MAMC）

摄氧量储备（Volume of Oxygen Consumption Reserve，VO_2R）

身份结果疲劳量表（Identity-Consequences Fatigue Scale，ICFS）

身体质量指数（Body Mass Index，BMI）

圣乔治呼吸问卷（St.George's Respiratory Questionnaire，SGRQ）

食物频率问卷（Food Frequency Questionnaires，FFQ）

世界卫生组织（World Health Organization，WHO）

视觉模拟量表（Visual Analog Scale，VAS）

数字评分量表（Numeric Rating Scale，NRS）

四肢骨骼肌含量（Appendicular Lean Mass，ALM）

缩唇呼吸（Pursed-Lip Breathing，PLB)

特发性肺纤维化（Idiopathic Pulmonary Fibrosis，IPF）

通气储备（Ventilatory Reserve，VR）

脱屑性间质性肺炎（Desquamative Interstitial Pneumonia，DIP）

维生素（Vitamins，Vit）

西雅图阻塞性肺疾病问卷（Seattle Obstructive Lung Disease Questionnaire，SOLQ）

吸氧浓度（Fraction of Inspired Oxygen，FiO_2）

心肺运动测试（Cardiopulmonary Exercise Test，CPET）

心肌梗死（Myocardial Infarction，MI）

心境状态量表（Profile of Mood States，POMS)

心率储备（Heart Rate Reserve，HRR）

性相关的呼吸体验（The Respiratory Experiences with Sexuality Profile，RESP)

腰臀比（Waist-hip Ratio，WHR）

腰围（Waist Circumference，WC）

医疗保险管理公司（Medicare Administrative Contractors，MACs)

医疗社会支持量表（MOS-Social Support Survey，MOS-SSS）

抑郁症筛查量表(PatientGeneralized Anxiety Disorder 7-Item，GAD-7）

隐源性机化性肺炎（Cryptogenic Organizing Pneumonia，COP）

预防及控制高血压的饮食模式（Dietary Approaches to Stop Hypertension，DASH）

原发性肺动脉高压（Pulmonary Arterial Hypertensio，PAH）

振荡呼气正压（Positive Expiratory Pressure，PEP）

脂肪质量（Fat Mass，FM）

脂肪质量指数（Fat Mass Index，FMI)

重度运动性低氧血症（Severe Exercise-Induced Hypoxemia，SEIH）

主动呼气（Active Expiration，AE)

状态 - 特质愤怒表达量表（State Trait Anger Expression

Inventory- II，STAXI-2)

状态 - 特质焦虑量表（State-Trait Anxiety Inventory，STAI）

自动体外除颤器（Automated External Defibrillator，AED）

自觉疲劳程度量表（Rating of Perceived Exercise，RPE）

综合门诊康复机构（Comprehensive Outpatient ehabilitation Facilities，CORFs）

最小临床重要差异（Minimum Clinically Important Difference，MCID）

目 录

第**1**章

呼吸康复概述

Brian Carlin, MD, MAACVPR

Sleep Medicine and Lung Health Consultants, Pittsburgh, PA

呼吸康复是慢性呼吸系统疾病患者综合治疗中不可或缺的组成部分。呼吸康复可以最大程度地帮助慢性阻塞性肺疾病（Chronic Obstructive Lung Disease，COPD）患者改善症状，提高运动耐量和健康相关生活质量。目前，呼吸康复已成为 COPD 指南中的重要组成部分，而在其他呼吸系统疾病中的用途和有效性，也有很强的理论依据和越来越多的证据[1]。

定义

2013 年美国胸科学会与欧洲呼吸学会有关呼吸康复的声明给出了呼吸康复的定义："呼吸康复是一项综合性的干预措施，是以全面的患者评估为基础，为患者制订个体化的治疗方案，包括但不限于运动训练、教育和行为改变，旨在改善慢性呼吸系统疾病患者的身体及心理状况，同时提高利于健康行为的长期依从性"[1]。

呼吸康复理论基础

COPD 患者治疗后的各方面收益中，呼吸康复与其他治疗方法相比能带来最大获益，包括缓解症状，提高运动耐量和健康相关生活质量。越来越多的证据表明，呼吸康复可减少医疗资源的使用和费用支出。尽管呼吸康复并不能直接改善肺功能，如 FEV_1，但仍有上述这些积极影响。对此可以解释为，呼吸康复主要是识别、解决和治疗全身性疾病的，而患者通常有隐性且可逆的合并症，包括外周肌肉功能障碍、静坐少动的生活方式、身体成分异常、自我管理能力差、焦虑和抑郁[1-3]。

呼吸系统疾病患者的呼吸康复与综合管理

多学科共同参与的呼吸康复项目能更便利而有效地对患者进行评估和目标设定、运动训练、自我管理教育、社会心理支持和结局评估。呼吸康复应该纳入所有慢性呼吸系统疾病患者的终身管理中。世界卫生组织（World Health Organization，WHO）将综合管理定义为"与诊断、治疗、护理、康复和健康促进有关的服务投入、提供、管理和组织"[4]。多年来，呼吸康复一直采用综合的、多学科的方法管理慢性呼吸系统疾病，是慢性疾病管理的范例。随着社会老龄化，呼吸康复原则应作为慢性疾病管理典范来推荐和提供指导。

综合管理是治疗慢性呼吸系统疾病患者的重要组成部分，因为这些患者同时有多种严重合并症，包括心血管疾病、骨质疏松症和糖尿病。例如，COPD 患者平均有 6～8 种慢性合并症，而其他慢性疾病患者平均仅有 1.8 种 [5]。由于这种复杂性，针对特定疾病的指南通常无法满足每位患者个体的需求，甚至可能产生不良影响。

慢性呼吸系统疾病急性加重可能是破坏性的，可进一步导致肺功能损害，外周肌肉功能障碍，运动能力、活动水平和生活质量下降，以及医疗资源使用和死亡风险增加。对于急性加重期患者的正确处理需要综合管理方法，也需要医院和社区医疗专业人员之间的合作 [6]。患者这时可能处于更易接受的"教育时机"，会采用自我管理策略，并参与到康复治疗中。在呼吸系统疾病急性加重时引入呼吸康复对于综合管理非常重要，包括促进多学科的临床交流和定期随访，以及为无缝过渡回社区提供重要手段 [7]。

鉴于这种复杂性，对慢性呼吸系统疾病患者的正确治疗是包括患者、家庭和所有医疗人员在内的有效协作和综合服务。最佳的医疗方式需要跨环境、人员和时间的整合，而对患者的教育及其主动性是这一过程的主要"催化剂"。呼吸康复既可以解决单个患者的复杂需求，又可以协调多种服务和干预措施以提供有效的治疗。

呼吸康复历史

呼吸康复是有着悠久历史和里程碑式的重要成果。在无数敬业的专业人士（包括临床和研究人员）共同努力下，呼吸康复在临床上的地位日益突出，尽管这些专业人士中的大多数人尚未获得认可。部分临床医师一直认为，为了使慢性呼吸系统疾病患者最大获益，需要有一套综合治疗方法，包括呼吸技术、运动疗法、氧疗和气道廓清技术 [8]。这是我们目前呼吸康复方法的原型。Thomas Petty 于 1974 年指出，对 COPD 患者来说，相较于接受标准治疗，在他的机构参加综合管理的患者症状更少，医疗资源使用也更少 [9]。1983 年，Bebout 和同事证实了呼吸康复的积极作用 [10]。那个时候的结论是基于个人观察及与对照组的比较或前后对比分析得来的，所以支持这些结论的科学证据基础是有限的。1989 年，Andrew Ries 回顾了当时的研究后，报道了康复治疗的临床获益，这为全世界呼吸康复的发展奠定了基础 [11]。

20 世纪 90 年代，从科学和临床的角度进一步确立了 COPD 患者呼吸康复的科学基础。1991 年，Richard Casaburi 和同事报道了运动训练对 19 例 COPD 患者的生理影响 [12]。那时普遍认为，COPD 患者是由于通气限制而不能进行高强度运动训练，所以未能发现运动训练可带来有意义的生理获益。这项研究表明，运动训练确实会带来生理上的改善，而这些改善依赖于运动量的设定。1996 年，Maltais 和同事报道，COPD 患者下肢骨骼肌氧化酶含量较正常人下降 [13]，之后他们又发现这些氧化酶在高强度运动训练后会升高 [14]。这些和随后的研究均表明，COPD 确实会导致骨骼肌的生化和生理异常，而这些异常是可以通过治疗改善的。呼吸康复运动训练可减轻上述骨骼肌异常，从而改善生理功能，如呼吸模式改变和动态过度通气减少 [15]。因此，呼吸康复的有效性在很大程度上取决于它对慢性呼吸系统疾病全身影响的改善效力。

1994 年，Reardon 和同事发现，完成了门诊呼吸康复的患者活动后呼吸困难发生率低于常规治疗的患者 [16]。随后，O'Donnell 和同事论证了呼吸困难改善的生理变化 [17]。同年，Goldstein 和同事证实，呼吸康复提高了健康相关生活质量，进一步表明它能改善以患者为中心的结局 [18]。

1995 年，Ries 和同事进行了一项研究，纳入了 119 名 COPD 患者，随机分为综合门诊呼吸康复组和健康教育组，观察周期为 8 周，结果证明呼吸康复能改善运动耐量、减轻症状和提高步行自我效能。这是 COPD 患者首个康复治疗的随机对照研究，并以此为基础让医学界接受呼吸康复成为 COPD 患者管理的真正组成部分 [19]。

1998 年至 2002 年，一项研究对 3777 名肺气肿患者进行了评估，其中 1218 名随机纳入了美国国家肺气肿治疗试验（National Emphysema Treatment Trial，NETT）[20]。这项具有里程碑意义的试验研究了双侧肺减容术（Lung Volume

Reduction Surgery，LVRS）治疗严重肺气肿的短期和长期风险及益处，其关键点是所有参与试验的患者均需进行呼吸康复。这项研究的后续亚组分析显示，呼吸康复可带来巨大获益[21]。

20 世纪 90 年代中期，一批康复专家回顾了关于呼吸康复有效性的现有证据，然后提出了几项"循证"推荐。1997 年，ACCP 和 AACVPR 采用循证医学的方法在该领域发表了首个循证临床实践指南[22]。该指南总结了呼吸康复组成和结局背后的证据基础，10 年后发布了这些循证指南的更新[2]。本章稍后给出这些推荐及其他国际学会的后续推荐。2017 年发布的《慢性阻塞性肺疾病全球倡议》(The Global Initiative for Chronic Obstructive Lung Disease，GOLD) 明确指出将呼吸康复作为 COPD 患者管理关键组成部分的重要性[3]。

2000 年，Griffiths 和同事进行了门诊呼吸康复与常规治疗的随机对照试验（Randomized Controlled Trial，RCT）[23]。样本量为 200 人，这是最大的呼吸康复 RCT 研究。这项具有里程碑意义的研究证实了呼吸康复可以改善运动表现和提高健康相关生活质量，从而证实了先前的研究结果。此外，该研究还证实呼吸康复可以降低医疗花费。随后在加利福尼亚[24]和美国东北部[25]进行的非随机多中心研究还证实了呼吸康复对医疗使用的益处。

2003 年，Bourbeau 和同事发现进行门诊自我管理教育可为 COPD 患者带来巨大获益，包括住院率减少 40% 和非计划就诊次数减少 59%[26]。这支持了呼吸康复不只是运动训练。自此，慢性疾病中的协作式自我管理概念有了很大发展，并成为所有呼吸康复项目的核心组成部分。

2009 年，美国国会通过了一项法案，将呼吸康复纳入中至重度 COPD 患者医疗保险报销范围[27]。目前，这项法案为呼吸康复纳入医疗保险和其他医疗报销提供了保障，报销标准将在本文中进一步讨论。这项法律通过之后，呼吸康复在该领域的应用得到了大量的研究。现已证实非COPD 的其他疾病患者，如肺动脉高压、间质性肺疾病（Interstitial Lung Disease，ILD）和囊性纤维化（Cystic Fibrosis，CF）等疾病患者，也能从呼吸康复中获益。此外，运动训练、教育和自我管理已成为呼吸康复的常规组成部分，也是本文的主题。

在近 10 年，COPD 患者的呼吸康复治疗方案不断得到补充和完善，包括扩充了运动训练方法，各种类型的训练方案以及辅助器具（如助行器的使用等）。进一步阐明了自我管理的作用，强调了呼吸康复在非 COPD 慢性呼吸系统疾病患者（如肺间质纤维化、肺动脉高压和支气管扩张症等）中的重要性[1]。在这段时间，全世界许多医疗学会都提出了相应的循证指南和推荐意见。

呼吸康复循证指南

近年来，世界各地学会制订出台了许多指南和指导意见，包括结局评估推荐。尽管这些指南使用了不同的方法进行证据评估和推荐，但总体结果表明，对有症状的慢性呼吸系统疾病患者，呼吸康复是整体治疗方案的重要组成部分。有关推荐的方法请参阅各学会指南。以下是各个相关指南简要情况。

2007 年，ATS 和 AACVPR 更新了旧版循证指南[2]，这是该领域的第一套循证指南出版物，分为强（Ⅰ级）或弱（Ⅱ级）推荐。证据力度根据数据质量进行分级：高（A 级，来自精心设计的 RCT 并产生一致且直接适用的结果，或者来自观察性研究的压倒性证据）、中（B 级，在大多数情况下是随机临床试验，其局限性包括方法缺陷和不一致的结果）和低（C 级，来自其他类型的观察性研究）。这些指南如图 1.1 所示。

其他学会审查并扩展了这些推荐的指南（附录 E）：英国胸科学会指南包括 D 级，反映了较低水平的证据；加拿大胸科学会解决了以前发布的指南未涵盖的一些问题[28]；2015 年，ATS 和 ERS 更新了他们先前关于呼吸康复的推荐[1]，并注意到了该领域取得的显著进展。

最新发布的指南是澳大利亚 / 新西兰指南专家组在 2017 年发布的[29]，不仅包括了许多组织曾经的推荐内容，还在诸多领域进行了扩展，如应用到疾病和症状较轻的患者，康复服务的场所

1. 步行所需肌肉的运动训练应作为 COPD 患者呼吸康复的必要组成部分来推荐。推荐等级：1A

2. 呼吸康复可减轻 COPD 患者的呼吸困难症状。推荐等级：1A

3. 呼吸康复可提高 COPD 患者的健康相关生活质量。推荐等级：1A

4. 呼吸康复可以减少 COPD 患者的住院天数和减少医疗资源使用。推荐等级：2B

5. 呼吸康复治疗对 COPD 患者具有成本效益。推荐等级：2C

6. 没有足够的证据确定呼吸康复是否可以改善 COPD 患者的生存质量。没有推荐提供

7. COPD 患者综合呼吸康复项目可带来社会心理获益。推荐等级：2B

8. 6 ～ 12 周的呼吸康复训练会产生多种益处，这些

益处会在 12 ～ 18 个月内逐渐减退。推荐等级：1A

9. 一些益处，例如健康相关生活质量，在 12 ～ 18 个月时仍高于对照组。推荐等级：1C

10. 时间较长的呼吸康复项目（12 周）比较短的呼吸康复项目产生更大的持续获益。推荐等级：2C

11. 呼吸康复后的维持策略对长期预后影响不太大。推荐等级：2C

12. COPD 患者进行高强度下肢运动训练比低强度训练可获得更大的生理学益处。推荐等级：1B

13. COPD 患者进行低强度和高强度运动训练均可有临床获益。推荐等级：1A

14. 在呼吸康复计划中增加力量训练会增加肌肉力量和肌肉容积。推荐等级：1A

15. 目前的科学证据不支持 COPD 患者的呼吸康复常

图 1.1　循证医学指南

注：经许可引自 L. Andrew et al., "Joint ACCP/AACVPR Evidence−Based Clinical Practice Guidelines," Chest 131（2004）7: 4S−42S.

延伸到了家庭，康复对象扩展到了非 COPD 患者。附录 E 列出了有关新推荐的参考及相关的其他学会指南。

呼吸康复在 GOLD 指南（2017）中的定位

当前关于 COPD 患者管理的 GOLD 指南（2017）中指出，呼吸康复是该病综合治疗的一部分[3]。对于伴有呼吸困难或其他呼吸系统症状、运动能力降低、活动受限或健康状况受损的 COPD 患者，应考虑进行呼吸康复。由于中度 COPD 患者每天都会出现症状，因此也推荐呼吸康复。随着症状负担的增加，对呼吸康复的需求也有所增加。

呼吸康复现状

目前已将呼吸康复确立为 COPD 患者管理中

的一项治疗标准。2009 年，美国国会通过了一项医疗保险法案，将呼吸康复纳入了报销范围。在过去的 30 年，针对慢性呼吸系统疾病患者（如 COPD、ILD 和肺动脉高压）的各种研究均显示呼吸康复可缓解呼吸困难，提高运动耐量和健康相关生活质量，以及减少医疗费用支出；但向有需要的人提供康复服务仍然面临挑战。

增加可及性

在美国，COPD 是第三大死亡原因。众所周知，呼吸康复是 COPD 患者管理的重要内容，但未得到充分认识和利用。实际上，只有不到 5% 的 COPD 医保患者参加了呼吸康复项目[30,31]，目前几乎没有哪个地方呼吸康复项目能达到实际的需求，即使在有呼吸康复项目的地方，也未得到医疗专业人员重视。许多医疗人员和患者都没有意识到呼吸康复治疗的潜在获益，也不知道当地社区是否有呼吸康复项目。因此，加强对医疗专业人员和患者有关呼吸康复理论知识、适应证

规使用蛋白同化制剂。推荐等级：2C

16. 无支撑上肢耐力训练对 COPD 患者有益，应纳入呼吸康复项目中。推荐等级：1A

17. 科学证据不支持常规将吸气肌训练作为呼吸康复的基本组成部分。推荐等级：1B

18. 教育应该是呼吸康复的组成部分，应包括协作自我管理，以及急性加重的预防和治疗的教育。推荐等级：1B

19. 几乎没有证据支持将社会心理干预作为单一治疗手段的益处。推荐等级：2C

20. 尽管缺乏科学证据，但目前的实践和专家意见支持将社会心理干预作为 COPD 患者综合呼吸康复项目的组成部分。没有推荐提供

21. 严重的运动性低氧血症患者在康复运动训练中，应辅助供氧。推荐等级：1C

22. 对于没有运动性低氧血症的患者，在高强度运动计划期间辅助供氧可能会提高运动耐力。推荐等级：2C

23. 严重 COPD 患者进行运动训练时，无创通气可作为辅助治疗手段，增强运动表现。推荐等级：2B

24. 没有足够的证据支持在 COPD 患者的呼吸康复中常规使用营养补充剂。没有推荐提供

25. 呼吸康复对某些非 COPD 慢性呼吸系统疾病患者有益。推荐等级：1B

26. 尽管缺乏科学证据，但目前的实践和专家意见推荐，在 COPD 和非 COPD 患者普遍治疗策略之外，还应对非 COPD 慢性呼吸系统疾病患者的呼吸康复项目进行调整，以包括针对特定疾病和患者的治疗策略。没有推荐提供

和获益的教育将有助于解决康复利用率不足的问题，合规的呼吸康复报销也有助于减轻患者医疗负担。

扩大适用范围

越来越多的证据支持将呼吸康复用于非 COPD 慢性呼吸系统疾病。呼吸康复应用范围可扩大至包括有症状的轻度 COPD 患者、急性加重或住院早期患者和临终患者（与姑息治疗协作）。也包括非 COPD 疾病（如 ILD、肺动脉高压和肺癌）及合并 COPD 的其他疾病（如哮喘、CF 和非囊性纤维化支气管扩张症）患者[1,32,33]。

保持长期获益，提升自我效能

呼吸康复的运动获益往往随着正式计划的结束而减少。造成这种情况的原因包括对运动和运动处方的依从性差、合并症的影响，以及疾病本身的恶化。解决这个问题必须有一个综合多样的

呼吸康复项目，可能的解决方案包括延长呼吸康复计划，急性加重后重新调整计划、进行结构化运动和增加居家活动，加强自我管理以鼓励患者对自己健康负责[34]。

小结

现在认为呼吸康复是有症状的慢性呼吸系统疾病患者治疗方案中不可或缺的重要组成部分，其获益包括减轻呼吸困难程度、提高运动耐量和健康相关生活质量、减少医疗花费等。随着越来越多有症状的慢性呼吸系统疾病患者开始接受呼吸康复治疗，呼吸康复的作用和益处将越来越凸显。

第2章

呼吸康复对象选择与评估

Gerilynn Connors, BS, RRT, MAACVPR, FAARC

Inova Fairfax Medical Campus, Falls Church, VA

James Lamberti, MD, FCCP

Inova Fairfax Medical Campus, Falls Church, VA

应为每位慢性呼吸系统疾病患者开展综合呼吸康复。通常，医疗人员及患者没有认识到呼吸康复的益处，直到慢性呼吸系统疾病后期才开始进行呼吸康复，患者往往已经伴随严重的功能受损和生活质量的严重下降时才进行呼吸康复。对呼吸康复专家而言，应向公众及医学界宣教呼吸康复的作用及预防和早期发现呼吸系统疾病的重要性。

综合呼吸康复的目的是为患者选择适合的个体化呼吸康复项目。多学科团队评估是呼吸康复项目的首要组成部分，没有经过初次全面且持续的个体化评估，就无法为每位患者量身定制合适的呼吸康复内容（如评估、运动训练、自我管理教育、社会心理干预以及长期依从性）。

呼吸康复的最新定义强调了全面评估的重要性："呼吸康复是一项综合性干预措施，是以全面的患者评估为基础，为患者制订个体化治疗方案，包括但不限于运动训练、教育和行为改变，旨在改善慢性呼吸系统疾病患者的身体及心理状况，同时提高利于健康行为的长期依从性"[1]。

患者的选择

过去10年，大部分呼吸康复的对象仍是COPD患者。越来越多的证据表明，呼吸康复在非COPD疾病中也具有临床价值[1]（图2.1）。因此，应向受呼吸系统疾病影响的患者推荐呼吸康复。呼吸康复专业人员需了解其所评估和治疗的各种呼吸系统疾病的病理生理学和临床表现，这十分重要[2]。

COPD

COPD患者常会因运动所致呼吸困难加重而减少体力活动。呼吸康复可改善COPD患者功能性运动能力及运动过程中的呼吸动态力学表现，还能改善健康相关生活质量的评估指标如呼吸困难和疲劳[3]。过去，呼吸康复只用于有严重气流受限的COPD患者。GOLD指南推荐，在没有使用肺量计测定FEV_1的情况下，表现高症状负担或急性加重风险高（GOLD B、C及D组）的患者应纳入呼吸康复[4]。美国医疗保险与医疗救助服务中心（Centers for Medicare and Medicaid Services，CMS）已批准GOLD肺量计法（使用支气管舒张剂后的FEV_1小于预计值的80％及FEV_1/FVC小于70％）分级的中至极重度COPD患者呼吸康复纳入医疗保险范畴。个人医疗保险管理公司（Medicare Administrative Contractors，

阻塞性肺疾病

- COPD（包括 α_1- 抗胰蛋白酶缺乏症）
- 持续性哮喘
- 弥漫性支气管扩张症
- 囊性纤维化
- 闭塞性细支气管炎

限制性肺疾病

- 间质性肺疾病
- 间质纤维化
- 职业性或环境性肺部疾病
- 结节病
- 结缔组织病
- 过敏性肺炎
- 淋巴管肌瘤病

- ARDS 幸存者
- 胸壁疾病
- 脊柱后凸侧弯
- 强直性脊柱炎
- 结核后综合征

其他情况

- 肺癌
- 肺动脉高压
- 胸 / 腹手术前后
- 肺移植前后
- 肺减容术前后
- 呼吸机依赖
- 肥胖相关呼吸系统疾病

图 2.1　呼吸康复适应证

注：ARDS，急性呼吸窘迫综合征；COPD，慢性阻塞性肺疾病。

引自 M.A. Spruit, S.J. Singh, C. Garvey C, et al. "An Official American Thoracic Society/European Respiratory Society Statement: Key Concepts and Advances in Pulmonary Rehabilitation," The American Journal of Respiratory and Critical Care Medicine, 188, No. 8（2013）: e13–e64. Copyright © 2013 American Thoracic Society. www .thoracic.org/statements/resources/copd/PRExecutive_Summary2013.pdf.

MACs）有单独的呼吸康复区域性医保覆盖（Local Coverage Determinations，LCDs）。

转诊医疗人员和呼吸康复专业人员常担心患者因"太过虚弱"而无法行呼吸康复。近期研究发现，转诊行呼吸康复的 COPD 患者有 1/4 患衰弱症。衰弱症是根据 Fried 标准（体重下降、疲惫、体力活动下降、步速减慢和肌力下降）来确定的 [5]。尽管衰弱症是呼吸康复项目无法完成的一项预测因素，但衰弱患者参与呼吸康复后在呼吸困难、运动表现、体力活动及健康状态结果方面优于无衰弱症患者 [6]，甚至慢性高碳酸血症性呼吸衰竭患者也能从呼吸康复中获益 [7]。

近期，ERS/ATS 指南推荐，因 COPD 急性加重住院患者应考虑在出院后 3 周内开始行呼吸康复。研究表明，因 COPD 急性加重住院患者的早期呼吸康复可减少再次入院并提高生活质量。但是，ERS/ATS 指南不推荐 COPD 急性加重住院期间开展呼吸康复 [8]。

非 COPD 呼吸系统疾病

随着对呼吸系统疾病认识的不断增加以及对疾病管理的不断完善，对于非 COPD 呼吸系统疾病患者，如有症状且生活质量下降，应转介康复机构行呼吸康复。

哮喘是一种常见病，据估计 2015 年美国成年人中发病率为 7.6％ [9]。尽管有最优的药物治疗，但慢性哮喘患者仍有呼吸困难、呼吸做功增加及运动耐量下降。近期一项荟萃分析显示，进行运动训练的哮喘患者有氧运动能力（VO_2max）有所改善 [10]。综合呼吸康复项目应对患者进行重要知识点的教育，如识别和避免哮喘的诱因、制订哮喘行动计划和运动训练计划。

由于疾病管理的进步，囊性纤维化（Cystic Fibrosis，CF）患者预测中位生存年龄已由 2002

年的 31.3 岁稳定增长至 2015 年的 41.4 岁[11]。在 CF 患者中已证实较高的体能水平（通过有氧运动能力测定）与较高的生存质量有关，因为有氧运动可以帮助气道廓清及使整体健康有更多获益，因此推荐将其作为辅助疗法[12]。Cochrane 的一项综述显示 CF 患者的运动能力、肌肉力量及生活质量在运动训练后可得到改善，并且部分证据显示能减缓肺功能下降速度[13]。气道廓清技术如呵气咳嗽、振荡呼气正压（Positive Expiratory Pressure，PEP）、自主引流及高频胸壁振荡，是治疗 CF 的重要手段，因此，此类患者的呼吸康复项目中应包括关于这些技术的使用和获益的培训。

非囊性纤维化支气管扩张症是一种以持续咳嗽、大量咳痰及反复呼吸道感染为特征的慢性疾病，可有慢性气流受限及间断的急性感染加重。呼吸康复可有效改善支气管扩张症患者的运动耐量[14]。患者可从教育中获益，包括急性加重的识别、吸入药物的使用和气道廓清技术。

尽管 COPD 和 ILD 呼吸受限的病理生理学机制不同，但对患者造成的限制（运动能力、呼吸困难、肌肉功能障碍及生活质量）却十分相似。一项有关 ILD 患者的大型队列研究显示，呼吸康复对功能性能力和生活质量有积极影响[15]。Cochrane 的一项综述总结，呼吸康复对 ILD 患者是安全的，还可以在功能性运动能力、呼吸困难及生活质量上有所改善[16]。ATS/ERS/JRS/ALA 关于特发性肺纤维化（Idiopathic Pulmonary Fibrosis，IPF）诊断和管理的声明推荐，大多数 IPF 患者应接受呼吸康复治疗[17]。针对 ILD 患者的可用教育资源匮乏，最近的一项研究证实了目前的资料无法满足该患者群体教育需求[18]，而呼吸康复可为 ILD 患者提供有关其疾病和特定治疗方法的教育内容。

在对肺动脉高压患者的一项荟萃分析中得出结论，呼吸康复可改善临床相关运动能力，且无严重不良事件的发生[19]。2013 年美国心脏病学会（American College of Cardiology，ACC）有关肺动脉高压治疗策略中将关于康复和运动训练的推荐升级为Ⅰ级证据，A 类推荐[20]。呼吸康复

在肺移植前后个体的管理中起着至关重要的作用[21,22]；建议在 LVRS 之前行呼吸康复[23]；肺癌患者经常伴随运动不耐受和功能障碍，在肺切除术前行呼吸康复可改善有氧能力和 6 分钟步行测试（6-Minute Walk Test，6MWT）距离[24]。

合并症

COPD 和 IPF 等慢性呼吸系统疾病患者普遍伴随合并症[25,26]。心血管疾病（高血压、冠心病、充血性心力衰竭、心律失常）、代谢疾病（糖尿病、甲状腺功能亢进和甲状腺功能减退、高脂血症）、肌肉骨骼疾病（外科手术、骨质疏松症、骨关节炎）、行为健康问题（焦虑、抑郁、认知功能障碍、精神疾病）、睡眠呼吸暂停、吞咽功能障碍、胃食管反流病、晚期肝病等仅是合并症中的一部分。这些合并症会增加患者的症状负担和功能限制，并可能会妨碍呼吸康复进程，因此，为患者评估及概述全面的呼吸康复项目变得至关重要。如有可能，应在执行呼吸康复项目前尽可能治疗或稳定合并症。任何会增加患者风险或严重影响呼吸康复进程的合并症都可能是禁忌证。基于合并症的因素做出无法行呼吸康复的判定是由转诊医师和呼吸康复医疗主管综合评估结果协作决定的。

患者选择时的其他考虑

此部分内容讲述选择患者时的考虑。

吸烟

吸烟不应被视为呼吸康复的禁忌证，而应利用这个机会帮助患者戒烟。戒烟是综合呼吸康复项目的组成部分。无论患者年龄大小，戒烟对慢性呼吸系统疾病患者的症状、肺功能改善和降低死亡率均产生积极影响[27]。应该了解患者的吸烟史、尝试戒烟的频率、使用的方法和药物类型，以及何时曾成功戒烟[28]。现在仍未戒烟的需要确定戒烟日期，并应接受咨询服务。同时，应向戒烟者提供免费戒断热线（800-QUIT NOW）或免费智能手机应用软件 [如 QuitRight（正确戒烟）]。最近的一项荟萃分析明确了行为干预和药

物疗法相结合可以有效地帮助吸烟的 COPD 患者戒烟[29]。呼吸康复团队成员应了解尼古丁的成瘾作用并为患者提供药物治疗及咨询和支持[30]，以帮助患者成功戒烟。

动机与依从性

在进行呼吸康复首次评估时，应评估患者的动机和依从性。WHO 从医疗卫生角度将依从性定义为"个体的行为如服药、饮食控制、改善生活方式等与医疗人员推荐的行为相符合的程度"[31]。既往依从性差的患者不应因此而被排除在呼吸康复项目之外。呼吸康复团队应努力了解可能影响个体依从性的因素及潜在问题。影响依从性的障碍包括社会经济因素、治疗相关因素、患者相关因素、环境相关因素及卫生系统或医疗团队因素。对提供转诊的医疗人员及患者进行呼吸康复相关健康获益的教育将提高依从性。其他促进依从性的因素包括转诊医疗人员的热情态度，转诊便捷性，进行干预的地点的地理位置更便利（如家庭或"卫星医院"），项目执行的灵活性（如使用数字科技执行），鼓励自我管理，增强患者自信心并在计划内提高其舒适度[32]。

经济考虑

在开始综合呼吸康复项目之前，应评估保险授权和患者的自付费用。经济负担会影响患者对参与治疗的积极性和依从性。呼吸康复团队应了解医疗保险支付代码，详见第 9 章。

交通

交通是一种社会经济因素，可能会影响患者参加和完成呼吸康复项目的依从性[33]。所以应考虑患者出行参加呼吸康复项目所需的时间、患者独立出行的能力以及患者因行动受限而无法乘坐公共交通工具的相关问题。当患者需要吸氧或存在视力障碍时可能会带来额外的问题，并可能成为其驾车或乘坐公交车出行参与呼吸康复的障碍。评估应包括患者及其亲友的出行方式，或是否需要公共交通工具。交通费用可能会占据患者对呼吸康复项目整体花费的一部分。评估中还应

涵盖无障碍停车以及确定患者是否符合配置残疾人停车卡的资格。这是因为对于患者而言，出行、交通及进行呼吸康复项目的地点都可能成为参与的障碍，并且是呼吸康复团队需要了解并解决的问题。

患者评估

此部分将详述关于患者评估的所有要点。

晤谈

首次评估应从与患者的晤谈开始（示例可见附录 A）。在评估前，需要与患者及其家属，或是与患者关系亲近的人进行深度晤谈。不能忽视首次晤谈的重要性，通过晤谈不仅可以获得重要数据，而且可以建立信任和信誉。晤谈为患者与康复专业人员创造了彼此互动的机会。如果患者此前未参与过呼吸康复，首次评估时可以让患者了解康复计划执行地点并与其他参与者会面。

病史

首次评估至关重要的一点是对患者的医疗史进行全面回顾。大部分信息可以从转诊医师工作室或所在医院的医疗记录中获取。病史提供有关呼吸系统疾病严重程度的信息，如症状负担、病情加重、药物需求、辅助供氧、合并症、功能受限及医疗资源使用。应重视直接影响患者健康、安全性及对呼吸康复反应性的合并症病史。病史的组成部分见图 2.2。例如，不稳定型心绞痛应在治疗及稳定后行呼吸康复，患有骨科或神经系统疾病时有必要调整运动的频率、强度、持续时间和方式。

体格评估

除需询问患者既往史、查阅医疗记录、进行实验室检查外，还应行体格评估。首次评估应包括完整的体格检查，至少应包括以下内容。

- 生命体征：血压、脉搏、呼吸频率、氧饱和度、体温。
- 身高、体重、身体质量指数（BMI）。

- 呼吸系统病史
- 合并症（尤其是冠心病、糖尿病、骨质疏松症、睡眠呼吸暂停综合征、骨科疾病）
- 其他疾病及手术史
- 呼吸系统疾病家族史
- 医疗资源使用（如住院、急救或急诊就诊、门诊就诊、急性加重）
- 目前所用药物（非处方药及辅助用的草药，包括剂量、用法和频率）
- 氧气（处方及使用情况）
- 过敏史及药物不耐受
- 吸烟史
- 职业、环境及娱乐
- 酗酒及其他药物滥用史
- 社会支持

图 2.2　病史

- 完整的肺功能检查（肺量计、肺容量、弥散功能）
- 最大吸气压和最大呼气压
- 心肺运动试验
- 运动后肺量计测试
- 睡眠监测
- 胸部 X 线检查
- 骨密度测定
- 心脏测试：动态心电图、超声心动图、放射性核素运动负荷试验
- α_1- 抗胰蛋白酶水平（COPD 患者）
- HbA1c（糖尿病患者）
- 甲状腺功能化验
- 全血细胞计数
- 全套代谢分析

图 2.3　呼吸康复评估后的诊断性检查

- 呼吸模式。
- 辅助呼吸肌的使用。
- 胸部检查：视诊、触诊、叩诊、对称性、膈肌位置、呼吸音、异常呼吸音（湿啰音、喘鸣音、干啰音）、呼气时间。
- 心脏检查：心率及心律、心脏杂音、奔马律、颈静脉怒张。
- 杵状指。
- 上下肢评估：关节疾病、肌骨系统功能障碍、关节活动范围（Range Of Motion，ROM）、肌肉萎缩、水肿。

诊断性检查

诊断性检查所提供的必要信息有助于对康复对象评估，确定使用正确的支付代码及制订个体化治疗计划。这些检查结果大部分能从患者的医疗记录中获得，因此无需重复检查。可根据首次及之后的持续评估决定患者是否需要进行其他实验室检查（图 2.3）。

首次呼吸康复评估所需的基本数据包括以下几点。

- 转诊医师提供的该患者既往史及体格检查资料，包括近期的就诊记录。
- 肺量计（使用支气管扩张剂后 FEV_1、FVC 和 FEV_1/FVC）。
- 条件允许时，进行完整的肺功能检查（肺量计、肺容量和弥散功能）。

症状评估

通过症状评估获得的信息常用来设定目标，也可用于记录结果，并可由第三方支付者确定服务的医疗必要性。这些诊断性检查和结果可帮助建立患者当前临床状况的基线，并在康复计划完成后用于评价治疗前后的变化。

症状评估

- 呼吸困难。
- 疲劳。
- 衰弱及握力。
- 咳嗽。
- 痰液产生。
- 喘息。

- 咯血。
- 水肿。
- 睡眠障碍。
- 鼻窦疾病的鼻后滴漏。
- 胸痛。
- 胃食管反流。
- 吞咽困难。
- 肢体疼痛或无力。
- 焦虑、惊慌、恐惧、孤立。
- 抑郁症状。

呼吸困难

呼吸困难常作为呼吸系统疾病的首要症状，必须对其进行记录和量化。在整个呼吸康复目标制订和治疗过程中都应对呼吸困难进行评估、客观测量。在患者的首次评估中应记录其发作程度、次数（强度）、频率和持续时间。同样需要被识别的还有使症状好转或恶化的因素。临床上评估呼吸困难严重程度的一种方法是确定通常会引起呼吸困难的体力活动的类型，如将洗好的衣物提上一层楼诱发呼吸困难。推荐使用客观的测量方法，如改良英国医学研究委员会呼吸困难量表（Modified Medical Research Council Dyspnea Scale，mMRC）（图 2.4）。

呼吸困难也可以在运动训练和呼吸康复评估中量化。运动训练中的呼吸困难通常用 10 分制 Borg 量表或视觉模拟量表（Visual Analog Scale，VAS）来评估。结局评估也包括用量表或问卷评估呼吸困难，如基线呼吸困难指数（Baseline Dyspnea Index，BDI）、加利福尼亚大学圣地亚哥分校呼吸困难问卷（UCSD Shortness of Breath Questionnaire，UCSD-SOBQ）或慢性呼吸系统疾病问卷（Chronic Respiratory Disease Questionnaire，CRQ 或 CRDQ）。表格详见第 7 章。

疲劳

疲劳是慢性呼吸系统疾病患者常见且痛苦的症状，但呼吸康复团队常对其重要性认识不足或忽视。疲劳会影响呼吸系统疾病患者的生活质量和工作能力，导致经济困扰、失业、焦虑和抑郁，也可能导致虚弱。会受到疲劳影响的慢性呼吸系统疾病包括 COPD[33]、IPF 和结节病[34]。医学界需要学习如何评估和治疗疲劳。COPD 患者存在多种导致疲劳诱发及持续的因素[33]（图 2.5）。用于评估疲劳的量表可能有所不同，如疲劳严重程度量表、身份结果疲劳量表（Identity-Consequences Fatigue Scale，ICFS）、CRQ。呼吸康复可改善疲劳，但确切机制尚不清楚。仅在评估疲劳时，我们才能了解其原因，从而使呼吸康复团队能够为患者制订最佳治疗方案。

---

0 仅在剧烈活动时出现呼吸困难

1 平地快步走或爬缓坡时出现呼吸困难

2 由于呼吸困难，平地行走时比同龄人慢或需要停下来休息

3 平地行走 100 米左右或数分钟后即需要停下来喘气

4 因严重呼吸困难而不能离开家，或在穿衣脱衣时即出现呼吸困难

图 2.4　改良英国医学研究委员会呼吸困难量表

注：改编自 C.M. Fletcher，"The Clinical Diagnosis of Pulmonary Emphysema –An Experimental Study," Proceedings of the Royal Society of Medicine 45（1952）：577–584.

患者的环境

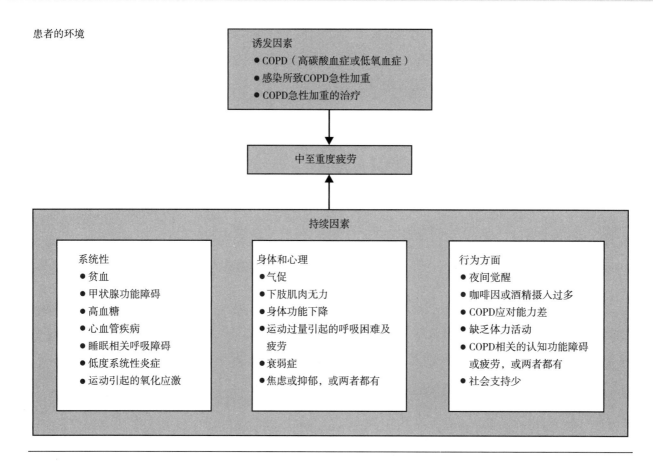

图2.5　COPD患者中至重度疲劳的诱发和持续因素

注：经许可引自M.A. Spruit et al. "Fatigue in COPD: An Important Yet Ignored Symptom," The Lancet Respiratory Medicine 5, no. 7（2017）：542–544.

衰弱及握力

衰弱是一种以多系统功能状态下降为特征的症状，该症状与多种疾病发病率及死亡率的风险增加相关。最常用的诊断标准是Freid标准：体重减轻（1年内非意愿消瘦大于4.5kg）、疲惫（自我报告）、步行速度减慢［评估步行15英尺（约4.57米）所需的时间］、体力活动量降低（患者的体力活动量1周小于等于270kcal）以及力量下降（通过握力测量）[5]。衰弱是导致COPD患者无法完成呼吸康复计划的一项独立负面结果预测因素。但衰弱的COPD患者可以通过呼吸康复来逆转这一症状[6]。在对衰弱的评估中，可以用握力来评估患者肌肉力量下降的情况，握力测试不仅简便易行还可测量出整体肌肉力量的水平，同时也是人体衰老进程的标记。握力是中老年人全因死亡率的预测指标[35]。伴随过度通气的COPD患者会出现

握力下降且随着时间的推移而恶化[36]。握力可预测如功能受限、功能下降、日常生活依赖性活动和死亡率这些与健康有关的预后情况。保持肌肉的力量可改善功能，而呼吸康复可改善身体和肌肉骨骼适能。

睡眠障碍

睡眠呼吸障碍的评估是完整的呼吸康复评估中不可缺少的部分，包括昼夜症状、体格情况（包括BMI和颈围），以及合并症的评估（如高血压）。COPD[37]和IPF[38]患者患阻塞性睡眠呼吸暂停综合征可增加发病率和死亡率。呼吸康复应包括对睡眠障碍的评估：经过验证可应用的是Epworth嗜睡程度量表（Epworth Sleepiness Scale，ESS）和匹兹堡睡眠质量指数（Pittsburgh Sleep Quality Index，PSQI）。

肌肉骨骼及运动能力评估

运动训练计划的安全性以及运动处方的适当性取决于全面的首次肌肉骨骼的评估（图 2.6），包括对运动能力、活动受限情况、补充氧气需求及辅助器具需要的评估，还包括对衰弱、握力、步态、平衡和跌倒风险的评估。活动受限的评估可建立对力量、ROM、姿势、功能性能力和活动的基线。还应强调骨骼系统受限、需要运动改善的活动受限，以及转移能力，如从椅子上坐位站起或从地面站起。有关运动评估的详细说明见第 3 章。附录 A 中提供了物理治疗和运动评估表格示例。

- 身体受限（如力量、ROM、姿势、功能性能力及活动）
- 跌倒风险
- 衰弱
- 握力
- 步态及平衡
- 功能评估
- 骨科方面的受限
- 转移能力
- 运动耐量
- 运动性低氧血症（辅助氧疗需求）

图 2.6　运动评估中可获取的信息

疼痛评估

在整个运动训练计划中，无论是首次评估，还是每天的治疗期间，疼痛评估都是必要的。需要注意的事项包括疼痛部位、持续时间、程度及特点。疼痛程度通常用 0 ～ 10 分或面部表情疼痛评分量表来判断。评估还必须包括加重或减轻疼痛的因素。

日常生活活动能力评估

呼吸困难和疲劳等呼吸系统疾病症状通常会导致日常生活活动（Activities of Daily Living，ADLs）能力和意愿程度下降。患者通常不会意识到自己的活动受到了限制，常常将其归因为"变老"。通过与患者关系亲近的人进行晤谈经常可以获取额外信息。评估应包括由于疾病、合并症或治疗而受限或取消的活动。取消活动通常取决于疾病所致痛苦症状的程度及其对患者的重要性。首次评估将指导随后的治疗，如能量节省技术、四肢力量和活动度训练、适当的节奏控制和呼吸技术及对辅助设备的需求。在适当情况下，应评估功能性任务表现及工作环境要求，以建立用于规划治疗和测量结果的基线。

ADLs 评估包括在完成下列活动时是否有痛苦、受限及活动取消情况。

- 基本 ADLs（如穿衣、沐浴、步行、进食）。
- 家务。
- 休闲活动。
- 职业相关活动。
- 性行为。

营养评估

呼吸系统疾病患者的营养状况和身体成分通常会发生明显变化，包括体重过轻、体重正常但肌肉质量明显减少、肥胖。有关首次营养评估，详见第 6 章。

辅助供氧评估

呼吸康复专业人员需要熟悉长期氧疗的适应证以及氧气储存和输送的方式[39]。经常在没有确定对氧气具体需求的情况下，患者就已经开始接受包含氧疗处方的呼吸康复治疗。一项研究表明，约 40％的患者需要在康复过程中改变氧疗处方，多数是提高氧流量，而有些需要更换吸氧设备[40]。呼吸康复专业人员应与医疗人员及耐用医疗设备供应商合作，为患者选择最佳的吸氧设备，以供应充足的氧气，并减轻对个人自由和生活质量的总体影响。应提供书面形式的氧疗处方，并进行日常活动和运动时氧气使用的培训。

教育评估

评估呼吸康复患者的教育需求首先要确定他们如何理解和管理疾病。个体化教育是综合呼吸康复项目的组成部分，教育评估为其提供了所需信息。呼吸康复教育的目标是通过改变患者的行为方式以改善预后。教育包括协作式自我管理，以提高患者对所患疾病的了解以及如何最好地管理疾病来提升自我效能。呼吸康复教育重点已经从讲授知识的教学讲座转变为实践和与医疗团队协作，以提高自我管理能力。评估COPD患者是否认识且了解自己的疾病、急性加重的原因及如何使用吸入药物是教育重点的一小部分。呼吸康复团队应了解和评估学习障碍，包括视觉、听觉、认知障碍，语言、读写能力障碍及文化差异。应在教育评估期间评估患者的设定目标，并且该目标应该是可测量、具体且现实的。呼吸康复的挑战和目标是评估和满足非COPD呼吸系统疾病患者的教育需求。Morisset[18]的一项研究发现ILD患者的教育需求未得到满足，患者感到不满是由于缺乏针对ILD知识的宣教、情感支持少、小组讨论时间短及互动时间短。呼吸康复团队应了解ILD患者的需求，再进行专门的教育和治疗。呼吸康复计划必须确定教育者是否能够为ILD患者提供个体化所需的技能和知识，并评估其内容是否有足够的社会心理支持和小组讨论。可借助已验证的问卷进行教育评估，如肺信息需求问卷（Lung Information Needs Questionnaire，LINQ）和布里斯托COPD知识问卷（Bristol COPD Knowledge Questionnaire，BCKQ）。为了评估患者对呼吸系统疾病的了解和如何通过管理疾病提升自我效能，可采用针对自我效能的问卷及量表，如COPD自我效能问卷（COPD Self-Efficacy Scale，CSES）及呼吸康复自我效能适应指数（Pulmonary Rehabilitation Adapted Index of Self-Efficacy，PRAISE）。有关教育评估的详细说明见第4章。

社会心理评估

CMS要求进行社会心理评估，作为将呼吸康复纳入报销的条件。承保范围所指的社会心理评估为"与康复或呼吸系统状况有关的个人心理和情感功能的书面评估，包括个人家庭和居住状况方面，这些问题会影响患者康复治疗和对治疗反应的评估以及康复治疗的进度率"[41]。

社会心理评估应包括如下。

- 动机。
- 精神痛苦程度。
- 家庭和居住状况。
- 药物滥用。
- 认知障碍。
- 人际冲突。
- 其他精神障碍。
- 严重神经心理学障碍（如记忆力、注意力、专注力）。
- 日常活动中的问题解决障碍。
- 应对方式。
- 性功能障碍。

社会背景及家庭组成部分如下。

- 生活状况。
- 房屋类型（如单层、楼梯数量、院子）。
- 家庭支持。
- 出行方式。
- 翻译服务的需求。
- 视力障碍。
- 听力评估。
- 患者在家庭和社区活动中的兴趣和活动。
- 应对策略。
- 对家人和朋友的依赖。
- 压力源。
- 放松及休闲活动。
- 患者当前情绪的描述。

首次社会心理评估应使用筛查工具，评估患者焦虑、抑郁及生活质量。如果发现患者存在严重的社会心理问题，应联系患者的转诊医师或主诊医师，转介至对应的专业人员处进行进一步评估，如精神科医师、心理学家、医疗社工或姑息治疗专家。严重的社会心理病理状况如未能接受评估和治疗，可能导致预后较差[42]。社会心理评估与干预详见第5章。

COPD的多方面评估

COPD等慢性呼吸系统疾病会影响患者整体情况，并且没有任何一个变量（如FEV_1）可以反映其广泛的影响。因此，使用呼吸系统疾病不同方面的综合疾病评估工具可能会有帮助。BODE 指数是用于 COPD 的评分系统，包括四个部分：BMI（恶病质是一个独立的负面危险因素）、气道阻塞水平（FEV_1）、呼吸困难（5 级制 mMRC 问卷）和运动能力（6MWT）。BODE 指数评分为 0～10 分，分数越高表示急性加重的发病率也随之升高[43]。BODE 指数是 COPD 患者死亡率的有力预测指标，并且一些研究表明，该指数可作为呼吸康复结果指标。呼吸康复后 BODE 指数的变化可提供有价值的预后信息[44]。

根据 GOLD 报告，COPD 患者的评估不仅应包括气流受限的水平，还应包括症状和急性加重病史[4]。表 2.1 为 COPD 患者气流受限严重程度的 GOLD 分级[4]。

表 2.1　COPD 中 FEV_1/FVC < 0.70 的患者气流受限严重程度的分级（基于使用支气管扩张剂后的 FEV_1）		
GOLD 1	轻度	$FEV_1 \geqslant$ 预计值的 80%
GOLD 2	中度	预计值的 50% $\leqslant FEV_1 <$ 预计值的 80%
GOLD 3	重度	预计值的 30% $\leqslant FEV_1 <$ 预计值的 50%
GOLD 4	极重度	$FEV_1 <$ 预计值的 30%

注：经许可引自 Global Initiative for Chronic Obstructive Lung Disease, "Global Strategy for the Diagnosis, Management and Prevention of COPD."

对 COPD 患者症状的客观测量非常重要。mMRC 问卷是广泛应用于呼吸困难测量的方法（图 2.4）。COPD 患者不仅表现出气短，生活质量也会受影响，因此 GOLD 推荐对患者整体呼吸健康状况的损害进行评估。建议使用简单的 COPD 评估测试（COPD Assessment Test，CAT）[45]，而不是更复杂的呼吸系统特定健康状况问卷［如圣乔治呼吸问卷（St.George's Respiratory Questionnaire，SGRQ）］[4]。

COPD 急性加重定义为需要额外治疗的呼吸道症状急性恶化。频繁急性加重（定义为每年 2 次以上急性加重）的最佳预测指标是既往需治疗的急性加重病史[46]。对急性加重频率的评估（"因为呼吸系统疾病您多久用一次抗生素或口服激素？"）在 COPD 患者的呼吸康复评估中具有意义。

GOLD 推荐多成分的"ABCD 评估工具"[4]（图 2.7）。数字提供有关气流受限严重程度的信息（肺量计为 1～4 级），而字母（A～D 组）表示症状负担和急性加重的风险。这种多成分评估承认了肺量计的局限性，并强调症状和急性加重风险在预后和指导治疗中的重要性。例如，当

$FEV_1 <$ 预计值的 30%，CAT 评分为 18 分，并且在过去 1 年中无急性加重，则将其归类为 GOLD 4 级、B 组。

再评估

需要在呼吸康复期间对患者进行再评估，以确定康复进度并调整康复计划来帮助患者达到目标，内容包括生活质量、功能性评价、焦虑、抑郁、氧气使用及气道廓清，这对于确定患者的个体化治疗计划至关重要，并且这些始终是再评估的一部分（详见第 10 章）。虽然呼吸康复是通过医师转诊，与医疗人员就患者的症状、功能受限的原因和结果进行沟通是有意义的。

小结

呼吸康复已成为慢性呼吸系统疾病患者的标准治疗。呼吸康复团队还应了解除 COPD 以外的患者选择，呼吸系统疾病的病理生理、临床表现及合并症。患者选择应考虑的其他因素包括吸烟、动机、依从性、经济状况及出行方式。呼吸康复计划中全面的评估是确定个体化干预和治疗

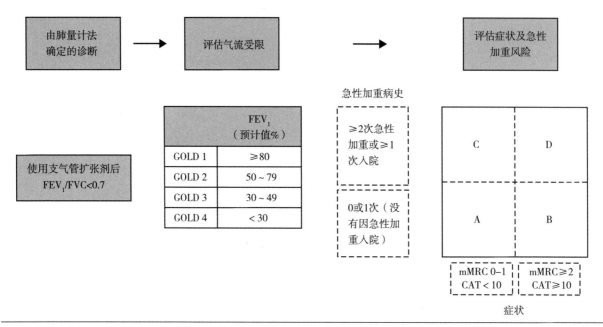

图 2.7　ABCD 评估工具

方法以改善患者结果的最重要组成部分。首次评估包括晤谈、了解病史、体格评估、诊断性检查及症状评估。多学科团队的评估应包括肌肉骨骼和运动能力、疼痛、日常生活活动、营养、辅助供氧、教育、社会心理以及 COPD 患者的多成分 ABCD 分组。这为制订个体化且安全的综合呼吸康复项目奠定了基础，该项目包括持续评估、教育、运动疗法、社会心理干预及长期依从性。

第3章

运动评估与训练

Chris Garvey, FNP, MSN, MPA, MAACVPR

University of California and San Francisco Medical Center

Rebecca Crouch, PT, DPT, MS, CCS, MAACVPR

Campbell University and Duke Hospital Durham, NC

David Verrill, MS, CEP, RCEP, FAACVPR

University of North Carolina at Charlotte

运动训练能改善慢性呼吸系统疾病患者的运动耐量，因此已经被确立为此类患者呼吸康复的基石[1]。运动耐量减低是多因素造成的，包括进行性骨骼肌功能障碍、导致功能受限的呼吸困难和疲劳、合并症、情绪障碍、低氧血症，也常见于 COPD 和过度通气患者。目前关于运动训练有效性的例证大多来自对 COPD 患者的研究，但越来越多证据表明运动训练在其他呼吸系统疾病康复中同样有效。慢性呼吸系统疾病患者进行运动训练的一般原则与健康人相同，是根据病史和体格检查、临床评估及主、客观发现个体化制定的。为优化效果，训练负荷必须超过日常生活中常用的负荷（即训练阈值）以提高体能和肌肉力量。在整个呼吸康复过程中，应根据持续的综合评估不断提高运动水平。呼吸康复中运动训练的重点是患者的长期行为改变以实现持续参与体力活动和运动训练。有多种辅助手段可以提高患者的运动能力，包括支气管扩张剂、氧疗、呼吸技术如缩唇呼吸、单腿运动训练和使用助行器（助步车）。目前研究的主要领域包括技术支持和居家或社区锻炼[1]。

慢性呼吸系统疾病运动训练的理论基础

在为呼吸系统疾病患者选择运动训练计划时必须考虑多方面因素。为了从运动训练中获得最大收益，康复团队要与医师密切合作以实现药物治疗的优化，包括合理使用药物和氧气。良好的康复预后取决于有效的沟通和团队的协作努力，以识别和满足患者的药物、功能和心理需求。关于适应和行为改变的教育干预，应以患者和家庭为中心（详见第4章）。

运动训练是呼吸康复的基石，几乎所有慢性呼吸系统疾病患者都能从运动训练中获益[1,2]。对于有功能受限但仍可进行较高强度运动训练的患者，训练后有氧适能可获得显著改善，而那些受限较严重的患者也可通过低强度耐力训练获得改善[3]。有氧运动和上半身抗阻运动训练对所有适合患者来说都是必不可少的，现已证明抗阻运动训练能够增加上、下半身力量和肌容积，提高日常生活活动表现及健康相关生活质量[3-10]。在呼吸病学中，有关COPD患者短期和长期运动训练功能获益的循证医学支持是最强的[1,2,11]。尽管有氧和抗阻运动训练对其他慢性呼吸系统疾病（包括限制性和间质性肺疾病，如肺纤维化）患者的有效性仍需进一步研究，但近期的试验结果都是有效的[1,12-15]。每组运动训练都应包括热身活动以保证心率（HR）、血压、通气量和运动肌肉血流量的渐进增加。还应包括整理活动以降低心律失常、体位性低血压、晕厥和支气管痉挛的风险[16,17]。

慢性呼吸系统疾病运动耐量减低的机制

　　呼吸系统及非呼吸系统因素单独或联合出现，均可显著减低慢性呼吸系统疾病患者的运动耐量[1,18-22]。通常认为心肺功能异常是导致运动耐量减低的最主要因素，但骨骼肌功能障碍也被逐渐证实是其中的关键因素[18]。在40％～45％的COPD患者中，限制运动的主要症状为腿部疲劳或不适感觉[21]。COPD患者出现骨骼肌功能障碍的特点为肌肉质量和力量的下降，慢收缩的氧化耐力肌纤维萎缩，以及纤维毛细血管化不全、氧化酶减少和肌肉耐力下降[18]。与健康人相比，COPD患者静息和运动时肌肉代谢受损，在较低的运动负荷下即出现运动耐量减低和乳酸酸中毒[18,21,23]。此外，全身性炎症、营养障碍、高龄、合成代谢激素水平低、类固醇肌病、衰弱症和低氧血症进一步导致了COPD患者骨骼肌功能障碍[23,24]。

　　导致疾病影响复杂化的原因是体适能下降，这是由于患者为避免呼吸困难的不适感采取静坐少动的生活方式所致。随后不活动又导致了更进一步的体适能下降和活动性呼吸困难加重，引起呼吸困难螺旋式加重，如图3.1所示。

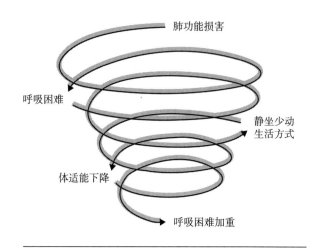

图3.1　呼吸困难螺旋

注：经许可引自 C. Prefaunt, A. Varray, and G. Vallet, "Pathophysiology Basis of Exercise Training in Patients With Chronic Obstructive Lung Disease," European Respiratory Review 5, no. 25（1995）：27 - 32.

运动评估

　　在进行运动评估前，呼吸康复专业人员应仔细询问患者病史，并进行体格检查，关注那些运动期间可能加重或不稳定的异常情况，包括如下。

　　● 心血管疾病病史（冠心病，陈旧性心肌梗死，胸痛，心律失常，新发的、未经治疗的、控制不佳的或静息心率大于110次/分的慢性心房颤动，室性心动过速，二度或三度房室传导阻滞，T波倒置或ST段抬高）。

　　● 中至重度瓣膜疾病。

　　● 有症状的或新发的心力衰竭。

　　● 较大的卵圆孔未闭所致分流。

　　医疗主管应了解患者有无其他疾病和合并症，如严重认知障碍、严重精神异常或顽固性疼痛，并与转诊的临床医师或专科医师进行沟通，以确定患者是否适合进行呼吸康复。

注：上文获得 University of California San Francisco, C. Garvey and N. Gidwani 许可。

慢性呼吸系统疾病患者运动评估的目的

　　● 开始运动前要对运动能力进行量化评

估 [25,26]。

- 评估无法解释的呼吸困难和运动耐量减低 [27,28]。
- 观察运动耐量减低时的异常体征和症状 [25-27]。
- 为结局评估建立基线 [28]。
- 帮助患者制订个体化目标 [29]。
- 按照风险分级对患者进行预后评估 [24,25]。
- 药物治疗效果评估。
- 因研究目的进行运动评估 [26]。
- 因保险和工伤目的进行残损和残疾评估。
- 帮助制订运动训练的运动处方 [3,16,27,28]。
- 检测运动性低氧血症，并滴定辅助氧疗 [30,31]。
- 评估限制运动的非呼吸系统因素（如肌肉、骨骼问题）[23,24,32,33]。
- 帮助发现潜在的心脏问题和冠心病 [16,26,27]。
- 帮助评估充血性心力衰竭状态（如果存在）。
- 筛查运动诱发性支气管痉挛 [34]。
- 心脏、肺，或者心 / 肺移植的评估 [26,27]。

对于大多数不伴有确诊或疑似心脏问题的呼吸系统疾病患者来说，运动测试即使达到最大水平，也是相对安全的。这种情况下进行运动测试的禁忌证相对较少。绝对和相对禁忌证主要是针对伴有确诊或疑似心血管系统疾病的患者。

进行运动测试时的一般安全注意事项如下 [26,29,30]。

- 所有的测试操作者都必须经过培训，并必须具备进行心肺复苏的能力。
- 氧气和急救设备应紧邻测试场地放置。
- 如果测试不能在医院中进行，必须制定正确的急救流程。
- 如果患者接受了长期氧疗，那么运动测试通常应该按照规定的氧疗处方进行。不包括不再需要辅助供氧的患者。如果在活动中出现严重低氧血症，可以考虑在进行测试前，患者步行时滴定氧浓度。
- 至少使用连续脉搏血氧仪测量 SpO$_2$ 和 HR 来监测患者对运动的生理反应。
- 使用经过验证的呼吸困难和疲劳量表来评估患者在测试过程中感觉到的呼吸困难和劳累程度（如 Borg 呼吸困难量表、Borg 自觉疲劳量表）

场地测试（步行测试）

场地（步行）测试在呼吸康复中通常用来评估功能能力。该测试是功能性的，操作安全、简单，经济，不需要大量或昂贵的设备。包括衰弱症患者在内的大多数呼吸康复患者都能够较容易地完成。但是，该测试无法提供全面的生理监测。

6 分钟步行测试

6 分钟步行测试（6-Minute Walk Test，6MWT）广泛用于呼吸康复的结局评估 [34-37]。该测试安全、易于实施、操作简单、耐受性好，并能准确体现患者最常见的日常生活活动（步行）。6MWT 测量 6 分钟内行走的最大距离。为保证结果的有效性和可靠性，必须严格执行标准化测试程序，如对测试人员的要求，测试的轨迹和配置，对患者的解释说明和测试过程中的言语提示，辅助供氧类型、使用和流量，以及助行器的使用 [35] 均需标准化。

必须要考虑在特定情况下进行 6MWT 时能量消耗的变化，如使用助行器（如助步车）或在助行器上放置氧源时。研究显示使用助行器或辅助供氧时，呼吸困难程度会减低并且步行距离会增加 [35]。另一项研究发现，使用添加氧源的助行器可以节省 20%～25% 的能量消耗。这些能量节省似乎在运动表现较差的 COPD 患者中最明显，如 6MWT 距离小于 300 米 [38]。因此，如果第一次测试时使用了助行器或在助行器上携带了额外的氧源，那么在随后的测试中也要在相同的条件下步行。

以下为进行 6MWT 的说明。

测试前

- 标准步行测试路线：直线或连续的圆形、椭圆形或方形。如果使用走廊，至少要 30 米（98.4 英尺）长，无交通干扰且没有障碍物。
- 所有的测试应保持适宜的环境温度和湿度。
- 应充分了解患者相关病史，并且考虑所有运动测试过程中会出现的风险或禁忌证，确定预防措施（详见本章后部分的绝对和相对禁忌证，

图 3.5 和 3.6）。

　●指导患者穿着舒服的衣服和合适的鞋，并且在测试前至少 2 小时避免进食或饮水（条件允许的情况下）。

　●任何处方的吸入用支气管扩张药物需在测试前 1 小时内或在患者到达时使用。

　●测试开始前至少应休息 10 分钟。如果同一天要进行两次测试，两次中间应至少休息 30 分钟。

　●在患者坐位或立位下记录血压、HR、SpO_2 及呼吸困难评分。测试期间持续监测 HR 和 SpO_2。

表 3.1　6 分钟步行测试的标准化鼓励用语	
1 分钟	您做得不错，还有 5 分钟
2 分钟	表现不错，继续保持，还有 4 分钟
3 分钟	做得不错，已经完成一半了
4 分钟	表现不错，继续保持，就剩 2 分钟了
5 分钟	做得不错，还有最后 1 分钟
6 分钟	请停在原地
如果患者在测试期间暂停，则每 30 秒建议一次（一旦 $SpO_2 \geqslant 85\%$）	如果您感觉能走了，请继续

注：SpO_2= 脉搏血氧仪测定的动脉血氧饱和度

经许可改编自 ERS 2018: European Respiratory Journal Jun 2004, 23（6）832–840; DOI: 10.1183/09031936.04.00116004.

　●向患者描述步行路线，并为患者提供标准化说明[35]（详见表 3.1）。

　●如果患者最近没有进行过 6MWT，由于学习效果显著，应进行两次初步测试。选取两次测试中成绩最好的[35]。

测试中

　　要求患者在 6 分钟内尽可能走远。按照 ERS/ATS 的 6MWT 标准化鼓励用语[35]（表 3.1），在特定时间间隔鼓励患者并告知已过去的时间。允许患者休息，但时间包含在总测试时间内。如果患者在测试过程中停下来，一旦 SpO_2 恢复至大于等于 85%，则每 30 秒建议患者"如果您感觉能走了，请继续"[35]。

　●记录行走总距离。

　●采用经验证的呼吸困难和疲劳量表评估呼吸困难程度。

　●患者应独立行走，测试人员、其他患者或家人不应与参与测试的患者同行；如果必须由测试人员保护患者的安全，应跟在患者身后。

　●任何测试中，氧气流量应保持恒定值，在步行距离结果测试过程中不应进行氧疗的滴定。如果可行且安全，随后的测试应使用相同的给氧方式和流量。

　●除非患者不能安全地使用氧源，否则测试人员不得协助患者携带或推拉氧源。

　●使用记圈器进行圈数记录。

　●患者可以使用他们常用的移动辅助设备；记录使用种类（如单点手杖、滚轮助行器、标准助行器）和原因。

　●监测患者不适症状和体征，包括持续的 SpO_2 和 HR。

　●血氧仪不应由患者手持，应使用手指血氧仪或将手持式血氧仪放置于患者衣服口袋中。

测试终止

　●6 分钟时嘱患者停在所在位置。

　●注意观察患者是否有不良症状和体征。

　●出现以下情况应终止测试：

　　- $SpO_2 < 80\%$；

- 胸痛;

- 不能忍受的呼吸困难;

- 难以忍受的下肢痉挛或运动疲劳迹象,如跟跄、不寻常的出汗;

- 脸色苍白或灰白。

• 当患者坐下后立即对 SpO_2、HR、呼吸困难程度、疲劳及血压进行记录(前后测量应在同一体位进行)。

• 用标准记录表记录以英尺或米为单位的完成距离、休息次数、总的暂停时间及最终生命体征,包括最低的 SpO_2 水平(若辅助供氧还应记录给氧流量)[35,39]。

图 3.2 为 6MWT 的评估表。可以根据 6 分钟步行距离估算与平均步行速度相对应的 MET 水平。1MET 值相当于人静息状态下所需要的耗氧量。这可以为评估运动能力和制订首次运动处方提供有用的信息(图 3.3)。其他可以通过测试收集到的信息包括步态分析、平衡、疲劳和疼痛的评估。

指标	首次 6 分钟步行				末次 6 分钟步行			
	步行前	步行 1	MPH	m/min	步行 1	MPH	m/min	
总距离(米或英尺)	___	___	___	___	___	___	___	
休息次数	___	___	___	___	___	___	___	
休息时间(s)	___	___	___	___	___	___	___	
经验证的呼吸困难量表	___	___	___	___	___	___	___	
SpO_2(%)	___	___	___	___	___	___	___	
FiO_2(%)	___	___	___	___	___	___	___	
O_2(L/min)	___	___	___	___	___	___	___	
BP(mmHg)	___	___	___	___	___	___	___	
HR(次/分)	___	___	___	___	___	___	___	
METs	___	___	___	___	___	___	___	
患者症状(见备注)	___	___	___	___	___	___	___	
步行辅助具(见备注)	___	___	___	___	___	___	___	
其他说明	___	___	___	___	___	___	___	
测试人员首字母	___	___	___	___	___	___	___	
日期	___	___	___	___	___	___	___	

患者症状:胸痛、头晕、气短、下肢疼痛、肌肉痉挛等。

步行辅助器具:各种助行器、拐杖等。

测试人员签名:_____

图 3.2　呼吸康复 6 分钟步行测试评估表 *

注:MPH,每小时所行的英里数。

* 请注意,如果患者最近未进行 6MWT,建议进行 2 次测试。

MET 表示某个任务的代谢当量或能量消耗的单位。1MET 是指静息状态下能量消耗（摄氧量）的水平，约为 3.5 ml O₂/（kg·min）[2]。而活动的 MET 可用多个静息状态时的能量消耗水平来表示。可以使用公式来推算不同活动（如步行）的能量消耗（MET）。步行过程中的 MET 水平可以通过以下公式计算［10 m/min 步行的摄氧量=1ml O₂/（kg·min）］：

$$METs=（基线 MET+步行 MET）/ 基线 MET$$

举例：6 分钟内步行 100 米

$$METs=［3.5+（100m/6min）×（min/10m）］/ 3.5=1.47$$

一种替代方法［ACSM 计算公式用于计算平地行走时的 VO₂（METs）］[16,37]：

$$VO_2（METs）=[3.5ml/（kg·min）+（0.1×\_\_\_ 速度（m/min）]÷3.5 ml/（kg·min）$$

将步行距离换算为平均步行速度，单位为 MPH（如英尺/秒×0.68）或者 6MWD 表示

（英尺）×10/5280=_____MPH

METs 可以通过速度（单位 MPH）进行计算

$$[（\_\_\_MPH）（26.83m/min）×[0.1ml/（kg·min）]+3.5ml/（kg·min）]$$

图 3.3　通过 6 分钟步行测试推算 MET 水平

6MWT 可能受多种因素影响，包括动机、鼓励、学习效应、运动方式设置、测试环境、性别和年龄，测试时应给予标准用语鼓励。连续进行 6MWT 会产生学习效应，在后续的测试中距离可能会增加 26.3 米；因此，在首次测试时应进行两次测试，采用距离最长的一次[35,36]。如建议两次测试至少间隔 30 分钟或第二天再进行第二次测试，并报告两个结果中较大的值[34-37]。

不建议使用跑步机来进行 6MWT[35,36,39]。测试场地的实际布局会影响步行距离。在 NETT 中，使用椭圆形或方形连续步行路线的试验中心，其 6MWT 距离都要比直线路线的更长。由场地布局产生的测试结果差异为 110 英尺（33.5 米），对于连续的路线而言有 10% 的优势[40]。直线和连续路线间的差别可能是由于患者在直线路线测试时转身所花费的时间和精力造成的。因此，呼吸康复中前后评估时必须使用相同的路线以尽可能消除这种潜在的变异性。

6MWT 距离的预计公式可用于评估患者与健康成年人相比的损伤程度[36,39,41]。如果使用预计公式，应来自与呼吸康复参与者相似的人群。据报道，6MWT 距离的最小临床意义变化或最小临床重要差异（Minimum Clinically Important Difference，MCID）平均为 98.4 英尺（30 米）[35]。对于那些首次 6MWT 距离很短的患者（小于 200 米或 656 英尺），建议通过计算呼吸康复前后步行距离（英尺或米）的变化百分比（%）来帮助患者评估其改善情况[34]。

往返步行测试

有两种往返步行测试：递增往返步行测试（Incremental Shuttle Walk Tests，ISWT）和耐力往返步行测试（Endurance Shuttle Walk Tests，ESWT）。ISWT 是渐进式的、症状限制性步行测试，它与症状限制性的心肺运动测试（Cardiopulmonary Exercise Test，CPET）类似，测量在指定的 33 英尺（10 米）步行路线内出现症状限制的步行距离，该距离与最大摄氧量有较好的相关性[42]。ISWT 利用听力步行节拍器来逐渐增加步频（表 3.2），测试对象按照步行节拍器的频率行走，直到他们因呼吸困难而无法继续或跟上外部步行节拍信号。与 6MWT 一样，ISWT 的主要结果是步行总距离，也应在干预前进行两次测试，并记录最佳结果[41]，两次

表 3.2 往返步行距离测试的设置和步速算法示例

等级	速度（m/s）	每个等级往 / 返的次数	每个等级末的移动距离（米）
1	0.50	3	30
2	0.67	4	70
3	0.84	5	120
4	1.01	6	180
5	1.18	7	250
6	1.35	8	330
7	1.52	9	420
8	1.69	10	520
9	1.86	11	630
10	2.03	12	750
11	2.20	13	880
12	2.37	14	1020

注：经许可引自 S.J. Singh et al., "Development of a Shuttle Walking Test of Disability in Patients With Chronic Airways Obstruction," Thorax 47（1992）：1019-1024

测试之间应至少休息 30 分钟。下面给出了进行 ISWT 的指导。

ESWT 是一种用于评估耐力的标准化、外部可控的、恒定步速的步行测试。首先执行 ISWT 来确定运动能力，然后选择该次 ISWT 步行速度的 85 ％ 作为 ESWT 步行速度 [42,43]。ESWT 是一个相当于恒定工作负荷的场地测试。ISWT 的主要结果是距离，测试的最短距离为 10 米，而 ESWT 与其他耐力测试一致，主要结果是时间 [35,37]。

呼吸康复训练后运动耐力的提升比峰值摄氧量（peakVO$_2$）的提升更明显，因此 ESWT 比 ISWT 对呼吸康复的反应更好 [28,35,36]。对于 ISWT，距离增加 47.5 米表示"稍微变好"，而增加 78.7 米则表示"变好"。因此，COPD 中 ISWT 距离的 MCID 为 47.5 米 [35]。初步数据表明，ESWT 的 MCID 在 180 秒左右 [35]。

测试前

- 再次询问患者病史，并考虑运动测试的所有预防措施和禁忌证。

- 指导患者穿着舒适的衣服和鞋，并且在测试前至少 2 小时避免进食或饮水（条件允许时）。

- 任何处方的吸入用支气管扩张药物需在测试前 1 小时内或在患者到达时使用。

- 两锥桶间相隔 9 米，绕锥桶行走的总距离为 10 米。

- 在开始测试前，患者应休息至少 15 分钟。

- 在患者坐位或立位下记录血压、HR、SpO$_2$ 及呼吸困难评分。

测试中

- 通过录音播放标准指示。

- 整个过程中都不应给予任何鼓励。

- 每完成一次往 / 返都应记录。

- 使用有效量表对测试者进行呼吸困难和疲劳程度评分。

- 患者应独立行走；测试人员、其他患者或家属不应与测试的患者同行。

- 不得帮助患者携带或推拉氧源。

- 患者可以使用他们常用的移动辅助设备，记录下使用类型（如单点手杖、滚轮助行器、标准助行器）和原因。
  - 所有测试均应保持舒适的环境温度和湿度。
  - 监测患者是否有不适症状和体征。
  - 出现以下情况时应终止测试：
    - 可疑心绞痛的胸痛；
    - 不断进展的精神错乱或协调性缺乏；
    - 头晕目眩；
    - 不能耐受的呼吸困难；
    - 下肢痉挛或腿部肌肉过度疲劳；
    - SpO_2 持续小于等于 85%；
    - 其他有明确原因的临床表现。

测试终止

- 当"哔"声响起而患者与锥桶的距离大于 0.5 米时（容许有 1 圈的时间去追回）。
- 患者提出严重气短不能继续。
- 对于进行 ESWT 的患者：达到预计最大心率的 85%。
- 患者出现任何不适症状和体征。
- 在患者坐位或立位下立即记录血压、HR、SpO_2 及呼吸困难评分（前后的测量应在同一体位进行）。
- 2 分钟后，记录 SpO_2 和 HR 以评估恢复的速度。
- 记录完成的往 / 返总圈数。
- 记录终止测试的原因。

注：引自 C. Garvey, AACVPR Pulmonary Rehabilitation Outcome Toolkit, https://www.aacvpr.org/Member-Center/Pulmonary-Rehab-Outcomes-Resource-Guide 2017.

往返步行测试的支持者认为，与自定步速的 6MWT 相比，往返测试受动机或步行节律影响更小，与慢性呼吸系统疾病患者的运动能力有更好的相关性，且可能对进行康复治疗或其他治疗后的功能改变更敏感 [35]。ISWT 的运动表现与 peakVO$_2$ 直接测量结果密切相关，可以用来预测 peakVO$_2$[41]。在 ISWT 过程中，与正式 CPET 相似，对运动的心脏呼吸反应（peakVO$_2$）是以增量方式发展。因此，这是一个简单的、专业技术和设备需要较少的测试 [35,42]。此外，ISWT 易于实施、经济且与患者每天进行的日常活动（即步行）相关性好。

递增负荷运动测试与心肺运动测试

运动临床测试，常被认为是递增运动负荷测试（Graded Exercise Test，GXT），若增加呼出气体和代谢分析，则通常称其为 CPET，可为呼吸康复专业人员提供重要临床信息。执行 GXT 的基本原理是个体化（见"慢性呼吸系统疾病患者运动评估的目的"）。在进行 GXT 或 CPET 期间的运动受限可能是多方面原因造成的。慢性呼吸系统疾病患者在递增负荷运动期间的通气需求通常高于预期，这是由于呼吸做功增加、无效腔通气增加、乳酸酸中毒较早出现、呼吸肌功能障碍、气体交换障碍（低氧血症）、体适能下降导致的通气需求增加以及外周肌肉功能障碍（如下肢功能障碍）造成的 [1]。

最大运动耐量通常是在实验室的跑台或固定式功率自行车上通过 GXT 测得 [1,16,25,26]。在大多数临床情况下，使用电子制动的功率自行车是首选的运动测试方式。根据测试的目的，跑台也可以作为运动测试的选择。对于那些不能进行下肢运动的患者，可用上肢功率自行车代替，尽管这种测试方式通常会产生较低的 peakVO$_2$[16,25,44]。GXT 可以选用各种既定的测试方案，逐步增加坡度或运动负荷（如在功率自行车或上肢功率自行车方式中每分钟增加 15~25 瓦特），直到患者达到症状限制的最大运动水平为止。GXT 期间，需对递增负荷运动的生理反应进行评估，包括 HR、ECG、血压、SpO_2，对于特定的呼吸系统疾病患者还需进行动脉血气分析以及对疲劳和呼吸困难程度进行分级。呼吸困难症状可通过 Borg CR10（Borg Category-ratio10）或 VAS 进行评估。通过添加 CPET 呼出气体分析，可以评估 VO$_2$、二氧化碳产生量、通气阈值等参数。图 3.4 为 CPET 期间可以评估和分析的参数 [27,44]。动脉血气分析可以最准确地评估动脉氧合（如肺泡 – 动脉氧分压差、氧分压），二氧化碳（CO_2）分压水平，无效腔通气量 / 潮气量比（VD/VT）和酸碱平衡。CPET 是慢性呼吸系统疾病运动评估最可靠的方法，但由于复杂性和费用问题限制了其在呼吸康复中的使用。

- VO_2［ml/（kg·min），L/min］
- peakVO_2 占预计值百分比
- peakVO_2［ml/（kg·min）］
- 第一和第二通气阈值［Ventilatory Thresholds，VT，ml/（kg·min）］
- 第一和第二 VT 出现时的功率负荷
- VT 占预计值百分比
- 心率（Heart Rate，HR）和心率储备（Heart Rate Reserve，HRR）
- 通气储备（Ventilatory Reserve，VR）
- 呼吸交换率（Respiratory Exchange Ratio，RER）
- 氧脉搏［ml O_2/（kg·beat）］
- 分钟通气或肺通气（minute or pulmonary ventilation，VE）
- 潮气量（Tidal Volume，TV）
- 呼吸频率（f，次 / 分）
- VE/VCO$_2$ 和 VE/O$_2$（通气当量）的斜率，表示分钟通气量 / 呼出的二氧化碳或摄取氧气量
- 吸氧浓度（Fraction of Inspired Oxygen，FiO$_2$）
- 呼出二氧化碳浓度（Fraction of Expired Carbon dioxide，FeCO$_2$）
- 呼气末二氧化碳分压（Partial Pressure of End-tidal Carbon dioxide，P$_{ET}$CO$_2$）
- 运动振荡通气
- 循环动力［Circulatory Power，CircPw，mmHg/ml/（kg·min）］
- 呼气末 PCO$_2$ 和 PaO$_2$（如通过动脉血气分析获得）
- 生理无效腔占潮气量比值（VD/VT）
- P$_{ET}$O$_2$

图 3.4　心肺运动测试常用代谢评估指标

递增负荷运动测试的禁忌证

对于大多数不伴确诊或疑似心脏问题的呼吸系统疾病患者，运动测试即使达到最大水平时也是相对安全的。已证实由医师或经过专业培训的医疗人员实施的或监督下的常规 12 导联心电图 GXT、极量递增运动测试（Incremental Maximal Exercise Testing，IMET） 和 CPET 是非常安全的 [45]。

ATS/ACCP[26] 以及美国心脏学会（American Heart Association，AHA）/ 美国运动医学学会（American College of Sports Medicine，ACSM）[16,44] 提出了 CPET 和 GXT 的常见禁忌证和预防措施。虽然这两套指南非常相似，但呼吸康复专业人员需要关注的是其中的一些细微差异。图 3.5 和 3.6 为慢性呼吸系统疾病患者进行症状或体征限制的亚极量和极量 GXT 或 CPET 之前，需要考虑的绝对和相对禁忌证。

值得注意的是，在原发性肺动脉高压（Pulmonary Arterial Hypertensio，PAH） 和中至重度肺动脉高压（Pulmonary Hypertension，PH）患者中，肺动脉压常常会伴随运动的增加而升高，而且猝死的风险增加。尽管在为 PAH 患者进行测试时需谨慎，但如果测试由专业的 PH 专家来开具，那么儿童和成人均可以安全地进行 CPET[46,48]。PAH 患者是否适合进行 CPET 最终应由患者的呼吸专科医师或临床指导医师来确定。但仍需要更多的研究来确定在临床中为严重 PAH 和中至重度 PH 患者进行测试的风险及获益。

在适当的终点终止 GXT 或 CPET 也是十分重要的。图 3.7 和 3.8 为症状或体征限制性最大 GXT 常见终止指征。分别为 ATS/ACCP[26] 以及 AHA/ACC/ACSM 提出的两组标准 [16,25,44]。其中第二组标准分为运动测试终止的绝对和相对指征。

在进行任何形式的运动测试之前，应确保所有的适用安全预防措施到位，这一点至关重要。图 3.9 给出了 CPET 的常规安全考虑 [29,49]。

绝对禁忌证

- 急性心肌梗死（3～5天内）
- 不稳定型心绞痛
- 引起症状或血流动力学异常的未控制的心律失常
- 晕厥
- 活动期心内膜炎
- 急性心肌炎或心包炎
- 严重、有症状的主动脉瓣狭窄
- 未控制的心力衰竭
- 急性肺栓塞或肺梗死
- 怀疑是夹层动脉瘤的下肢动脉血栓
- 未控制的哮喘
- 肺水肿
- （室内空气下）静息血氧饱和度小于等于85%*
- 呼吸衰竭
- 可能会影响运动能力或因运动而加重的急性非心

肺疾病（如感染、肾衰竭、甲状腺功能亢进）

- 精神障碍导致无法配合

相对禁忌证

- 冠状动脉左主干病变或左主干等同病变
- 中度瓣膜性心脏病
- 未经治疗的重度高血压，静息时收缩压＞200mmHg，和（或）舒张压＞120 mmHg
- 快速型心律失常或缓慢型心律失常
- 高度房室传导阻滞
- 肥厚型心肌病
- 严重肺动脉高压
- 晚期或有合并症的妊娠
- 电解质异常
- 影响运动能力的骨科相关损伤

图 3.5　ATS/ACCP 包括 ISWT 在内的心肺运动测试的绝对和相对禁忌证

注：*运动时需辅助供氧的患者

引自 ATS/ACCP Statement on Cardiopulmonary Exercise Testing, American Journal of Respiratory Critical Care Medicine 167（2003）；211‑277.

绝对禁忌证

- 2天内发生的急性心肌梗死
- 持续的不稳定型心绞痛
- 未控制的伴血流动力学异常的心律失常
- 活动期心内膜炎
- 有症状的重度主动脉瓣狭窄
- 失代偿性心力衰竭
- 急性肺栓塞、肺梗死或深静脉血栓形成
- 急性心肌炎或心包炎
- 急性主动脉夹层
- 无法安全而正确进行运动测试的躯体残疾

相对禁忌证

- 明确为阻塞性冠状动脉左主干狭窄
- 无明确相关症状的中至重度主动脉瓣狭窄
- 未控制的室性心动过速
- 获得性高度或完全性心脏传导阻滞
- 近期卒中或短暂性脑缺血发作
- 配合度较差的精神障碍
- 静息时收缩压＞200mmHg 或舒张压＞110mmHg 的高血压
- 未纠正的内科并发症，如严重贫血、严重电解质紊乱和甲状腺功能减退

图 3.6　AHA/ACSM 症状限制性递增负荷运动测试的绝对和相对禁忌证

注：经许可引自美国运动医学学会，ACSM's Guidelines for Exercise Testing and Prescription, 10th ed.（Philadelphia: Wolters Kluwer–Lippincott Williams & Wilkins, 2018），118.

- 缺血性胸痛
- 缺血性 ECG 改变
- 复杂性异位搏动
- 二度或三度心脏传导阻滞
- 测试期间收缩压从最高值下降 20mmHg 或以上
- 收缩压 ≥ 250mmHg 或舒张压 ≥ 120mmHg
- 严重的血氧饱和度下降：$SpO_2 ≤ 80\%$，伴有重度

低氧血症的症状和体征
- 突发面色苍白
- 协调障碍
- 精神错乱
- 头晕或眩晕
- 呼吸衰竭征象

图 3.7　ATS/ACCP 运动测试的终止指征

注：ECG，心电图；SpO_2，脉搏血氧饱和度法测量的动脉血氧饱和度。

改编自 ATS/ACCP Statement on Cardiopulmonary Exercise Testing, American Journal of Respiratory Critical Care Medicine167（2003）:211-277.

绝对指征

- 无既往 MI 所致的病理性 Q 波存在的导联中 ST 段抬高（> 10mm）（除外 aVR、aVL 或 V_1 导联）
- 即使功率负荷增加，收缩压下降大于 10mmHg 伴其他缺血证据
- 中至重度心绞痛
- 中枢神经症状（如共济失调、头晕或接近晕厥）
- 灌注不良体征（发绀或苍白）
- 持续性室性心动过速或其他心律失常，包括影响了运动中正常心输出量维持的二度或三度房室传导阻滞
- 监测 ECG 或收缩压有技术困难
- 受试者要求停止

相对指征

- 明显的 ST 段压低（水平或下斜型压低大于 2mm，测量疑似缺血患者 J 点后的 60 ～ 80ms 处）
- 尽管负荷增加，收缩压下降大于 10mmHg（持续低于基线）且无其他缺血证据
- 进行加重的胸痛
- 疲劳、气促、喘息、腿痉挛或跛行
- 除持续性室性心动过速外的其他心律失常，包括多源性异位搏动、室性三联律、室上性心动过速和有可能影响血流动力学稳定的心动过缓
- 过度的反应性血压升高（收缩压 > 250mmHg 或舒张压 > 115mmHg）
- 不能与室性心动过速鉴别的束支传导阻滞
- $SpO_2 ≤ 80\%$

图 3.8　AHA/ACC/ACSM 症状限制性极量运动测试的终止指征

注：ECG，心电图；MI，心肌梗死；SpO_2，脉搏血氧饱和度法测量的动脉血氧饱和度。

经许可改编自 Fletcher GF, Balady G, Froelicher VF, Hartley LH, Haskell WL, Pollock ML. Exercise standards: a statement for healthcare professionals from the American Heart Association Writing Group: special report. Circulation 1995; 91:580-615. ©1995 American Heart Association, Inc.

- 慢性呼吸系统疾病患者运动测试人员都必须接受心肺复苏培训并演示运用能力
- 氧气和急救设备应紧邻测试场地放置
- 如果测试不是在医院中进行，则必须有足够的急救设备和完善的急救措施
- 如果患者正在使用长期移动式氧疗，那么测试应该在规定的氧疗处方水平进行，经评估后不再需要辅助供氧的患者除外
- 至少应使用脉搏血氧仪来测定 HR 和 SpO_2 来监测患者的运动生理反应。测试过程中，应使用呼吸困难和疲劳量表来评估患者的自觉疲劳程度和测试中的呼吸困难

图 3.9　呼吸系统疾病患者运动测试的常规安全考虑 [29,49]

对于呼吸系统疾病患者，在进行 GXT 时还需考虑进行另外两种评估。首先，随着通气量的增加，可能会发生动态过度通气，这可以通过最大流速容量环和深吸气量的测量定期评估 [3]。其次，运动诱发性支气管痉挛可以在运动后 30 分钟内通过肺量计进行评估 [33]。图 3.10 为运动测试中常用限制标准 [29]。

功能表现评估

除了正式的运动测试外，还应进行关于功能表现状态的问诊和体格评估，包括呼吸肌功能、呼吸力学和胸廓活动（如膈肌动度、辅助呼吸模式和胸廓柔韧性）的评估。同等重要的是对平衡、跌倒风险及任何骨科或肌肉骨骼系统的限制因素进行评估，如患者的步态异常，因为这些异常可能需要对训练计划及步行辅助设备进行个体化调整。图 3.11 列出了一些评估中需要注意的重要事项 [23]。

肌肉骨骼问题在呼吸康复人群中尤为重要 [1,17,18,21]，全面评估患者肌肉力量、ROM、姿势、骨科受限和简单 ADLs（如卧立位转移、穿衣、爬楼梯）的基线水平很重要。

通气限制

- 最大运动 VE /MVV ＞ 80％
- 动脉血二氧化碳分压升高
- VD/VT 增加
- 动态过度通气加重
- 运动性支气管痉挛加重

气体交换限制

- SaO_2 或 SpO_2 降低

心血管功能限制

- 运动 HR 大于根据年龄预测的最大 HR 的 80％
- 血压下降
- 严重心律失常
- 心脏病症状（如胸痛）
- 高血压或低血压反应
- 体适能下降

其他限制

- 骨科
- 外周血管
- 肌肉骨骼
- 代谢
- 动机或心理因素

图 3.10　症状限制性递增负荷运动测试的限制标准

运动处方

制订运动处方需要理解运动训练原理、运动方式、频率和持续时间。此外，运动训练的进度也是运动处方中的重要概念。

运动训练原则

在为呼吸系统疾病患者制订最佳运动计划时，必须要考虑多方面因素。为了从运动训练中获得最大获益，康复团队必须与医师密切合作，使治疗最优化，包括为低氧血症患者使用氧气治疗。成功的康复结局取决于沟通和团队协作以识

- 肌肉力量和耐力
- 关节活动范围受限
- 姿势异常（如脊柱后凸、脊柱侧弯、圆肩或高低肩）
- 氧气设备（如装置类型、重量和移动性）
- 主观耐受和做功耐力
- 初始功能水平
- 呼吸困难
- 对健身和运动的了解程度
- 对劳累的恐惧
- 控制活动节奏和能量节省能力
- 平衡功能异常、步态不稳或跌倒风险增加
- 疼痛的程度和部位
- 做家务的能力（如使用吸尘器、洗衣服、烹饪）
- 自我照料能力（如洗澡、穿衣）
- 住宅内移动能力（如爬楼梯，走到浴室）

图 3.11　功能状态评估注意事项

别和满足患者的医疗和功能需求。

呼吸康复中的运动训练包括上下肢耐力训练、力量训练，可能还包括呼吸肌训练。运动处方中每名患者的首次治疗计划应包括：频率、强度、时间（持续时间）、类型（方式）、运动总量、模式及进阶。这些组成部分应根据患者疾病严重程度、体能水平、功能评估和首次运动测试数据来制订。

呼吸系统疾病患者有氧运动处方制订的 FITT 原则

ACSM[16] 依据运动处方循证指南提出了 FITT 原则（频率、强度、时间、类型、运动总量、模式和进阶），适用于健康人群和某些患病人群。对于慢性呼吸系统疾病患者，有证据支持对 COPD 患者推荐有氧运动训练[1,2,16,50-52]（表 3.3）。

目前尚无专门针对哮喘患者的循证运动训练

表 3.3　ACSM 推荐 COPD 患者有氧运动 FITT 原则

FITT	有氧运动
频率（Frequency）	每周至少 3 ～ 5 天
强度（Intensity）	中至高强度（即 50% ～ 80% 的峰值功率或者 Borg CR10 量表的 4 ～ 6 分或 RPE 的 12 ～ 14 分）
时间（Time）	中至高强度持续运动每天 20 ～ 60 分钟（如可耐受）；如无法完成，则在累计 20 分钟以上的运动中穿插几段间歇的低强度运动或休息
方式（Type）	常为有氧运动模式，包括步行（自由步行或跑台）、固定式功率自行车和上肢功率车

注：CR，类别比率；RPE，自觉疲劳程度量表。

数据引自 ACSM（2018）。

指南。但是，通过合适的药物治疗，管理成功的哮喘患者是可以耐受运动训练的[53]。关于哮喘患者运动训练的立场声明[54]和系统综述[54]都支持哮喘患者的运动训练应遵循 ACSM 的 FITT 原则[16,55]（表 3.4）。

运动类型（方式）

对那些参与日常功能活动的肌肉进行运动训练是十分有益的，通常包括上、下肢肌肉

的训练，以改善心血管耐力、肌肉力量和耐力及关节活动范围。下肢运动训练通常会显著提高 COPD[1-3,52,60-65,67,79-81] 和其他呼吸系统疾病患者[12-15,82]的运动耐量。对于患有呼吸系统疾病的人来说，能提高神经运动控制能力的运动训练（如为降低跌倒风险进行的平衡和协调功能训练）也同样重要[23,29,74,83-85]。本章后面将进一步讨论。

运动方式因呼吸康复可用设备和空间而异。

表3.4	ACSM 推荐哮喘有氧运动 FITT 原则
FITT	有氧运动
频率（Frequency）	每周3～5天
强度（Intensity）	以中等强度开始（即40%～59% HRR 或 VO_2R）；如果耐受良好，则在1个月后渐增至60%～70% HRR 或 VO_2R
时间（Time）	渐增至每天至少30～40分钟
方式（Type）	动用大肌肉群的有氧运动，如步行、慢跑、骑自行车、游泳或水中运动

注：HRR，心率储备；VO_2R，摄氧量储备。

数据引自 ACSM（2018）。

对大多数呼吸康复项目而言，步行需要全身运动，因此，室内跑道或跑台步行是呼吸康复下半身运动训练的一种常见并可能是最有益的运动方式。对于那些能行走的人，建议将步行纳入呼吸康复训练计划中以帮助大多数人提高整体功能水平（训练的特异性）。其他有氧运动方式还包括功率自行车（立式和卧式）、上肢功率自行车、划船机、踏步机、卧位交叉训练器、坐式和立式椭圆训练仪及单腿训练（表3.5）。水中运动可以减轻关节和全身的压力，因此是关节炎或肌肉骨骼异常患者理想的运动方式。对于慢性呼吸系统疾病患者来说，北欧式健步走是另一种不错的选择[1]。

表3.5	呼吸康复中提高心血管适能的上半身和下半身运动设备
设备	上半身（Upper Body, UB）、下半身（Lower Body, LB）或结合（Combined, C）
室内跑道或平地步行（有或没有助步车或助行器）	LB
跑步机	LB
固定立式下肢功率车	LB
固定立式联动功率车，单腿训练	C
卧式功率车	LB
水中运动池或游泳池	C
楼梯机或有扶手的阶梯	LB
固定式上肢功率车	UB
固定式划船机	C
改良的有氧运动（如舞蹈、太极、体操）	C
椭圆仪（有或没有上肢手摇柄）	LB 或 C
卧式联动功率踏步机（如 NuStepTM）	C
墙壁或机械拉力器	UB
坐位有氧运动（如举臂、抬腿）有或无腕踝负重	C

频率与持续时间

一般而言，医学监测下进行的呼吸康复运动训练频率和持续时间为每周 3～5 次[1-3,16,34,63,64]，每组 20～90 分钟[2,16,34,68]，持续 8～12 周[1-3,52,65-69]。8～12 周的呼吸康复会在多个结果方面获益，最终在 12～24 个月后逐渐衰减[52,69]。尽管呼吸康复的最佳持续时间仍没达成共识，但持续时间应有最大的个体化获益且不会造成负担。尽管研究对长达 3 年的长期呼吸康复维持计划的总体获益观点不一致[69-75]，但持续时间较长的计划（如超过 12 周）可能比时间较短的计划产生更多的持续获益[52,69,70,75-79]。较长时间的计划会产生更大的获益并维持，推荐至少持续 8 周的运动训练来获得确切效果[1,79-83]。对于个体而言，最佳持续时间通常为尽可能的最长可持续时间，因为与持续时间较短的康复计划相比，超过 12 周的计划获益更大[1,52,75,76,79]。

重要的是，长期的呼吸康复训练对改善症状和提高 6MWT 距离的有益作用却在 24 周后的随访消失了[68]。因此，对于呼吸康复对象来说，也许存在一个运动训练的最佳持续时间，使许多生理参数都达到"峰值"，仍需进一步研究来确定这个最佳训练阈值。

如果计划限制不允许进行每周至少 3 天监督下的运动训练，则可以选择在家中进行每周 2 次监督下的运动训练及每周 1 次或多次无监督的训练并遵循特定的指南和建议[1,2,16]。如果患者非常虚弱，那么一开始的训练时间可以缩短，休息时间可以增加；但最终目标是在康复最初几周内减少休息时长或不休息，并且可以进行至少 30 分钟的耐力训练。

尽管大多数证据是来自于 COPD 患者的，但是上肢运动训练对于慢性呼吸系统疾病患者来说还是非常有益的[78,86,87]。中至重度 COPD 患者进行使用上肢的日常生活活动可能是困难的[87]，特别是过度通气导致膈肌力学机制效益受损的患者。上肢抬高与高代谢水平和通气需求相关，涉及上肢的活动可能导致呼吸不规律或不同步[86]。产生这种状况的原因可能是因为一些上肢肌肉也是辅助吸气肌。COPD 患者进行上肢运动训练的优点是可以改善上肢肌肉力量和耐力，减少上肢相关运动肌肉的代谢需求并增加幸福感。一般而言，上肢训练的获益是任务特异性的，我们建议将其与下肢训练联合使用，并作为呼吸康复的常规训练[1,2,52,83-89]。

大多数呼吸系统疾病患者都能很好地耐受上肢功率车，尤其对只能短距离步行、肥胖、患有神经肌肉、骨科疾病或需要坐轮椅的患者更有益。

部分患者在进行特定运动训练时应谨慎，包括那些骨质疏松症（因口服类固醇治疗而合并或可疑）患者，其骨密度可能减低，并且发生椎体压缩性骨折的风险升高。预防措施包括避免产生过度脊柱屈曲和旋转[90]。胸部手术后的患者（如肺移植）通常在 6～8 周内禁止进行上半身的运动以保证内外伤口的愈合。能否进行上半身的运动训练需要经过胸外科医师或肺移植团队的批准[23]。

运动强度

为呼吸系统疾病患者制订运动处方的最大挑战是预估合适的运动强度[16,57,81]。康复团队必须时刻保持谨慎，以确保不会因为训练强度过高而引起不良生理反应，但同时强度还要足够达到训练效果。对主观、客观结果进行个体化首次和持续评估，有助于随时间谨慎地增加运动强度。监督下的运动训练结合呼吸困难控制技术，可增强应对呼吸困难相关恐惧和不适感的能力。呼吸困难常常会限制运动能力，因此，对于患者来说，他们喜欢的或想参加的大部分运动都是有益的。在为患者制订运动处方时，康复团队必须将患者的个人活动目标纳入训练计划中。比如，患者希望每天能够以相对缓慢但稳定的速度遛狗 30 分钟并且不休息，那么训练强度的制订应部分用来帮助患者达成这一目标。

如前所述，低强度和高强度的运动训练都可以用来提高患者的运动耐量。运动训练的基本原则表明，运动强度应与功能障碍程度、疾病状态、运动测试结果（如 6MWT、CPET、GXT、

ISWT）、时间、负荷、运动中出现的生理反应等相关。有关 COPD 和哮喘患者运动强度的建议请参照表 3.3 ～ 3.5。

高强度运动训练

对于慢性呼吸系统疾病患者来说，有氧耐力训练可在低、中甚至高强度下进行[3,55-59]。进行 60% ～ 80% 峰值功率的高强度运动训练可使有氧适能获得最大生理改善。这些改善包括增加 VO_2max，延迟无氧阈的出现，降低任何给定功率下的 HR，增加氧化酶含量、细胞的生化改变和肌肉毛细血管化[3,55-58]。上述生理改变的结果是患者在特定的运动中通气需求下降，呼吸模式更为有效，同时潮气量增加和呼吸频率下降使无效腔通气减少。高强度运动训练还与运动耐量的提高相关[3]。

并不是所有患者在训练初始阶段都能耐受高强度训练。那些以最大耐受水平进行运动训练的患者将会随时间而获益[55,57]。研究已证实间歇训练，即高强度与低强度训练（或休息）交替进行，可作为那些不能耐受长时间持续高强度运动训练患者的另一种有效选择[55,56,59]。

对于许多慢性呼吸系统疾病患者，不需要高强度运动训练带来的有氧适能相关的传统生理改变即可提高运动耐量和呼吸系统功能。这一点非常重要，因为高强度运动训练引发的呼吸困难和下肢疲劳会干扰患者参与日常生活活动，从而使运动的整体依从性下降。此外，尚无确切的证据证明高强度运动训练能在有氧适能方面获得生理上的进步和改善日常功能活动。因此，低强度的有氧运动训练即使没有带来可测得的有氧适能增加，也可以显著提高运动耐量[60-62]。

呼吸康复中经常使用 METs 和分钟 MET（表 3.6）制订运动处方，通常使用预定的 MET 水平范围来确定运动强度，这是由功能能力测试确定的。如果可获得 CPET 结果，可以通过 peakVO₂ 估算 VO₂ 储备来制订运动处方[16]。通过 GXT 和 6MWT 结果，由常用代谢公式可推算出峰值功能能力。康复团队还可让患者选择进行以下操作帮助估计运动强度。

- 达到自觉疲劳量表或呼吸困难量表中选定的水平（如 Borg CR10 量表达到 4 ～ 6 分，6 ～ 20 分的 RPE 量表达到 12 ～ 14 分）[16,91-93]。
- 使用数字评分量表（numeric rating scale，NRS）[94] 或 VAS[95,96]（图 3.12）量化运动强度。

这些方法都可以帮助指导呼吸康复专业人员确定运动处方的强度。关于这些量表使用的更多信息，请参阅参考文献。

指导运动强度制订的另一种方法是使用运动靶心率范围（如心率储备或 Karvonen 法），该范围由首次或随后的运动测试或通过观察运动训练时患者 HR 的反应确定[16]。但在呼吸康复运动训练过程中，靶心率的范围并不总适用，因为有很多因素会影响慢性呼吸系统疾病患者静息和运动时的 HR 反应，如药物的使用、静息时呼吸困难和体适能下降。然而，请务必注意患者在休息和运动期间的 HR 反应。许多呼吸康复计划在运动期间通过 ECG 进行间歇性"快速检查"监测心率，HR 从脉搏血氧仪读数中获取，如果条件允许，可在运动训练期间通过远程监测获得 HR。当对从血氧仪读数获取的 HR 的准确性不确定时，应检查桡动脉或心尖 HR。

运动训练中氧合血红蛋白饱和度监测

在为慢性呼吸系统疾病患者进行运动训练时，通过评估和监测 SpO_2 来确定是否需要额外辅助供氧是十分重要的。特别是慢性呼吸系统疾病患者的动脉血氧水平会随着运动产生无法预测的变化，也不能通过任何静息下的测量方式来预测[97]。通常来说，运动中的 SpO_2 应保持在 88% 以上[16,29,98,99]。手指经皮血氧仪或手持脉搏血氧仪提供了步行（包括 6MWT）时的确切 SpO_2，以此估算出动脉血氧饱和度（arterial oxygen saturation，SaO₂），其平均差异为 1% ～ 2%[35,36]。当可观察到准确的脉冲信号时，SpO_2 的测量结果通常是可靠的。但在 ILD 患者中，包括特发性肺纤维化和系统性硬化症如硬皮病，SpO_2 的可变性更明显[35]。可以考虑改变探头的位置如放置于额头、耳垂或其他手指以提高 SpO_2 检测的准确性。对于运动训练中低氧血症患者，应在康复中有随

表 3.6　呼吸康复专业人员确定运动强度的方法	
方法	**描述**
心率储备 [16]（HRR）	靶心率（Target Heart Rate，THR）= [（HR_{max} − HR_{rest}）× %强度]+HR_{rest}
摄氧量储备 [16]（$\dot{V}O_2R$）	目标 $\dot{V}O_2$= [（$\dot{V}O_{2max}$ − $\dot{V}O_{2rest}$）× %强度]+ $\dot{V}O_{2rest}$ 注意：$\dot{V}O_2R$ 可以从 CPET 结果确定，也可根据 GXT 结果、6MWT 或其他峰值功能 　　性能力测试用代谢公式估算的 $\dot{V}O_2$ 来确定
视觉模拟量表 [157,158]（VAS）	VAS 可以通过多种方式表示，包括带有中点、刻度或数字的量表（数字分级评分 　　法）；仪表盘量表（曲线模拟量表）；由彼此等距的环组成的"方框量表"；和在 　　一条水平线上间隔出现一组陈述性用语［如李克特量表（Likert scale）］
数字分级评分法 [92,93]（NRS）	线性的数字分级评分法（0 ～ 10）用于评估特定时间点的主观症状或呼吸困难的一般 　　严重程度或自觉程度
Borg CR10 呼吸困难量表 [16,90,91]	测量的呼吸困难水平在 0 ～ 10 范围内，其中 0 表示"完全没有呼吸困难"，而 10 表 　　示"极度的"
METs 的百分比（%）[16]	1MET=3.5ml O_2/（kg·min）。如果患者的实际峰值摄氧量为 19.7，则其 MET 峰值 　　为 5.6METs（19.7ml O_2/（kg·min）/3.5）[103]。如果对哮喘患者使用 ACSM 建议 　　的有氧运动水平（40％ ～ 59％$\dot{V}O_2R$），则 MET 运动强度范围 =2.2 ～ 3.3METs 　　（0.40×19.7 ～ 0.59×19.7）
MET 时间（分钟）[16]	MET 分钟是运动处方中常用的单位，通过考虑运动所花费的时间来量化能量消耗。 　　例如：您希望患者以其功能能力（6.7METs）的 60％进行运动 30 分钟，4 天 / 周。 　　4METs×30 分钟 =120MET 分钟 / 天。120×4 天 / 周 =480MET 分钟 / 周（周运动 　　处方在 4MET 水平）
METs 对应的能量（kcal）[16]	例如：65kg 的患者 　　1MET=1kcal/kg×hour；5METs=5.05kcal/kg×hour（65kg 对象） 　　5.05kcal/kg×hour×65kg=5.47kcal/min（60min/hour） 　　您希望患者在运动过程中燃烧约 150kcal 能量，就需要运动约 27 分钟

注：ACSM，美国运动医学会；CPET，心肺运动测试；GXT，分级运动测试；$\dot{V}O_2$，耗氧量。

数据引自 ACSM（2018）；Biskobing（2002）；Borg（1982）.

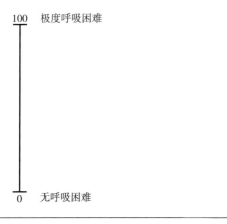

图 3.12　视觉模拟量表

时可用的辅助供氧。

　　有趣的是，有些研究表明，对于没有明显血氧饱和度减低或无低氧血症的 COPD 患者，辅助供氧可以使其耐受较高水平的运动训练 [2,100,101]，该法也适用于接受高强度训练的患者 [72]，但其他研究并没有相同发现 [102]。这一潜在获益的发生机制尚不清楚，但可能会因颈动脉体刺激减少而引起呼吸困难减轻、呼吸频率降低和呼气时间延长，从而减少肺动态过度通气。另外，降低肺血管阻力也很重要。但向行呼吸康复的非低氧血症患者建议辅助供氧还尚不成熟，需进一步研究证实。

应对未曾发现的运动性血氧饱和度降低进行记录并立即报告给患者的医师，以便开具家庭氧疗处方。脉冲供氧装置可能无法为患者在活动期间达到足够的 SpO_2，而需使用连续不断的供氧装置为患者补充氧气，尤其是肺纤维化患者。患者应于家中使用自己的便携式氧疗装置进行其所能承受的最大强度运动测试，并将活动和运动期间供氧装置和流量设定是否充足报告给医师。需要辅助供氧的患者应配置血氧仪，并与开具处方的医师协作，进行关于 SpO_2 持续监测和给氧的培训。

对于阻塞性肺疾病患者来说，在进行训练前和过程中优化支气管扩张剂和其他药物治疗也很重要。这不仅包括确保使用长效支气管扩张剂，还应在开始运动前使用短效支气管扩张剂（有建议时）[1,2]。呼吸状态的改善可以使因呼吸困难限制了活动的患者参与到更高强度的运动训练中。运动训练区的急救箱里应有短效支气管扩张剂。

运动训练的总量、模式与进阶

目前，关于运动训练的最佳总量（每组的运动总量）、模式（各种运动的进行顺序，包括休息时间）和进阶（达到足够的训练效果）仍然未知，需进一步研究。多学科协作的方法通常根据患者个体化特征来确定最佳运动总量、模式和进阶。应随时间逐渐增加运动量和强度以保证患者达到最佳训练效果。这受呼吸系统疾病的严重程度和类型、患者的体能、年龄、性别、活动能力等多种因素影响。需要进一步研究制订关于这三个非常重要的参数的循证指南。

抗阻运动测试

慢性呼吸系统疾病不仅会损害肺部，还会导致整体骨骼肌功能障碍[16,21,52,91]。已证实 COPD 患者的外周和全身肌肉力量均有下降[22,103-106]。而力量的下降伴随着肌肉横截面积[105]、肌肉质量[1,2,52,103]和活动[103]的减少。外周肌肉的萎缩和

力量下降，加上胸廓和胸部肌肉无力，以及肌肉毛细血管化不全，共同导致了能量消耗降低、静息状态代谢率减少和静坐少动生活方式的加重。静坐少动生活方式、慢性低氧血症、营养不良和长期使用皮质类固醇激素的不利影响，使许多呼吸康复对象不仅存在力量明显下降，还有骨质减少和骨质疏松症。这些因素综合在一起导致全身肌肉力量下降、跌倒风险增加并造成永久性损害或功能障碍，而抗阻训练可以为这类患者提供帮助。

最近的研究结果表明，COPD 患者进行抗阻运动训练可以通过提高 QOL[52]、增加上下半身力量[1,2,4,5,8,11,52]和肌肉体积或质量[5,52]获益。为了获得这些及其他一些益处，抗阻运动训练已成为大多数呼吸康复计划中不可或缺的组成成分。但是，抗阻运动训练对疾病预后的影响还没有被很好地理解，目前对于慢性呼吸系统疾病患者来说，很少有抗阻运动训练的循证推荐。传统上，大多数研究都是针对 COPD 患者进行的，而在限制性肺疾病、肺动脉高压、囊性纤维化和其他慢性呼吸系统疾病患者中，抗阻运动训练的有效性尚未得到很好的研究。已经公开发表的循证指南中关于呼吸系统疾病患者的抗阻运动训练处方也不相同[95]。制订循证指南的其他混杂因素包括重复次数、举起的总重量、器械训练之间的休息时长、总负荷量、使用的可能影响生理反应的呼吸系统药物、上半身 vs. 下半身运动训练参数及患者群体（通常仅包括男性）。

因此，呼吸康复专业人员执行抗阻运动测试和训练时应依据患者的个体特征和已发表的推荐，以及专业人员关于制订运动处方的知识。在进行进一步研究并确定一致的循证指南之前，这对其他呼吸系统疾患者群尤其重要。

抗阻运动测试和训练在当前呼吸康复计划中有许多重要作用，包括以下几点。

- 使患者了解与同年龄、性别组人群的差别。
- 使患者了解通过呼吸康复功能有多少改善或减退。
- 帮助患者确定进行基础性 ADLs（如穿衣、捡拾物品、家务劳动、下蹲）的能力。

- 要使用经过验证的数据衡量抗阻训练的有效性。

- 增强自信和自我效能。

- 帮助评估姿势、平衡和转移问题，并进行姿势和平衡训练。

- 通过记录训练前后的测试结局评估患者肌肉力量和耐力的改善。

- 针对患者特有的全身肌肉力量下降水平，评估和确定患者的个体化需求。

进行抗阻运动训练前应评估患者关节和肌肉骨骼异常或不适。一般来说，大多数研究中确定呼吸系统疾病人群肌肉力量采用 1 次重复最大力量测试（1-RM）[7,16,103,107-109]，让患者进行充分热身后，以正确的姿势尽可能举起仅能重复 1 次的最大重量。确定 1-RM 阈值的方案因研究方法而异，有些研究人员通过 3-RM、5-RM 甚至 10-RM 的首次测试结果来确定最终的 1-RM 阈值。虽然 1-RM 对男性和女性呼吸康复患者来说都是安全的 [7,104]，但器械负荷训练（如果有的话）可能直到康复训练计划快结束时才会使用，这要根据患者情况而定。有多种方法可用于确定首次抗阻运动训练负荷，包括"调整版"RM（如 3-RM ～ 8-RM），以 8-RM 为例，呼吸康复专业人员通过不断增加负荷，让患者以正确的姿势和适宜的生理反应尽可能举起能够重复 8 次的最大重量，然后以该负荷的百分比开具运动处方。另一个方法是随着时间逐渐"滴定"重量。专业人员最初可以让患者在上、下半身举重设备上轻松重复 10 次较轻重量，然后增加重复次数至 15 次，并根据呼吸困难或自觉疲劳程度，逐渐将负荷增加 1 ～ 2 磅（0.5 ～ 1 千克）。最后，使用经验证的自觉疲劳量表或 VAS 评估抗阻运动训练强度，从低阻力和低重复次数开始，随时间逐渐增加至较高阻力和较高重复次数训练。在增加抗阻运动训练强度或持续时间之前，应重新对患者进行评估。

如果空间允许，可以开发一种经济有效的"循环抗阻训练"。下面是这种训练的站点举例。

- 哑铃推举训练站（配备椅子和不同重量的哑铃）。

- 弹力带 / 管训练站（配备椅子和不同拉力的弹力橡胶带或管）。

- 药球（medicine ball）训练站（配备椅子和不同重量的药球）。

- 握力器训练站（配备网球、握力球或握力装置）。

- 抗阻抬腿训练站（配备椅子，踝关节沙袋或负重训练能量包）。

- 台阶训练站（配备可调节台阶或一组台阶）。

- 自重训练站，患者可利用自身体重进行多种形式的抗阻运动，如立位抬腿、手臂环绕（arm circles）、扶椅提踵（chair raises）、深蹲或重复坐站（配备稳定的椅子）。

所以，可以创造性地为上、下半身开发一套经济有效的抗阻运动训练循环，并将其纳入呼吸康复中（图 3.13 ～ 3.15）。

抗阻训练类型

呼吸康复中有许多经济的方法来进行抗阻运动训练。在康复计划早期阶段进行抗阻训练，呼吸康复对象可使用不同拉力的弹力带或管、手提重物、踝关节重物、哑铃，还可以在有或无椅子的情况下利用自身体重进行抗阻训练（如抬腿、伸腿、下蹲、坐站转移、双臂压椅）。诸如此类的方法可以加入热身 / 整理活动中，在呼吸康复特定阶段，以循环站点形式训练（如前所述）或患者和康复专业人员一对一训练。一旦参与者适应了有氧训练，且转诊医师确认可进行更大负荷训练，可以使用负重器械和阻力较大的滑轮装置 [108]。目前尚无关于康复计划开始后何时进行较高阻力训练的循证推荐。因此，必须针对每个患者的抗阻负荷进行个体化评估，并考虑呼吸系统疾病类型和严重程度、现有合并症（如心血管状况）、肌肉骨骼限制性和衰弱程度。

渐进原则

渐进原则是抗阻运动处方中一个非常重要的组成部分，应根据上述风险分层标准为患者制订个体化方案。渐进原则最重要的是利用超负荷原则，必须随时间逐步、渐进地训练上半身和下半

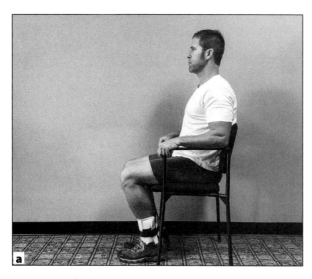
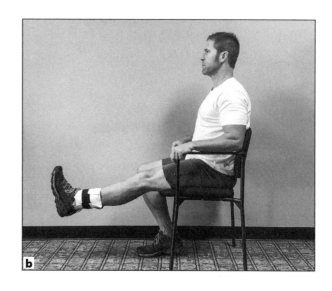

图3.13　坐位伸膝

（a）抵住靠背坐在椅子上，踝关节放置沙袋，初始位置为屈膝90°，双脚平放于地面。（b）伸膝并且踝背屈（"脚尖指向鼻子"）。保持，然后回到初始位置。重复进行。双下肢交替。注意事项：身材较高者应使用较高的椅子或在膝下放置毛巾卷。膝关节疼痛者应在无痛范围内运动。训练目的：增强股四头肌/大腿肌肉力量

注：照片由Kim Eppen提供。

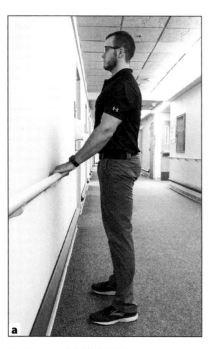
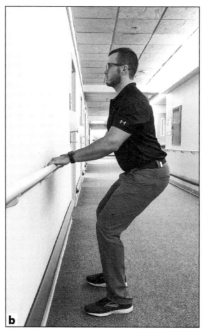
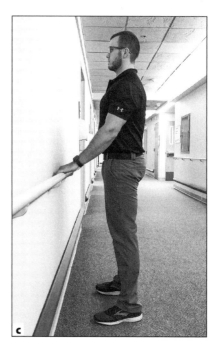

图3.14　微蹲或屈膝

（a）扶稳站起。（b）微屈膝，同时保持臀部后移（重心放于脚跟，而不是脚掌）。（c）返回站立姿势，重复进行。训练目的：增强下肢力量。无法完成全范围坐站的患者，建议以此开始

注：照片由Kim Eppen提供。

身肌肉，才能使患者从抗阻训练中最大获益[1,109]。超负荷原则包括随时间不断增加运动量，以最大程度提高肌肉力量和耐力。这可以通过增加强度（重量或阻力），增加每组的总重复次数，提高重复速度或节律，增加每次训练的组数和（或）缩短两次训练或两组训练间的休息时间来实现[16,108,109]。在增加训练强度或延长训练时间之前应重新进行评估，并且一次只能提高强度的一个方面。

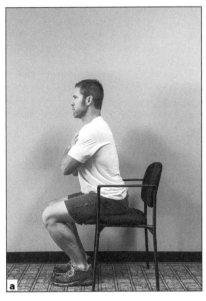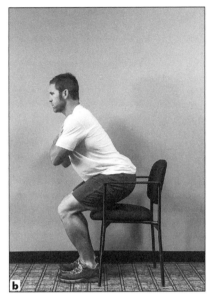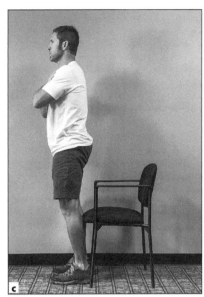
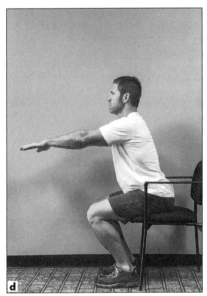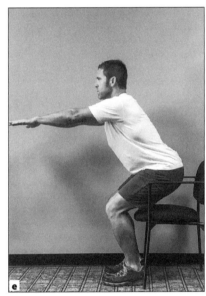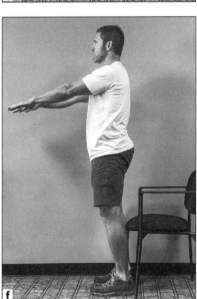

图 3.15　坐站转移

方法 1：（a）坐在椅子前部，双臂交叉放于胸前。（b）以髋关节为轴身体前倾。（c）膝关节不超过脚尖，腿部用力站起，不要依靠惯性。然后缓慢坐下。方法 2：（d～f）手臂前伸完成相同动作。选择对患者最佳的方法。注意事项：身材较高、膝关节疼痛或肌力明显下降的患者，应使用较高的椅子。训练目的：增强下肢力量

注：图片由 Kim Eppen 提供。

肌肉适能的其他测试

　　呼吸康复开始前专业人员应从众多经过验证的身体功能测试中选择评估肌肉力量和耐力的方法。然后在整个计划期间定期对患者进行测试以记录结果，并评估改善或下降情况。此外，可以通过一些测试（如 Watts）来评估上半身和下半身的肌肉爆发力。这些测试包括但不限于以下各项。

- 起立行走（Timed Up and Go，TUG）测试[110-112]。
- 30 秒椅子起坐测试（30-second chair stand test）[113]。
- 6 分钟移圈测试（6-Minute Pegboard and Ring Test，6PBRT）[114]。
- 5 次坐立测试（Five-times-sit-to-stand test）[115]。
- 30 秒手臂屈曲测试（30- second arm curl

ACSM 推荐的 COPD 和哮喘患者抗阻运动 FITT 原则

　　ACSM 推荐的 COPD 和哮喘患者抗阻运动 FITT（频率、强度、时间和类型）原则是有循证医学基础的（表 3.7）[16]。这些指南可能仅适用于 COPD 或哮喘患者，因此在其他慢性呼吸系统疾病的循证指南提出之前，需要进一步研究。已经提出的一些建议可能不适用于特定患者，具体取决于他们的个体化特征、合并症和衰弱程度。某些患者在呼吸康复期间可能无法有效地进行持续性的有氧运动。因此，低强度抗阻运动可能是这些患者的最佳选择。尽管 ACSM 推荐进行 2 ～ 4 组训练以提高肌肉力量，但其他研究者发现，与多组训练相比，单组抗阻训练可为 COPD 患者提供相当的力量和身体功能改善[7]。不过，这些推荐可能有助于为呼吸康复专业人员提供准则，以制订针对 COPD 和哮喘患者的个体化抗阻运动处方。

　　ATS 和 ERS 也支持了 ACSM 的部分 FITT 推荐[1]。ATS/ERS 指南推荐，针对健康的成年人和老年人，抗阻运动指南应遵循 ACSM 推荐的 FITT 原则[1,106]。AACVPR 目前还没有针对呼吸系统疾病患者进行抗阻运动的 FITT 推荐[29]。

表 3.7　ACSM 推荐的 COPD 和哮喘患者抗阻运动 FITT 原则

FITT	抗阻训练
频率	2 ～ 3 天 / 周
强度	力量训练：初始者 60%～ 70% 1-RM；有经验的力量训练者≥ 80% 1-RM
	耐力训练＜ 50% 1-RM
	考虑使用经验证的量表评估呼吸困难或 RPE
时间	力量训练：2 ～ 4 次 / 组，8 ～ 12 组
	耐力训练：≤ 2 次 / 组，15 ～ 20 组
类型	负重器械训练、自由重物或者自重训练

注：RM，最大重复次数；RPE，自觉疲劳程度量表。

经许可改编自 American College of Sports Medicine，ACSM's Guidelines for Exercise Testing and Prescription, 10th ed.（Philadelphia, PA: Lippincott Williams & Wilkins, 2018），254.

test）[111, 116]。

- 握力计测试（handgrip dynamometer test）[117-121]。
- 坐姿抛球测试（seated medicine ball throw test）[122]。
- 加仑罐架转移测试（gallon jug shelf transfer test）[123]。

　　目前这些测试尚无针对呼吸系统疾病人群的标准数据，而这些标准值可以为呼吸康复专业人员制订患者渐进性训练随时间的增减率提供理论依据，然而还需要考虑的是呼吸系统疾病严重程度和类型、合并症、肌肉骨骼异常和对低氧血症进行定期主客观评估。这些标准数据的建立还向患者展示了他们与同年龄组人群平均水平的区别。

　　ACSM[16]、ATS/ERS[1] 和 AACVPR[29] 就如何将抗阻训练正式纳入呼吸康复运动处方提出了相似的建议[106]。ACSM 推荐渐进性，随时间增加训练的阻力、重复次数和频率[16]。ATS/ERS

建议随时间增加重量、每节重复次数和每组节数，或当患者能够在两组连续训练期间超出预期重复次数 1 ～ 2 次时可减少组间休息间隔时间[1]。AACVPR 指出，呼吸康复医师应用超负荷原则和进阶原则时应监测患者的 RPE 及肌肉 / 关节疲劳、酸痛和疼痛。对骨质疏松症患者，应谨慎进行脊柱屈曲或旋转及高负重训练。PH 患者可采取呼吸节奏调整下的低强度抗阻训练[29]。总之，这些指南均建议谨慎地遵循抗阻训练的进阶原则和超负荷原则，呼吸康复医师可以综合使用以上方法。

吸气肌训练

　　具有正常力学动力的呼吸肌几分钟的连续运动就可以增加每分通气量（潮气量 × 呼吸频率）。因此，以规律的时间间隔在数周内重复这种训练，能够增强呼吸肌的力量和耐力。而导致呼吸肌力学效益受损的疾病，如 COPD 导致的横膈低平，不会出现这种改善[1]。更有针对性的吸气肌训练，使用抗阻呼吸训练器能否改善预后仍存在争议[1,17]。一些研究表明，抗阻呼吸训练能够增加呼吸肌的力量和耐力、减轻呼吸困难、增加步行距离和提高健康相关生活质量。英国胸科学会发布的《成人呼吸康复临床实践指南》不推荐将吸气肌训练作为呼吸康复的辅助手段并常规

化应用[17]。吸气肌训练可用于呼吸肌无力的患者，如恶病质或使用皮质类固醇激素的患者和使用间歇训练来增加 PImax（经口腔测定的最大吸气压）的人群。

　　呼吸肌训练的类型包括抗阻训练（通过逐渐缩小孔径）、阈值负荷训练（需要预先设置吸气压力，通常为最大吸气压的某个百分比）和等二氧化碳过度通气法。推荐抗阻吸气肌训练每周 4 ～ 5 天，强度为 30% PImax，每天 1 次，每次 30 分钟（或者每天 2 次，每次 15 分钟），至少持续 2 个月[29]。

柔韧性训练

　　虽然柔韧性训练有效性的大部分证据都是基于有氧和抗阻运动训练的，但大部分呼吸康复计划都包括柔韧性训练[1]（表 3.8）。保持柔韧性和良好的姿势是呼吸康复计划的重要组成部分。瑜伽[124]和太极拳等运动可以帮助患者维持良好的柔韧性和姿势。每次热身和整理活动中应有 ROM 训练，来帮助患者克服姿势异常带来的影响，这些异常限制了胸廓活动度，进一步导致肺功能受限[1,16]。柔韧性训练可帮助改善 ROM，预防跌倒并改善整体 QOL，但还需要更多研究来得出确切结论。

FITT	柔韧性训练
频率	＞ 2 ～ 3 天 / 周，且每天的训练都是有效的
强度	牵伸至感觉到拉紧至轻微的不适
时间	静态牵伸 10 ～ 30 秒；每次训练重复 2 ～ 4 次
方式	静态、动态或 PNF 牵伸技术

表 3.8　ACSM 推荐的 COPD 和哮喘患者柔韧性训练循证 FITT 原则

注：PNF，本体感觉神经肌肉促进技术。

经许可改编自 American College of Sports Medicine, ACSM's Guidelines for Exercise Testing and Prescription, 10th ed.（Philadelphia, PA: Lippincott Williams & Wilkins, 2018），257.

患者安全

　　安全性、临床稳定性和预防肌肉拉伤至关重要，特别是对于长期接受类固醇激素治疗的患者，因为当这类患者进行高强度负荷训练时有发生肌肉或肌腱断裂的风险。此外，术后肺部疾病、骨质疏松症及 PAH 和中至重度 PH 患者在做力量训练时应关注预防措施。经证明，使用哑铃进行低阻力运动训练对 PH 患者来说是安全的（即无严重不良作用）[125]。然而，更重要的是要指导患者避免上肢过度负重和屏气或 Valsalva 动作，以防止在抗阻训练中胸膜腔内压和血压的异常升高。在针对 PH 患者的抗阻训练指南出现之前，呼吸康复专业人员应谨慎将这类患者纳入抗阻训练中。此类患者可使用低阻力的手持重物、哑铃、踝关节沙袋和弹力带或弹力管来增加上、下半身力量。

　　与传统的有氧运动相比，患者进行抗阻训练时可能对心血管系统的监测需求较低。虽然 COPD 患者在上、下肢抗阻运动训练中的做功比同龄健康人群更接近其 $peakVO_2$[126]，但抗阻训练通常比有氧训练对心肺功能需求低[127]，需要的 VO_2 水平和每分通气量较低，因此较少引起呼吸困难[123]。

　　对容易出现反应性高血压或低血压的患者，呼吸康复专业人员应定期测量其血压，即使在抗阻训练时也需如此。如果运动中可以测量血压，则可结合测量 HR 来确定心率血压乘积（心率血压双乘积），可以保证患者的安全性并优化抗阻训练运动处方。通过连续 ECG 远程监测，医师可监测抗阻训练期间的心律失常和 ECG 不良变化。

　　部分患者在抗阻测试和训练期间需要进行一对一的指导和监督，具体取决于他们的风险水平和衰弱程度。应给予每位患者适宜的训练指导，并由呼吸康复专业人员示范。测试和训练后的 12 ～ 24 小时出现轻度肌肉酸痛和疲劳是正常的。如果患者主诉持续或严重的肌肉酸痛或关节痛（长于 1 周），应及时通知转诊的呼吸专科医师或内科医师。在不适感消失之前，必须暂停患处

的抗阻及有氧训练。抗阻训练和测试的禁忌证包括严重骨科受限、脊柱后凸侧弯、关节炎急性发作、控制不佳的代谢性疾病、静息 $SpO_2 < 90\%$、急性疾病（如流感）、近期显著加重的呼吸困难和疲劳或患者主诉"今天呼吸困难非常严重"，需要进一步检查。

肺动脉高压的预防措施

　　PH 患者因与右心室后负荷增加相关的最大心输出量下降，导致心血管和通气功能对运动的反应受限[128-131]。PH 患者在运动过程中会遇到多种生理异常，包括减低的 $peakVO_2$ 和氧脉搏及低无氧阈[130,131]。由经验丰富的专家进行评估和治疗，同时靶向药物的出现及应用于适合的患者，使得 PH 患者的症状、运动能力及健康相关生活质量都得到了改善。目前，运动训练是针对 PH 患者的 IA 类推荐[131-134]。

　　设计严谨的试验表明，与未进行训练的对照组相比，参与运动训练的 PH 患者在运动、功能和生活质量方面都获得改善，基于运动的康复治疗可提高临床相关运动能力[135,136]。循证指南推荐应由 PH 专家进行准确诊断、评估和管理，采取包括吸氧在内的辅助措施，监督下的运动训练以及避免剧烈的体力活动。进行运动训练前，建议先将患者转诊至专业机构进行评估和治疗[132]。

　　虽然最初通常使用低强度、短持续时间的渐进式运动方案，但尚无针对 PH 患者的最佳运动训练和处方。间歇训练可能导致肺血流动力学快速变化和晕厥风险，因此要尽量避免。依据肺和心血管症状及 HR、血压和 SpO_2 的变化，逐渐增加运动强度和持续时间以保证达到亚极量水平[133]。通常只有患者可以有效使用合适的呼吸控制技术，且避免屏气和 Valsalva 动作时，才可进行中等强度的抗阻训练。只要患者始终坚持进行呼吸控制，且呼吸困难程度、SpO_2、HR 和血压的变化都在临床可接受范围内，同时没有晕厥[137]，则没有证据表明必须限制手臂上举超过头顶（无论是否负重）。如果患者出现胸痛、头晕、心悸、低血压、严重呼吸困难、先兆晕厥或

晕厥，建议减少或停止运动训练。训练时必须格外小心，避免静脉血管扩张剂治疗中断，以及防止服用抗凝剂的患者跌倒。

运动性低氧血症

呼吸康复运动训练期间出现低氧血症很常见，临床上非常重要[138]。运动中低氧血症的发生率尚不明确，且关于其评估和管理的指导或标准有限。一部分低氧血症患者会发展为重度运动性低氧血症（Severe Exercise-Induced Hypoxemia，SEIH）[139]。SEIH 定义为需要大于 6L/min 的吸氧流量来维持 $SpO_2 \geqslant 88\%$ [139]。持续低氧血症的不良后果包括肺动脉高压、肺源性心脏病、心功能障碍、心律失常、红细胞增多、认知功能异常、自理能力减低和死亡率的升高[139]。低氧血症可以通过辅助氧气治疗来提高氧合。COPD 患者的一个潜在问题是低氧呼吸驱动抑制，导致低通气和二氧化碳潴留。二氧化碳潴留大部分不是由呼吸驱动抑制引起，而是因通气 / 灌注不均导致[140-142]。临床上稳定的 COPD 患者，尤其是在使用低流量氧疗时发生严重或不稳定高碳酸血症的风险通常较低。但有些患者在使用高流量氧疗时，有时会出现严重的呼吸驱动抑制[142]。

对于 SEIH，应基于一种全面系统的方法来确定根本原因，并制订和使用合适的管理策略。如果患者的 HR、症状和血压稳定，只要控制了低氧血症且患者临床上主客观反馈稳定、可耐受运动，那么患者就可以在呼吸康复时进行逐步、渐进性、监督下的运动训练。

运动中的低氧血症产生原因可能是多因素的，包括通气 / 灌注不均、弥散功能障碍、右向左分流或肺泡低通气。COPD 患者的低氧血症通常是由于通气 / 灌注（V/Q）不均引起的[143]。弥散障碍是一个潜在病因，尤其是在进行较高强度运动时[144]。与弥散功能受损相比，右向左分流引起的低氧血症通常不能得到良好控制，这可能也是辅助氧气治疗对其效果有限的原因。随着分流量的增加，由于分流的血液绕过了将氧气带入循环的肺泡，即使 100% 给氧也无法纠正低氧血

症[145-147]。过度镇静所致的通气驱动抑制引起的低氧血症在呼吸康复中很少见，通常伴有高碳酸血症和低 pH 值。慢性呼吸衰竭的特点是高碳酸血症、pH 值接近正常和碳酸氢盐升高。到高海拔地区或处于疾病加重期时，低氧血症通常会加重。

低氧血症的评估至少应包括病史和体格检查、休息和运动中的脉搏血氧饱和度监测、症状和生命体征的评估。重度低氧血症的评估还应包括动脉血气分析和肺功能。

运动中的低氧血症

慢性呼吸系统疾病时，维持正常动脉血氧的能力通常会受损，特别是运动中氧输送能力下降。运动中肌肉对氧气的需求量与运动量成正比[138]。较高的心肺需求会导致复杂的生理反应及运动中的功能障碍或衰竭[147]。

运动中低氧血症的管理

辅助氧气可提高动脉血氧水平，还可减少颈动脉体刺激（减少肺通气、呼吸肌做功和减轻呼吸困难）和减轻肺血管收缩（改善心输出量下降）。氧疗在呼吸康复中可提高短期和长期运动训练的有效性，有以下原因：减轻呼吸困难、降低低氧呼吸驱动、减轻过度通气及延迟酸中毒。移动供氧能增加低氧血症患者的活动能力、依从性、运动耐量和独立性。呼吸康复医师需选择合适的供氧设备、给氧方式和氧流量，并与医疗团队和转诊医师针对这些建议进行沟通。患者使用便携式氧疗装置时，在休息、活动和训练期间进行评估。由于没有设备或缺少医疗设备公司的服务而导致患者在休息和活动时无法获得合适的氧疗，应联系其主管医师和保险机构解决这些问题。

制订运动性低氧血症的氧疗处方

全面评估应包括运动测试时低氧血症和氧需求的评估。虽然 6MWT 或其他运动测试能检测出运动相关的严重低氧血症，但为确定患者正常步频、"有目的的运动"和其他日常生活活动时的

低氧血症和氧需求程度仍需进行单独的评估和滴定。还应在患者使用移动氧源时进行评估。夜间是否需要给氧要基于转诊医师的临床判断进行单独评估。所有关于低氧血症和吸氧浓度滴定测试的结果均需及时与转诊医师进行沟通。大多数指南推荐将吸氧浓度滴定至 $SpO_2 \geq 88\% \sim 93\%$ 水平。在一项在社区进行的关于 SEIH 治疗的小型研究中，给予了患者多种类型的鼻导管给氧，氧流量为 $7 \sim 15L/min$ 和（或）通过面罩给氧，浓度接近 100%[139]。在呼吸康复中有多种供氧方式满足该人群运动中的氧气需求，包括鼻导管、储氧鼻导管（oxymizer cannula and pendant）、无重复呼吸（Non-Rebreathing，NRB）面罩、开口式氧气面罩（oxymask）、文丘里面罩、气管内氧疗等。

住院医师对各种高流量氧疗有丰富的经验，包括 NRB 面罩和加温、加湿、高流量氧疗。由于这些给氧方式缺乏舒适性和运动过程中的便携性，限制了其在门诊患者中的应用。这些方式在运动中的使用、安全性和有效性仍需进一步研究。

氧气监测、滴定与运动训练

已证实存在低氧血症的 COPD 患者，长期氧疗使休息、睡眠和活动时 SpO_2 水平 $\geq 88\% \sim 90\%$，能够提高生存率、增强运动表现、改善睡眠和提升认知功能[1,2,16]。对于那些使用高氧流量也不能维持氧饱和度的患者，在恢复运动之前需要进一步评估和治疗。目前尚无针对 SEIH 患者的最佳运动训练策略[139]。应根据生理表现采取渐进运动训练，如脉搏血氧仪测得的达标的 SpO_2、症状水平（包括呼吸困难和疲劳）、稳定的心率和血压及 6MWT 或 CPET 结果。如果可行，应考虑在患者呼吸康复计划中的首次运动时进行远程监测，并对严重 PH 或心脏异常患者进行持续的远程监测。有严重心律失常的患者在进行运动前需进行医学评估和必要的治疗。严重 PH 患者应避免进行间歇训练，因可能有肺血流动力学快速变化和发生晕厥的风险。如果出现辅助供氧也难以纠正的低氧血症、严重心动过速、

心律失常、重度呼吸困难、低血压、重度高血压、头晕或胸痛，应立即终止运动。呼吸科医师、基层医疗人员和其他相关医疗顾问应对患者的慢性呼吸系统疾病和合并症进行持续评估和管理。

建议在运动初期以低强度运动训练开始，并在呼吸困难、SpO_2、HR、血压和主观症状评估后进行。指南支持在保持临床稳定性基础上安全地增加运动强度。制订运动处方和居家运动计划时，应告知患者终止运动训练的指征和需要向医师报告的症状。关于 SEIH 患者进行间歇运动训练的安全性和有效性需要进一步的研究。

居家运动注意事项

对参加正式呼吸康复计划的患者，应为其提供居家运动处方，以延续正在进行的运动训练。对任何患者都应根据其在院呼吸康复计划时的表现和效果制订个体化的居家康复。有氧运动、肌肉力量训练、ROM 训练及针对特定患者的吸气肌训练都应包括在居家运动计划中。为患者开具可独立完成的运动处方时，必须考虑其接下来的运动环境，以提高依从性。例如，患者没有负重训练器械，应向其推荐一些易进行的力量训练，如弹力带、轻型哑铃及手和腕沙袋。居家运动处方应能延续呼吸康复计划中的活动表现，以使患者对自己的个体化独立居家训练计划充满信心。

参加监督下的维持运动计划可提升患者的短期和长期运动依从性、提高患者和团体支持、促进心肺症状和体征的临床监测，并且有助于训练的连续进行和加强自我管理。

居家呼吸康复

虽然呼吸康复通常需要在可提供监督的门诊或住院环境下进行，但越来越多的证据表明，居家运动训练也有效[148-150]。居家运动训练主要是鼓励患者运动及改变生活方式，以促进健康和功能状况的改善。尽管居家呼吸康复在便捷性、经济性和可及性方面具有优势，但仍存在一些潜在问题。这些潜在问题和局限性包括安全性、责任性、监督职责、结局评估、保险范围严重不足或

缺乏、有限的团体支持，以及缺少广泛适用于居家环境的且完善的循证指南和有效性同样强的证据基础。对临床异常情况持续且直接的临床监督、监测和管理，在居家环境中是不可能达到的。居家呼吸康复的技术系统支持尚在起步阶段，还没有进行过广泛测试。老年患者，特别是那些不太富裕和功能障碍程度较高的患者，可能在身体和心理上都无法使用电子医疗[151]。

技术支持的居家呼吸康复

确保有技术支持的居家呼吸康复有效性的关键原则包括临床疗效和安全性评估。治疗目标包括提高功能、增强患者独立性、加强症状控制和提高生活质量。无监督的运动关键是要提升运动安全性。有技术支持的居家呼吸康复是否可以降低医疗使用和呼吸系统疾病患者的死亡率，还需进一步的研究[152-154]。关键点包括以下几个方面。

- 评估静息和运动时的氧饱和度下降，以及居家呼吸康复前的氧滴定。
- 培训和反馈演示正确使用吸入药物和在合适时机使用分泌物清除装置。
- 居家呼吸康复的保险报销范围或患者费用。
- 提供患者支持以强化新的行为。

与传统的呼吸康复计划一样，患者在开始居家康复计划前，必须接受完整的病史采集、体格检查和症状评估，还应与医师商榷慢性呼吸系统疾病及合并症的最佳控制和管理策略。预评估包括功能评估，通常使用 6MWT、往返步行测试（耐力或增量）或 CPET[1,16,29,35]。无法独立步行 50 英尺（约 15 米）或无法在其日常所用助行器辅助下步行 50 英尺（约 15 米）的患者应转介物理治疗以改善功能，或转介有监督的住院或门诊呼吸康复治疗。患者应在 1 年内进行过心电图检查。有心电图异常、心血管症状或心血管疾病控制不佳的患者在开始居家运动计划前，应到心血管疾病专家门诊进行进一步检查、治疗和排除。有严重 ECG 或超声心动图异常或 NYHA（New York Heart Association）分级Ⅲ～Ⅳ级的充血性心力衰竭患者需进行密切监督和监测，这在居家环境中无法做到。

居家运动处方

指南缺乏关于居家运动方面的内容。以下为轻至中度慢性呼吸系统疾病稳定期患者提供了居家运动的一般准则。

呼吸困难控制和症状管理

应对患者进行呼吸困难控制策略的培训，包括缩唇呼吸、三脚架姿势、间歇性休息、使用电风扇、开窗和在购物中心或大型商店中行走时靠在购物车上或使用助步车或带轮助行器（避免客流高峰）。将注意力从呼吸困难上转移的方法包括听音乐、看电视、游览景点及与亲友一起运动。

中度呼吸困难和疲劳是运动时的常见症状，尤其是在训练的最初几周。使用 10 分制呼吸困难量表或疲劳量表，如果症状增加到 6 ～ 10 分，建议患者放慢速度或休息直至恢复至基线水平，然后以较慢的速度恢复步行或活动。如果进行呼吸控制后呼吸困难加重或未缓解，应嘱患者立即联系他们的医师或寻求急诊医疗。

辅助运动措施

可辅助运动的工具包括可改善平衡、增加距离、缓解呼吸困难和疲劳的助步车[155]，还有北欧式健步走或徒步（nordic walking or trekking）[156]。如果愿意，患者还可使用普通的助行器。

在进行居家运动前，应评估患者静息或运动性低氧血症，以便制订氧疗处方和培训氧气安全使用方法。一旦制订了家庭氧疗和运动处方，医师应通过监测患者以正常步速行走 3 ～ 6 分钟时的 SpO_2、HR 和呼吸困难，以确定患者的便携式移动氧源能否在患者活动期间为其补充足够的氧气。患者应拥有一台精准的血氧仪，并接受使用方法及有关静息和运动中 SpO_2 目标的培训[157]。如果需要高氧流量，应考虑使用储氧鼻导管以降低持续氧疗的流量需求。这些设备需要持续不断的氧气供应才能有效使用。重度运动性低氧血症患者应转介至门诊或住院进行呼吸康复。

短效和长效支气管扩张剂对改善阻塞性肺疾病患者的呼吸困难和过度通气起关键作用[158]。

医师应确定是否在运动前使用短效支气管扩张剂，如单独使用沙丁胺醇，或联合异丙托溴铵定量吸入器或喷雾器。患者应接受培训，并在规律随访评估时演示其可正确使用吸入器。

应培训患者做好异常症状的自我监测和异常情况的正确处理和报告。患者应有呼救方案，可以是在场亲友或使用移动电话。关于何时终止运动训练见图 3.16。

- 气促、疲劳或无力超出正常程度且不能通过休息或常规方法改善（例如氧气、急救用吸入器或雾化器、三脚架姿势等）
- 胸痛或胸闷
- 心脏触诊，发现心率过慢或过快
- 无法改善的肌肉疼痛
- 感觉头晕或眩晕
- 下肢疼痛、无力或痉挛
- 训练时出汗比平时多

图 3.16　何时终止运动并寻求帮助

注：经许可引自 C. Garvey et al., "Moving Pulmonary Rehabilitation Into the Home," Journal of Cardiopulmonary Rehabilita¬tion Prevention 38, no. 1（2018）：1.

自我管理

自我管理是呼吸康复中的重要内容，必须作为居家呼吸康复的一部分进行说明。自我管理的重点已经从正式的、说教式的管理转变为注重协作式自我管理、行为改变和适应[159]。自我管理包括目标设定、问题解决、决策制订和根据预定的行动计划采取行动[160,161]。目前居家自我管理培训的特定模式还很少，并且没有都得到很好的评估。图 3.17 为呼吸康复的一部分自我管理培训重点。影响自我管理的因素包括焦虑、疾病感知、BMI、年龄、COPD 的 GOLD 分级和合并症[161-165]。

- 正常呼吸系统解剖和生理
- 慢性呼吸系统疾病病理生理
- 与医疗人员沟通
- 医学检查的解释说明
- 呼吸策略
- 气道廓清技术
- 药物作用和原理，包括氧疗
- 呼吸装置的有效使用
- 运动和体力活动的益处
- 日常生活中的能量节省技术
- 健康食物的摄入
- 避免刺激物
- 急性加重的早期识别和治疗
- 休闲活动
- 慢性呼吸系统疾病的应对

图 3.17　自我管理教育要点

注：经许可引自 American Thoracic Society. Copy-right © 2018 American Thoracic Society. M.A. Spruit et al., 2013, "An Official American Thoracic Society/European Respiratory Statement: Key Concepts and Advances in Pulmonary Rehabilitation," American Journal of Respiratory Critical Care Medicine 188:13–64. The American Journal of Respiratory and Critical Care Medicine is an official journal of the American Thoracic Society.

结局评估

居家运动计划至少包括呼吸困难和体力活动的评估。追踪和报告系统含有患者的静息和运动 HR、SpO_2、使用精确的运动跟踪器进行活动追踪及氧疗患者的氧流量。对于步行缓慢的患者，可以记录步行时间或距离。运动前后的测试应包括功能能力评估，如 6MWT 或往返步行测试、健康相关生活质量及心理状况（如抑郁和可能的焦虑症状）。应指定一名医师负责追踪结果和处理居家运动中的异常情况[159]。

急救程序

呼吸康复运动区和患者训练区必须有合适的急救程序和随时可立即获得并能正确使用的急救用品 [1,16]。所有工作人员都应定期演练，以使自己有能力应对这些紧急状况。急救设备至少包括可在患者复苏时和转运设备上使用的氧源、复苏面罩、急救用品、支气管扩张剂、除颤器（临床除颤器或自动体外除颤器）（图 3.18）。此外，所有工作人员至少有医疗人员基础生命支持的最低级别认证。呼吸康复工作人员应熟练掌握恐慌和呼吸困难控制技术。

- 房间内的电话
- 血压计
- 听诊器
- 脉搏血氧仪
- 临床除颤器或自动体外除颤器（AED）
- 转运设备上的氧源
- 复苏面罩如 Ambu bag
- 急救用品

如果允许：
- 配备齐全的急救推车，配有急救药品，包括支气管扩张剂 *
- 静脉输液杆 *

图 3.18　呼吸康复的急救设备

注：* 有设备、药物和物品的持续使用和培训体系。

对于急性呼吸困难患者，建议采取以下干预措施。
- 监测 SpO_2。
- 通过 HR、血压和 ECG（如果有）评估心血管状况。
- 终止活动并采取舒适的呼吸姿势。
- 鼓励患者使用缩唇呼吸和放松技术。
- 辅助供氧（如有指征）。
- 使用速效支气管扩张剂（如有指征）。

如患者在应用以上急救措施后病情仍继续恶化，则应立即召集监督医师、应急小组或复苏（code blue）小组。

评估与治疗阶段记录

对患者的首次和持续呼吸康复评估和再评估，经验丰富的呼吸康复专业人员应根据其特定的专业领域对每位患者进行独立评估。例如，呼吸治疗师评价患者对定量吸入器（Metered Dose Inhaler，MDI）和分泌物清除装置（适当时）的使用，而物理治疗师或临床运动生理专家应评估患者功能性移动能力。对医师进行岗位轮换培训是适当且合理的，以进一步增强临床团队能力和康复干预能力。在评估中，医师应确定患者存在的问题，设定目标以解决这些问题，并制订针对既定目标的治疗计划。总的来说，患者的首次评估应包括以下内容：呼吸系统和非呼吸系统疾病病史；合并症和临床表现；对肺功能检查、动脉血气分析（如果有）和其他相关诊断检查的回顾；既往史；目前用药和氧流量（如果使用）；基线功能水平；社会心理状态；ADL 和移动功能障碍及患者的康复潜力。

治疗阶段记录应包括时间和日期，运动频率、强度、时间和方式，患者教育，患者对治疗的反应，患者进度以及继续进行干预的原因，这点非常重要。治疗开始时、每 30 天及出院时，与监督医师合作对患者的问题或不足以及上述信息进行汇总，并记录在个体化治疗计划中。

小结

运动训练计划的重要性无论怎样强调都不为过。然而在确定安全的运动计划前，需要对患者进行全面评估，以评价患者的运动耐量、制订合适的运动训练处方、检测运动性低氧血症或支气管痉挛和限制运动的隐性心脏或呼吸系统和非呼吸系统疾病。运动训练的益处是有据可循的，包括改善有氧运动能力、缓解呼吸困难、提高体能、增加肌肉力量和耐力、提高生活质量。有些领域在呼吸康复中的有效性和应用需进一步研究，这些领域包括运动中的附加或辅助措施[166]、居家或社区呼吸康复[159]和高流量氧疗设备的使用[139]。

第4章

协作式自我管理与患者教育

Gerene Bauldoff, PhD, RN, MAACVPR

The Ohio State University College of Nursing

Jane Knipper, RN, MA, AE-C, MAACVPR

University of Iowa Hospital and Clinics

Debbie Koehl, MS, RRT-NPS, AE-C, FAARC

Indiana University Health Methodist Hospital

专家意见和系统综述都表明，教育在呼吸康复计划的各个环节都起着重要作用 [1-7]。正如第2章中所讨论的，个体化教育计划是基于患者、家属或者照护人员对教育的不同需求制订的。传统的呼吸康复教育是由医疗人员一对一或通过小组讲座的形式进行的，其内容重点是针对疾病的，而不是针对每名患者自身特点的。实践证明，这种教育方式的整体有效性较低 [2]。因此，目前建议采用协作式自我管理模式，而不是传统的说教模式。这种模式有利于自我学习，丰富相关医学常识，加强康复技能的掌握并提高自我效能 [2]。而传统的说教模式教育不仅不利于健康行为的养成，而且不利于控制病情发展。自我管理训练通过教授可提高自我效能的个体化问题解决技能来改变患者行为。自我效能是指患者通过改变行为模式建立达到设定目标的信心。自我管理模式仍在不断创新和持续发展中 [2-5]。协作式自我管理模式对患者和照护人员都有益处，使患者成为管理自身慢性呼吸系统疾病的积极参与者。患者有能力去评估疾病进展情况和存在的问题，进而设定康复目标，找到解决方案 [4,5]。在加强医患沟通的基础上加入患者自我管理培训的策略可以提高患者对治疗的依从性 [7-9]，减少医疗使用，降低住院率及再住院率 [7]。自我管理策略最大的益处就是提高患者依从性 [2]。

制订个体化自我管理计划

自我管理计划的制订必须个体化，针对每名患者不同的需求和关注点、诊断、疾病严重程度和合并症进行。自我管理培训可以一对一或小组形式进行，但内容必须满足每名患者的个体需求。此外，干预措施必须随患者的动机而调整 [2]。

自我管理培训应包括以下几个重要内容。

• 提倡积极主动的学习，而不是被动的参与（如推荐用小组讨论的形式替代讲座形式）。

• 采用多种展示方式，如图像、声音、模型和演示，在反馈演示时可以让患者主动参与（看、听、做）。

• 评估患者和家属的理解能力及技能掌握程

度（如教学反馈、直接提问和观察）。

- 注重重复和强化。

- 提供书面资料加强记忆，并与家属和照护人员分享。

- 鼓励参与者互动（小组成员和呼吸康复专业人员）。

- 充分利用教育时机（如讨论如何预防急性加重以及出院后何时需要因急性加重联系医师）。

实施自我管理培训

最有效的自我管理干预的形式和内容尚未标准化，目前仍在研究中。然而，目标是明确的，即通过帮助患者掌握专业知识、建立自信心、提高能力进行自我疾病管理，从而实现行为改变。患者通过培训提高能力可达到：

- 进行促进健康、预防不良结局的活动。

- 与医疗人员进行有效互动。

- 提高对治疗方案的依从性。

- 身体和精神状况的自我监测，确定恰当的自我管理方案。

多学科团队内受过专业培训的人员或专业领域专家需在培训中传授专业知识。有许多优秀资源可用于教学，如受到美国版权保护的COPD评估测试，这个测试由COPD基金会收录（详见第7章），在 www.copdfoundation.org 网站进行免费注册后就可使用。

根据患者的个人需求，图4.1列出的教育主题可纳入自我管理培训计划中。教育内容应纳入个体化治疗计划中，不是按照重要性顺序列出的，而是按照信息提供的先后顺序列出的（详见第10章）。

---

1. 正常呼吸系统解剖和生理
2. 慢性呼吸系统疾病病理生理学

  a.COPD

    i. 慢性支气管炎

    ii. 肺气肿

  b. 支气管哮喘

  c. 支气管扩张

  d. 限制性肺部疾病

  e. 肺纤维化

  f. 肺动脉高压

  g. 囊性纤维化

  h. 其他

3. 医学检查的解释说明

  a. 肺量计

  b. 肺容量测定

  c. 睡眠监测仪

  d. 脉搏血氧仪

    i. 静息时

    ii. 活动时

    iii. 夜间睡眠时

  e. 动脉血气分析

  f. 其他

4. 呼吸策略

  a. 缩唇呼吸

  b. 主动呼气

5. 气道廓清

  a. 咳嗽技巧、辅助咳嗽

  b. 体位引流、叩击、振动

    i. 传统手法

    ii. 振动背心

  c. 呼气正压

    i. 振荡

    ii. 无振荡

  d. 自主引流

6. 药物治疗

  a. 氧疗

    i. 适应证

    ii. 供氧设备

  b. 支气管扩张剂

    i. 吸入

图4.1 （个体化）教育主题

ii. 口服

　c. 类固醇激素

　　i. 吸入

　　ii. 口服

　d. 正确的吸入药物技术

　　i. 定量吸入器

　　ii. 干粉吸入器

　　iii. 储雾瓶的使用

　　iv. 雾化器

　e. 抗生素

　　i. 预防性使用大环内酯类药物

　　ii. 开具抗感染治疗的处方

　f. 化痰药

　g. 镇咳药

　h. 其他

7. 呼吸装置

　a. 定量和干粉吸入器

　b. 压缩雾化器

　c. 峰流速仪

　d. 供氧系统（氧气浓缩器、液态氧、压缩空气、脉冲式）

　e. 储氧装置

　f. 气管内氧疗

　g. 吸气肌训练器

　h. 呼气正压（PEP）

　i. 睡眠评估设备（血氧仪，呼吸暂停监测仪）

　j. 持续气道正压（CPAP），双水平气道压（BiPAP）和无创机械通气（NIV）

　k. 家庭氧疗

　i. 气切护理

　m. 家庭呼吸机管理

8. 运动和保持体力活动的益处

　a. 一般原则

　　i. 有氧运动

　　ii. 力量训练

　b. 居家运动计划 / 维持运动计划

9. 日常生活活动（ADLs）

　a. 日常生活中的呼吸策略

　b. 能量节省技术

　c. 工作简化技术

10. 合理饮食

　a. 通用营养指南

　b. 减重策略

　c. 增重策略

　d. 2 型糖尿病

11. 避免刺激物

　a. 戒烟

　　i. 重要性和益处

　　ii. 技术

　　iii. 资源

　b. 二手烟的危害

　c. 避免环境和职业性刺激物

12. 急性加重的早期识别和治疗

　a. 呼吸道感染的症状与体征

　b. 何时致电您的医师

　c. 症状加重的自我管理策略

　　i. 行动计划

　d. 疫苗接种

13. 休闲活动

　a. 旅行

　　i. 辅助供氧的可及性

　　ii. 旅行计划

　b. 性生活

14. 慢性肺部疾病的应对

　a. 抑郁和焦虑

　b. 呼吸策略在恐慌控制中的应用

　c. 放松技术

　d. 应激管理

　e. 关心照护人员（如正文所述）

15. 制订预立临终医疗指示

　a. 患者 – 医师 – 家庭讨论的重要性

　b. 医疗持久授权委托书

　c. 生存意愿

　d. 住院前医疗指示

16. 姑息治疗

　a. 患者 – 照护人员的关系

　b. 临终关怀的作用和时机

图 4.1（续）

正常呼吸系统解剖与生理

对呼吸系统的正常解剖结构和生理的基本了解，是了解呼吸系统疾病的基础。非医疗专业人士很难理解呼吸系统的解剖结构，所以在学习这部分知识时，使用模型或其他教具有助于理解。

慢性呼吸系统疾病的病理生理学

专业人员向患者传授知识时，关于患者疾病病理生理学知识的内容应做个体化设计以反映其所患疾病。患者对自身呼吸系统疾病有了基本了解后，对治疗措施的依从性会更高。如传授以下两点知识。

- 将药物作用与呼吸系统生理和呼吸系统疾病症状、支气管扩张、气道肿胀相联系。
- 展示肺内氧气的转运、随不同疾病阶段的变化及对心脏的影响。

医学检查的解释说明

患者对医学检查的解释说明可能难以理解，因此应该用通俗易懂的语言去讲解。很多时候，患者从未见过他们的检查结果，也不了解结果是否正常。患者对医学检查及其结果的理解能够增加他们对治疗方案的依从性。

实例

- 患者使用支气管扩张剂后看到肺量计测定结果明显改善，会提高吸入支气管扩张剂的依从性。
- 通过回顾在睡眠或夜间氧疗时脉搏氧饱和度的结果，提高了夜间氧疗或CPAP的依从性。

呼吸策略

应该对每位呼吸康复患者进行呼吸策略的指导。患者需找到减轻症状的策略并采用该策略。缩唇呼吸和主动呼气技术（呼气时腹肌收缩）可以通过改善通气动力学和呼吸模式帮助患者控制和缓解呼吸困难，并能减轻焦虑情绪。这些呼吸策略通过降低呼吸频率来减少动态过度通气，从而防止动态气道塌陷并改善气体交换（如COPD）。还需引起重视的是并非所有患者都能从缩唇呼吸中获益，有些患者应用该技术可能会出现非同步呼吸[10]。因此，应密切观察患者应用缩唇呼吸技术的反应。由于缺乏支持证据，目前人们对腹式呼吸的关注度已降低。通过监测患者行走并使用缩唇呼吸时的血氧饱和度，可以证明缩唇呼吸在提高血氧饱和度方面的有效性。呼吸策略并不是一种"训练"，而是一种更有效利用呼吸功能的技术。这些策略不仅可以有效减轻恐慌时的呼吸困难，还可以作为减轻呼吸困难和避免恐慌的预防措施。当患者进行缩唇呼吸和主动呼气技术时，能够自我控制呼吸的感受提高了患者的自我效能。

图4.2提供了一份有关教育干预措施和结果的示例。

分泌物清除

对于那些排痰困难的患者来说，分泌物清除技术的指导是非常重要的。技术指导应从最简单的控制咳嗽开始，如果有临床指征，则应进行更复杂的技术。目前没有发现哪种技术获益更多，所以对于痰量多的患者（如支气管扩张症、CF），建议指导他们使用最容易的技术。在清除分泌物前，应先着重雾化吸入支气管扩张剂，然后根据需要，吸入类固醇激素和抗生素。分泌物清除技术指导应该做反馈演示以提高有效性。如果在训练时需要辅助供氧，那么在使用分泌物清除技术时也应使用。无需住院时，坚持使用分泌物清除技术对自我管理和增强自我效能很重要。对于呼吸康复专业人员，重要的不仅是能够教会患者咳嗽技术，还应了解利于分泌物清除的各种装置，包括呼气正压（PEP）装置、振荡装置和高频胸壁振荡装置（"背心"）。另外，应告知患者补水和使用祛痰剂（如需要）的重要性。

药物治疗

呼吸康复对于评估患者静息和活动时的氧气需求以及确定哪种供氧系统最能满足患者需求来说是一个很好的机会。虽然主诊医师或转诊医师负责确定药物治疗方案，但负责培训患者正确使用呼吸系统疾病药物（包括氧疗）的是呼吸康复

患者姓名：_____

缩唇呼吸和主动呼气（PLB/AE）

	干预	目标	评估	结果
第一节	回顾正常呼吸系统的解剖和生理。讨论气道塌陷和动态过度通气的后果。提供书面材料方便复习	了解气道塌陷的影响	文字描述	达标_____ 未达标_____ 日期_____ 注释： _____ _____ 签名： _____
第二节	口述并演示缩唇呼吸和主动呼气。提供书面材料方便复习	正确应用缩唇呼吸和主动呼气	反馈演示缩唇呼吸和主动呼气	达标_____ 未达标_____ 日期_____ 注释： _____ _____ 签名： _____
第三节	口述并演示缩唇呼吸和主动呼气在日常生活活动（ADLs）中的应用（提供书面材料方便复习）	在 ADLs 中能够正确应用缩唇呼吸和主动呼气	在 ADLs 中反馈尝示缩唇呼吸和主动呼气	达标_____ 未达标_____ 日期_____ 注释： _____ _____ 签名： _____
第四节	口述并演示缩唇呼吸和主动呼气以控制恐慌情绪。提供书面材料方便复习	正确应用缩唇呼吸和主动呼气以控制恐慌情绪	反馈演示缩唇呼吸和主动呼气以控制恐慌情绪	达标_____ 未达标_____ 日期_____ 注释： _____ _____ 签名： _____

图 4.2　自我管理教育示例

人员。患者需要知道使用药物能治疗什么和不能治疗什么，如对患者简单解释氧疗可纠正低氧血症，但单独进行氧疗无法缓解呼吸急促，这样做可以改善患者对氧疗的依从性。

个体化用药教育包括日常处方药剂量、服药次数、副作用、适应证、禁忌证和潜在的药物间相互作用。尽管呼吸康复用药教育的重点是呼吸系统疾病用药，但对所有的药物使用进行教育会对临床有益并提高患者依从性。患者需认识到列一个所用药物表很重要，包括补充药物、替代药物和非处方药物，并能告知其医疗人员正在服用哪些药物，这可以减少有害药物相互作用和重复用药的发生。药物指导应包括反馈演示如何正确使用吸入装置并正确清洗。如果患者动作不协调和吸入不顺畅，建议使用带有储雾瓶的 MDI。对正确使用药物的深刻理解，可以提高患者的自我管理水平。

市场上有多种不同的吸入装置，如雾化器、MDI、干粉吸入器（Dry Powder Inhaler，DPI）及带有内置储雾瓶的 MDI。呼吸康复专业人员要确保患者正确使用这些吸入装置，并按正确的给药顺序使用，这是至关重要的。许多患者不了解，吸入器并不仅仅只是个"吸入器"，了解 SABA 和 LABA 的区别与了解急救药物和控制药物的区别同样重要。呼吸康复专业人员有责任及时了解目前最新的给药装置。

呼吸装置

慢性呼吸系统疾病患者经常使用各类呼吸治疗装置，具体根据患者的疾病和个体需求决定。为了确保患者正确使用治疗装置并遵守医嘱，需要进行强化和额外的教育与培训。关于正确使用装置，首先应要求患者将他们从各种医疗场所获得的"小装置"和"小玩意"都带来。每个装置的使用指导应包括装置的正确使用方法、适应证、禁忌证及正确清洗方法。

运动训练与坚持体力活动的益处

运动训练和坚持体力活动对慢性呼吸系统疾病患者的益处已得到充分证实（详见第 3 章）。要向患者强调坚持个体化运动训练计划和参与日常生活活动的重要性。在完成呼吸康复之前应为每位患者制订个体化家庭运动训练计划，从而促进他们持续依从并坚持体力活动。运动日志或日记可能对患者自行记录家庭运动训练和体力活动很有用。应强调终身运动训练的益处，并鼓励患者除了坚持体力活动之外，还应继续坚持运动训练计划。

日常生活活动（ADLs）

对于慢性呼吸系统疾病患者，能独立进行日常生活活动是其首要目标。将呼吸策略应用于 ADLs 中，并使用能量节省技术和工作简化技术，可以增加患者自信心、改善呼吸功能，使其能够参与多种 ADLs。进行 ADLs 时，反馈演示是十分必要的。有信心在康复场所进行活动的患者，更容易尝试在康复场所以外的环境中活动。这种自信是提高自我效能和自我管理能力改善的表现。

合理饮食

通用营养原则适用于所有慢性呼吸系统疾病患者（详见第 2 章）。呼吸系统疾病患者可能会出现各种体重变化，从严重的营养消耗到病理性肥胖都可能发生。应就患者营养异常的原因对患者进行教育指导，例如呼吸耗能的增加会导致体重减轻，静坐少动的生活方式或口服皮质类固醇激素会导致体重增加，也会增加患 2 型糖尿病和骨质疏松症的风险。根据首次评估和随访评估确定的指导建议会更符合患者的个体需求。在一些情况下推荐患者进行强化营养咨询应是有益的。

避免刺激物

减少呼吸系统疾病进展的主要干预措施是避免吸入刺激物。患者必须学会避免所有环境和职业性刺激物，尤其是一手烟和二手烟。现时吸烟者和既往吸烟者都可从有关戒烟和避免复吸的宣教信息中获益。可在网上获得许多很好的戒烟资源。

急性加重的早期识别与治疗

呼吸康复过程中应强调教育急性加重的早期识别和治疗的重要性。患者与医疗人员之间的开放式沟通与合作对于急性加重的早期治疗至关重要。教育患者早期识别急性加重并立即开始治疗的策略，可能会降低疾病的严重程度和减少并发症，并降低住院率。使用 COPD 行动计划（图4.3）是提高协作式自我管理非常好的策略，可以简明地指导患者在症状加重时与其医疗人员联系；如果患者自我管理的水平较高，行动计划中可以给予特定药物和剂量推荐。进行急性加重教育指导还应包括是否适合接种流感和肺炎疫苗，以及勤洗手和在咳嗽时掩口的重要性。

姓名：_____　　日期：_____

医疗人员：_____　　电话：_____

药房：_____　　电话：_____

绿色提示

我的痰液是透明／白色／平时的颜色，并且很容易咳出。

我的呼吸和平时一样。

我日常活动不受影响，包括体育运动。

我思维清晰。

我食欲佳。

我睡眠佳。

规律服药，包括吸氧（如果您的医疗人员要求过）。

戒烟、远离二手烟、避免吸入其他刺激物。

黄色提示

我的痰液发生了变化（颜色、黏稠度及痰量）。

我的呼吸困难较平时加重了。

我的咳嗽、气喘较平时加重了。

我的体重增加，且下肢水肿。

我进行日常活动或体育运动时，必须停下来休息。

我睡眠不好，症状使我易醒。

我食欲差。

我现在使用急救吸入器和雾化器更加频繁。

继续服用您的日常药物。

致电您的医疗人员。

您可能会被告知需要开始服用抗生素和泼尼松。

确保可联系上您的药房。

红色提示

我的痰液黏稠不易咳出，痰液颜色出现改变，有血。

我呼吸短促，甚至平静休息时也有气短。

我被迫端坐呼吸

我完全不能入睡。

我无法进行日常活动或体育运动。

我一次仅能说出一两个字。

我思维不清晰，感到困倦。

我有胸痛症状。

致电您的医疗人员，因为您需要立即就医。

您可能会被要求立即来医院、到急诊科就诊或者拨打 120。

图 4.3　COPD 行动计划

休闲活动

许多患者进行呼吸康复的目的是有能力参加休闲活动。无法去旅行是许多患者难以面对的。旅行时如需辅助供氧，相关内容和使用信息可在网上查到。但是呼吸系统疾病患者外出旅行并不是那么简单的，患者必须学会如何制订旅行计划。COPD 基金会有很多资源可以帮助患者进行旅行准备。对于一些康复工作人员来说，讨论性问题时可能有困难，但经过充分准备、深入思考后提出这个话题，还是能够被很好接受的。医疗人员和患者可在 COPD 基金会的网站（www.copdfoundation.org）进行免费注册后获得资源。注册后，医疗人员将获得诸如瘦身参考指导（Slim Skinny Reference Guide，SSRG）之类的详细信息。

慢性呼吸系统疾病的应对

慢性呼吸系统疾病常伴有合并症，其中社会心理问题很常见（详见第 5 章）。呼吸康复时进行关于控制恐慌的小组讨论是绝佳的手段，患者会发现他们并不孤单。运动训练过程中出现呼吸困难，是向患者展示呼吸策略有效性的一个很好的教育时机，如可以减慢呼吸频率和更好地控制呼吸。还应该提供放松技术和压力管理策略，以帮助患者预防恐慌并有效应对慢性呼吸系统疾病。与呼吸策略一样，如果患者发现放松技术或压力管理策略有效，他们就会采用。呼吸康复专业人员也必须意识到照护者的负担，这一点也很重要。当某人患有慢性疾病时，家庭和社会角色通常会发生变化。呼吸康复专业人员应该及时发现照护人员出现的不知所措、压力重重和无助感等变化。协助照护人员寻求帮助和获取信息同样很重要，包括朋友、顾问、家庭医师等。

从医院到家庭的治疗过渡

呼吸康复人员是治疗过渡小组的重要成员。越来越多的证据表明，对急性期 COPD 患者，包括住院期间或住院后不久，进行呼吸康复是有益的[11]。刚入院时是发生新的急性加重的高风险时间。住院后长时间不活动已被证明会增加随后急性加重而再入院的可能性。此外，有研究表明，严重 COPD 患者自我报告的每日体力活动与其因急性加重而住院独立相关[12]。呼吸康复人员需在患者住院后尽快制订康复计划并进行呼吸康复。这可以帮助患者提高功能运动耐量和疾病自我管理能力，从而减少再入院。

临终计划

姑息治疗是协作式自我管理的一个例子，其目的是减轻痛苦并提高生活质量。呼吸康复可以为慢性呼吸系统疾病患者的姑息治疗提供一个交流机会，如临终计划的讨论和决策，这需要患者、家属和照护人员参与，而在呼吸康复环境中有利于他们之间的沟通。

姑息治疗可能会过渡到临终关怀。大多数患者认为，姑息治疗这一术语出现意味着生命的尽头隐隐可见，而临终关怀的到来意味着死亡即将到来。呼吸康复时就这些话题展开讨论可以打消患者的这些观念，因此是适宜的，并应提倡进行讨论[13]。提供一个交流机会如讨论临终治疗的选择并接受预立临终医疗指示（对医疗、生存意愿和住院前医疗指示方面的医疗授权书），患者也将更愿意与他们的家人和医师讨论自己的治疗问题。

小结

协作式自我管理培训是综合呼吸康复中的基本组成部分。自我管理培训通过实践和利用教育时机来促进学习。培训内容应该个体化，但也需对所有患者进行急性加重的早期识别和治疗培训，包括使用行动计划，正确使用药物（重点是依从性和吸入药物的方法），以及日常运动训练的重要性。培训教育时是讨论临终计划的有利时机。

第5章

社会心理评估与干预

Maria Buckley, PhD, FAACVPR

The Miriam Hospital/Brown Medical School, Providence, RI

Kent Eichenauer, PsyD, FAACVPR

Cardiopulmonary Rehabilitation Consultant, Urbana, OH

慢性呼吸系统疾病患者在疾病管理中经常出现多种社会心理问题，表现为心理痛苦、治疗依从性差、不健康的生活方式及认知功能障碍，这些问题经常同时出现并相互作用。社会心理问题可能会对生活质量和呼吸康复结局产生不利影响。呼吸康复是设计并实施结合患者社会、心理状况的个体化治疗方案，以减少患者痛苦并改善治疗效果的理想方式。多学科呼吸康复团队在显著提高患者信心和动机以实现重要且有意义的目标方面发挥了关键作用。本章首先讨论在呼吸康复中进行社会心理评估的必要性和要求；描述社会心理症状的普遍性及对功能、依从性和结局的影响；提供对心理症状、社会支持和认知障碍及生活方式进行评估的筛查工具；推荐了用以指导治疗方案的循证干预措施。总之，慢性呼吸系统疾病管理需要呼吸治疗师与社会心理专业人员合作。

社会心理功能评估

慢性呼吸系统疾病患者普遍存在社会心理问题。作为患者整体评估的组成部分，社会心理评估为每位患者的社会心理功能、认知能力以及可能影响呼吸康复依从性和治疗结果的社会因素提供了个体化评估。社会心理评估的结果已被纳入患者的个体化治疗计划中。有关呼吸康复专业人员能力的其他信息可以在 Collins 及同事发表的《临床能力指南》（*Clinical Competency Guidelines*）中获得[1]。此外，这里还列出了针对参加呼吸康复计划的患者进行社会心理评估的具体医疗保险要求。

医疗保险要求

呼吸康复项目承保条件[2]（42 CFR § 410.47）

"社会心理评估"：出具与个人康复或呼吸状况相关的心理和情感功能的书面评估报告[3]。必须符合承保条件规定的标准，包括以下两点。

（1）对患者家庭和居住状况中影响康复治疗的各方面因素进行的评估。

（2）对治疗期间患者反应和进度率进行的社会心理评估。

抑郁

约 40％的 COPD 患者出现抑郁症状[3]。据报道，疾病晚期及辅助供氧的患者抑郁症发生率更高[4]。但抑郁症在 COPD 患者中并未被充分地认识和治疗[5,6]。除 COPD 外，呼吸康复还为多种呼吸系统疾病患者提供治疗。表 5.1 列出了其他呼吸系统疾病患者抑郁症的发病率。建议照护 COPD 患者的临床医师注意社会心理状况对 COPD 患者治疗及结果的影响[7]。

表 5.1 间质性肺疾病、肺动脉高压和支气管扩张症的抑郁症发病率	
呼吸系统疾病	抑郁症发病率
间质性肺疾病	23% [8]
肺动脉高压	55% [9]
支气管扩张症	20% [10]

症状

抑郁症的常见症状包括持续的抑郁情绪、快感缺乏（缺少快乐）、感觉没有价值、注意力不集中及睡眠不佳或食欲不振。患者可出现多种症状，这些症状可能符合也可能不符合精神病学的诊断标准。有关诊断标准和相关问题的更多信息可参阅《精神障碍诊断与统计手册（第 5 版）》（*Diagnostic and Statistical Manual of Mental Health Disorders, Fifth Edition*，DSM-5）[11]。尽管了解这些标准是有用的，但必须由有执照的专业人员进行精神病学的诊断。呼吸康复主要内容包括对抑郁症进行充分筛查，确定需要治疗的患者，并在必要时转诊以接受专业评估和治疗。另外，鉴于抑郁症状可能是某些医疗状况引起的，必须排除这些情况以确保适当的诊断和治疗。

对功能、依从性及结局的影响

纳入 1795 名 COPD 患者的 ECLIPSE 研究表明，抑郁症是 6MWD 差的独立预测因素[12]。在一般人群中，抑郁症患者药物治疗的依从性降低了 3 倍[13]。抑郁症会阻碍呼吸康复的进度，并导致医疗负担加重及疾病恶化[14]。Keating 和同事发现抑郁症与退出呼吸康复计划有关[15]。最近的一项研究表明，因抑郁症退出呼吸康复计划的多为女性[16]。抑郁症还与住院时间延长、死亡率升高及持续吸烟有关[17]。Fan 和同事发现，合并抑郁症的重度 COPD 患者 3 年死亡风险增加[18]。

筛查工具

可用于呼吸康复项目前、中、后抑郁筛查的工具如下。

- 单因素筛查工具：
  - 贝克抑郁自评量表第 2 版（Beck Depression Inventory-II，BDI-II）[19]；
  - 抑郁症筛查量表（Patient Health Questionnaire，PHQ-9）[20]。
- 多因素筛查工具：
  - 医院焦虑抑郁量表（Hospital Anxiety and Depression Scale，HADS）[21]；
  - 心理－社会危险因素调查（Psychosocial Risk Factor Survey，PRFS）[22]。

贝克抑郁自评量表得到了英国国家健康临床优化研究院（National Institutes for Health and Clinical Excellence）的认可，用于评估抑郁症及患者对初始治疗的反应[23]。

有关这些量表的更多详细信息，请参阅 "AACVPR Pulmonary Outcomes Resource Guide"[24]（以前称为 "Pulmonary Outcomes Toolkit"）。这些工具可作为结局指标来评估呼吸康复治疗效果。这些测试包括与自杀意念相关的项目。管理有自杀意念患者时应注意：对于承认有自杀意念的患者，急需进一步评估，并由具有资质的专业人员立即进行随访，以确保患者安全。呼吸康复工作人员必须了解并遵循已批准有关自杀意念管理的政策。其他可供查阅及考量的资源包括哥伦比亚自杀严重性等级量表（Columbia Suicide Severity Rating Scale）[25]、VA 自杀风险评估指南（VA Suicide Risk Assessment Guide）[26]和美国医疗卫生机构评审联合委员会警讯事件警报（*Joint Commission Sentinel Event Alert*）第 56 期[27]。

焦虑

焦虑在呼吸系统疾病患者中很常见，COPD患者焦虑的发病率为 36%，呼吸康复治疗患者中有 32% 表现出明显的焦虑症状[28]。COPD 人群的恐慌症发病率大约是普通人群（1.5%～3%）的10 倍[29]。表 5.2 为现有文献提供的其他呼吸系统疾病患者焦虑的发病率。

表 5.2　间质性肺疾病、肺动脉高压和支气管扩张症的焦虑发病率

呼吸系统疾病	焦虑发病率
间质性肺疾病	31%[8]
肺动脉高压	46%[9]
支气管扩张症	38%[10]

症状

DSM-5[11] 包括了几种焦虑障碍。例如，广泛性焦虑障碍表现为对多方面的严重担忧。特定恐惧症是对不愿接触的特殊经历的恐惧。如由于担心呼吸困难，患者可能避免运动。恐慌症包括周期性的恐慌发作，这是一种强烈的焦虑发作。创伤后应激障碍是一种继发于创伤事件的焦虑性障碍，表现为与该事件相关的明显恐惧。患有社交恐惧症的人担心自己会被他人评判，这可能给有氧气支持需求的患者带来困扰。有关这些疾病诊断标准的更多详细信息，请参阅 DSM-5。

与抑郁一样，在确诊之前，了解焦虑障碍的标准是很重要的。有必要对患者进行筛查，追踪患者症状并从家庭成员处获取相关信息以提供重要的临床信息。由于呼吸系统疾病患者本身就存在疲劳、呼吸困难等症状，因此在焦虑评估中很难对这些症状进行解释。考虑到焦虑和各种医疗状况之间可能存在重叠，因此必须排除这些情况，以确保对患者的症状和体征进行适当的评估和干预。

对功能、依从性及结局的影响

NETT[30] 指出，在控制了 2 组的年龄、性别、FEV$_1$、弥散量和贝克抑郁自评量表得分等因素后，焦虑评分升高组的 6MWT 结果较差。此外，焦虑是健康状况差的患者再次住院的危险因素[31]。与抑郁相同，焦虑也阻碍了呼吸康复治疗进度，并导致医疗负担加重和疾病严重程度恶化等不良结局[14]。

图 5.1 改编自 Ries[32] 首先提出的恐惧 – 呼吸困难循环。该图说明了恐惧和焦虑对呼吸困难和进而出现的体适能下降的影响。呼吸困难患者进行费力活动时，呼吸困难会自然加重，这会加重对进一步过度用力的焦虑和恐惧。这样患者会更加避免运动，进而体适能下降更明显。因此，费力活动会加重呼吸困难，强化了这一恶性循环中的焦虑、恐惧和回避。所以，可以理解为什么有部分呼吸系统疾病患者不愿参加呼吸康复或不愿参加康复项目中的运动训练。

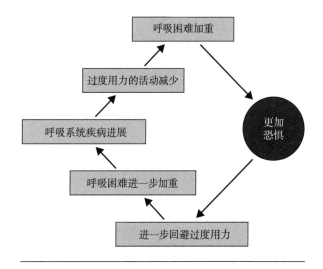

图 5.1　COPD 回避症状循环

注：基于 Ries，1990 年的研究。

筛查工具

可用于呼吸康复项目前、中、后焦虑筛查的工具包括如下。

- 单因素筛查工具：
  - 贝克焦虑量表（Beck Anxiety Inventory，BAI）[33]；
  - 7 项广泛性焦虑障碍量表（Generalized Anxiety Disorder 7-Item，GAD-7）[34]。
- 多因素筛查工具：
  - HADS[21]；
  - PRFS[22]。

有关这些量表的评估及解释，请参阅"AACVPR Pulmonary Outcomes Resource Guide"[24]。这些问卷可作为结局指标评估呼吸康复对焦虑症状的影响。

敌对

敌对一词经常用以表示愤怒（情感或情绪成分）、攻击（行为或行动成分）和敌意（态度或认知成分）。敌对可以在没有愤怒或攻击的情况下存在，包括对他人的消极态度，如玩世不恭、不信任及倾向于视他人的行为带有消极意图。遗憾的是，这往往难以觉察，因此在自我报告或粗浅观察时很难被发现。

对功能、依从性及结局的影响

虽然敌对与肺功能之间的关系证据基础有限，但有文献表明，具有较高敌对性的年轻人肺功能检查 FEV₁ 和 FVC 的结果较差[35]。此外，研究人员对 FEV₁ 和 FVC 基线相似的两组老年男性进行随访研究发现，敌对评分较高的受试者肺功能下降更明显[36]。

筛查工具

可用于呼吸康复项目前、中、后敌对筛查的工具包括如下。

- 单因素筛查工具：
  - 状态 – 特质愤怒表达量表（State Trait Anger Expression Inventory-2，STAI-2）[37]。
- 多因素筛查工具：
  - PRFS[22]。

这些问卷可作为结局指标评估呼吸康复对敌对症状的影响。

社会支持

呼吸系统疾病患者对社会支持的主观感受似乎会影响患者的整体功能。有证据表明，增强社会支持的干预措施可以改善和维持患者的整体功能[38,39]。适当关注呼吸系统疾病患者治疗中的这一方面，有助于更好定位呼吸康复项目，可以使患者在参与康复治疗期间得到更多的社会支持。

支持系统的建立

工作人员的支持对于一个康复项目的成功是很重要的，包括专业人员给予有技巧的咨询。此类服务通常需要主动倾听和危机处理技巧，也包括患者宣传和资源获取便利化。其他支持可能来自家属、朋友和其他的项目参与者。

通过教育演示及让患者参与到鼓励分享个人经验的支持小组中，可以加强呼吸康复项目中的社会支持。团体环境有助于参与者共享疾病相关信息和成功的应对技巧，还提供了情感释放和激发情感支持的渠道，因此可以在候诊区和社交活动中提供更多与患者互动的机会。为了增强患者的自我价值感，可以让他们在康复项目或其他社区活动中担任志愿者。需注意的是，有些患者在小组中表现不佳，呼吸康复人员必须尊重每位患者的隐私。

患者配偶或支持者的参与有助于促进社会支持，也可以鼓励其他对患者重要的人参与到支持小组中。在支持小组中可以观察家庭动态和人际交往能力，还可以分享信息、澄清误解、消除恐惧与担忧。康复人员应该多关注患者照护人员和配偶，因为他们自己往往很少得到支持。尤为重要的是，家庭成员如何在不加剧患者依赖性的情况下向其提供支持，并应围绕这个问题进行讨论和提高技能活动。当患者与支持者都可以适应疾病，致力于共同管理疾病，敏感察觉到对方需要、欲望和其他感受，相互理解，共同寻找管理生活的选择和资源时，这样就可以促进双方之间的合作。为了协助患者观察配偶动态和技能的提高，强烈建议社会心理干预人员直接参与患者治疗的这一方面，可直接为患者提供服务或与康复人员协作进行。此外，对于具有严重人际或家庭冲突的患者，建议将其转介至医疗社工、心理学家或其他咨询人员处进行家庭或其他关系辅导。

筛查工具

可用于呼吸康复项目前、中、后社会支持筛查的工具包括如下内容。

- 单因素筛查工具：
  - 医疗社会支持量表（MOS-Social Support Survey，MOS-SSS）[40]；
  - ENRICHD 社会支持工具（ENRICHD Social Support Instrument，ESSI）[41]。
- 多因素筛查工具：
  - PRFS[22]。

这些问卷的得分可作为结局指标评估呼吸康复项目对社会支持的影响。

性行为

慢性呼吸系统疾病患者的性领域研究有限。在一项针对 53 名 COPD 门诊患者的研究中，有76％的患者报告了勃起功能障碍，功能障碍的严重程度与肺功能相关[42]。葡萄牙最近的一项研究[43]显示，COPD 患者勃起功能障碍的发生率更高（87％）。

研究显示，与年龄和性别相匹配的对照组相比，女性患者的性行为频率有所降低。与健康对照组相比，男性的性生活质量较差。自尊会干扰男性的性体验。尽管性功能降低对生活有不良的影响，但患者仍不会与医师讨论性健康问题[44]。由于与患者讨论性健康问题时的尴尬，可能会导致医疗人员与患者这方面沟通的缺乏。呼吸康复工作人员有机会通过与愿意交流这一生活话题的患者讨论诸如时机、性交姿势、能量节省和环境因素等来提高患者的生活质量[45]。ATS/ERS 呼吸康复声明为从业者提供了有关上述讨论的实践

策略[46]。

可用于呼吸康复项目前、中、后性行为筛查的工具如下。

- 性相关的呼吸体验（The Respiratory Experiences with Sexuality Profile，RESP）[47]；
- 身体亲密接触量表（Intimate Physical Contact Scales）[48]。

物质滥用

物质滥用可通过多种方式影响呼吸系统疾病患者。酒精会增加呼吸系统疾病的急性加重发生率和死亡率[49]。酒精和药物滥用与 COPD 患者更高的全因 30 天再入院率独立相关[50,51]，有迹象表明，吸食非法药物者的再入院率明显高于吸烟者[52]。物质滥用 COPD 患者的自杀意念和自杀未遂发生率较高[53]。酗酒与 COPD 显著相关[54]，有酗酒史的 COPD 患者对药物治疗的依从性差[55]。

可用于呼吸康复项目前、中、后物质滥用筛查的工具包括以下几种。

- CAGE 饮酒问题调查问卷[56]。
- CAGE-AID[57]。
- 酒精依赖疾患识别测试（Alcohol Use Disorders Identification Test，AUDIT）[58]。

认知障碍

认知障碍在 COPD 患者中普遍存在，并可能因慢性低氧血症而变得复杂[59,60]。此外，低氧血症的程度会影响认知障碍的程度[61]。认知障碍随着 COPD 的进展而加重。另外，COPD 患者的认知功能下降速度比非 COPD 患者更快[62]。一些人认为，认知障碍是低氧血症性 COPD 的主要组成部分，而不仅是该病的合并症[63]。

认知障碍在呼吸系统疾病患者中很常见。有文献表明其患病率为 16％～ 20％[64]。但 NETT 试验发现 42％ 的 COPD 患者患有中至重度认知障碍，而对照组为 14％[65]。

抑郁和焦虑经常与呼吸系统疾病共存，这似乎也与认知功能下降有关。言语记忆障碍与合并焦虑和抑郁相关[66]，而抑郁与海马体积减少有关系，这可能与记忆困难有一定关系[67]。

对功能、依从性及结局的影响

关于呼吸康复对认知功能的影响，其结局数据不一致。已证明即使是短期的呼吸康复也可改善抑郁、言语记忆和视空间功能[68]。同样，运动锻炼可以提高执行能力，例如有目的的行为、自我控制和转移注意力的能力[69,70]。也有人提出运动训练对低氧性 COPD 的认知功能获益甚微或没有益处[63]，并且可能有必要调整和制订个体化方案，以使患者最大限度地获益和对其做呼吸康复指导。如果认知障碍导致患者判断力和信息保留能力受到损害，则在康复过程中必须有照护人员（包括其他对患者重要的人）陪伴。

Schou 等的系统回顾分析指出[71]，重度COPD 患者存在认知障碍。该分析总共收入了 15 项研究，但它们选用的神经心理学测试却不一致，这限制了从这些研究中得出结论。作者还指出，这种功能障碍的临床意义尚未确定，仍需进一步研究该问题，以更清晰地了解 COPD患者认知障碍的影响及干预的必要性。2014年，Cleutjens 团队发表了一篇评论文章[72]，指出认知障碍与日常功能之间存在关联，建议对COPD 患者进行认知评估，以提供适合患者的干预措施。

筛查工具

蒙特利尔认知评估（Montreal Cognitive Assessment，MOCA）[73]和简易精神状态检查量表（Mini-Mental Status Exam，MMSE）[74]是两种广泛使用的认知筛查工具，均需由有资质的专业人员进行培训。如果怀疑患者存在认知缺陷，则应转诊进行专门筛查。认知筛查阳性的患者，还应由可靠的社会支持人员在呼吸康复和家庭环境中监测任务表现，并考虑随访时进行神经心理学测试。尽管这种转诊过程可能比较复杂，但可以通过弥补认知缺陷来提高患者在呼吸康复中的最终成功率。

重要的是要意识到如何分析社会心理筛查的结果。如前所述，首先应使用抑郁筛查工具测试

患者对自杀意念的反应，并酌情处理。

与患者分享筛查结果有利于患者参与并降低其潜在防御心理。下面举一个例子："您对社会心理筛查工具条目的回答表明您有……的感觉。"共享结果并定义要筛查的社会心理方面后，患者会被问及："该分数看起来与您是否相符？有差距吗？"它还可以帮助患者回顾认为相符的具体条目，也有助于患者说出更多自身的社会心理情况。

大多数筛查工具提供了所筛查内容的严重性分级（轻、中、重度）。当患者筛查结果为阳性（轻度及以上）时，呼吸康复专业人员应着手做以下工作。

● 需要临床医师就社会心理因素特征及其对患者治疗的潜在影响提供专业的口头反馈。

● 需要专业人员提供纸质信息材料帮助患者获取信息。

● 需要与社会心理专业人员保持联系，必要时转诊以解决这些问题。

● 需要将阳性结果通知患者的主诊医师。

患者依从性差

COPD 患者对药物治疗和改变生活方式依从性差是很常见的。对药物治疗、规律锻炼或运动处方依从性差，继续吸烟，呼吸康复低参与率和高退出率以及自我管理减少会导致肺功能迅速恶化、增加医疗资源使用和死亡率[75]。

George 及同事[76]发现，以下情况是依从性差的独立预测因素，"我根据自己的感受调整了用药方案"和"我对我的用药有很多疑问"。呼吸康复计划可根据需要随时针对患者及其支持者的障碍做专门教育。另一项研究发现，依从性差的患者（拒绝或提前终止其呼吸康复计划的患者）对其特定疾病的社会支持水平不满意。在这项调查中，依从性差的患者并没有感到抑郁或焦虑，也没有过度通气或有过心理治疗史[77]。这项研究表明可能需要进一步与患者探讨社会支持协议，以在呼吸康复可行的范围内解决和进行干预。Oates 及同事最近的一项研究[78]表明，较低的社会经济地位、吸烟及较差的 6MWT 表现与呼

吸康复的依从性差有关。

　　显然，呼吸康复可以通过戒烟和运动行为改变进行干预。工作人员还应为资源有限的患者提供资源。

改善社会心理功能的干预

　　呼吸康复的社会心理干预分为几类，包括运动锻炼、心身干预、认知行为疗法、药物治疗、动机访谈和戒烟。除管理社会心理问题外，社会心理干预还可以改善患有心理问题的 COPD 患者的身体状况，如肺功能、呼吸困难、运动能力和疲劳 [79]。

运动

　　2017 年 GOLD 写作组认识到运动锻炼可以改善抑郁 [79]。同样，最近的荟萃分析支持规律运动的抗抑郁作用 [80]。Emery 认为改善的机制是运动可以减少促炎细胞因子 [81]。此外，即使是短期的呼吸康复治疗也能表现出抑郁、言语记忆和视空间功能的改善 [68]。运动锻炼可以提高执行功能，如有目的的行为、自我控制和转移注意力的能力 [69,70]。

心身干预

　　已经证明，正念疗法、瑜伽和放松等心身干预措施可以减轻心理痛苦 COPD 患者的焦虑和抑郁，并改善其身体状况，如肺功能、呼吸困难、运动能力和疲劳 [79]。

　　● 渐进式肌肉放松是一种结构化的放松运动，在特定肌群的拉伸和放松之间交替进行 [82]。

　　● 膈式呼吸包括有意识地使用膈肌做深呼吸。理想情况下取仰卧位，指导患者将一只手放在胸部，另一只手放在腹部。指导患者经鼻吸气，使腹部抬高而胸部不抬高。腹部肌肉收缩，并通过缩唇进行呼气。

　　● 瑜伽是一种身体定位的方法，可以运用源自东方哲学的呼吸技巧和冥想，但通常与瑜伽的基础动作分开练习，以增强身心健康。

认知行为疗法

　　认知行为疗法（Cognitive Behavioral Therapy，CBT）已被证明可有效减轻焦虑和抑郁 [79]。越来越多的证据支持这种方法改善 COPD 患者心理症状的益处 [83,84]。CBT 是一种治疗方法，其重点在于使被治疗者意识到不合理的认知，包括对自己或他人的不现实观点或期望，然后寻找方法并实践，以纠正不合理的认知 [85]。这种治疗模式还包括减轻抑郁的行为活动，如安排令人愉悦的事情，并完成能够产生掌控感的任务。为了减轻焦虑，在适当的医疗监护下可以进行以往回避的活动（如由于恐惧呼吸困难而回避运动），使患者暴露于之前的恐惧状况下，如在跑步机上行走 [86]。CBT 实践需要大量的培训，这超出了大多数呼吸康复专业人员的实践范围。

药物治疗

　　本指南提供了有关药物治疗的一般信息，但不适用于个体患者的特定用药方案，药物治疗应由患者的私人医师与患者共同制订。有多种心理药物可治疗诸如焦虑和抑郁等心理症状。迄今为止，抗抑郁药对 COPD 患者的作用尚无定论，这可能是由于方法问题所致 [79]。

　　苯二氮䓬类药物是呼吸系统疾病患者存在失眠、抑郁、焦虑和难治性呼吸困难时的一类常用精神药物 [87]，包括劳拉西泮（Ativan）、阿普唑仑（Xanax）、地西泮（Valium）和氯硝西泮（Klonopin）[88]。呼吸康复人员需要了解此类药物的副作用，如增加呼吸不良事件和跌倒风险 [87,89]。值得注意的是，一项大样本的社区老年女性研究显示，跌倒风险与抗抑郁药、苯二氮䓬类和抗惊厥药等中枢神经系统活性药物有关 [90]。

　　如前所述，若患者社会心理筛查评分升高，除了转介给社会心理专业人员外，还应告知患者的主诊医师。患者可以与其医师讨论用药是否合适。某些患者需联合使用心理治疗和精神药物。

动机性访谈

　　开始呼吸康复训练后，患者有机会接受行

为改变教育以改善其功能，如运动、节奏控制、能量节省、戒烟以及提高对辅助供氧和其他药物治疗的依从性从而改善整体功能。尽管这些改变是有益的，但对于患者来说，改变他们已经持续了好几年甚至几十年的习惯可能非常困难。患者通常认为可以从戒烟和体重管理等行为改变中获益，但却很难坚持行为方式的改变。有时，即使患者意识到不良习惯会有长期风险，但因习惯可以缓解压力，所以仍沉溺其中。他们有时会感到愤怒和失望，但却仍陷于不健康习惯的循环中。

幸运的是，动机性访谈可以帮助患者解决矛盾情绪并维持行为改变。具体而言，其有效地提高了患者对多种行为的依从性，如戒酒、体重管理、血压控制[91,92]和体力活动[93]。最近有研究探讨了动机性访谈对COPD患者的影响[94]。据Miller和Rollnick报道，动机不仅存在于个体内，也存在于患者与医疗人员之间。尊重患者及其个人价值观是动机性访谈的关键组成部分。在急性期治疗时给出建议和指导可能是适当的，但不适用于长期行为改变。如警告、批评和说服等沟通方式也不符合动机性访谈的精神。

动机性访谈的基本技巧之一是OARS——开放性问题（Open-ended questions）、肯定（Affirming）、反馈式倾听（Reflecting）和概括性小结（Summarizing）[91]。OARS语句的一些示例包括如下内容。

- 开放性问题：
  - "您想设定一个什么样的呼吸康复目标？"
  - "不使用吸入药物时，您的呼吸怎么样？"
  - "什么样的节奏对您来说有困难？"
- 肯定：
  - "您的活动节奏控制得很不错。"
  - "您愿意通过康复变得更强壮，太棒了！"
  - "自从开始康复以来，随着您所做的事情越来越多，您的努力正在获得回报。"
- 反馈式倾听：

- "听起来您好像希望呼吸变得更好，而且即使有困难您也愿意尝试控制好您的日常活动节奏。"

- 概括性小结：
  - "所以，您是说还想继续进步，然后能独立外出、照看房子和打高尔夫球。"
  - "所以，当您去公共场所时会有呼吸困难并且觉得戴着氧气设备不舒服。同时您又希望在没有压力的情况下尽可能多做事。所以为了您自己的健康，已经决定要使用氧气了，并且为了家人，您想要留在这里。"

在动机性访谈的培训中，需要相当长的时间才能从资深培训老师那里获得足够的理论知识和实践技能。像学习一门新的语言一样，学习任何技能都需要时间和反复练习。由于对其方法的原则感到困惑，Miller和Rollnick发表了一篇题为"动机性访谈不包括的10件事情"（'The 10 Things that Motivational Interviewing Is Not'）[95]，目的是阐明其方法，提高治疗的准确性，并与其他治疗方法相区别。

烟草依赖

在美国，烟草使用是导致死亡和疾病的主要可预防原因。吸烟导致每年超过480000人死亡[96, 97]，而且是COPD的主要危险因素[94]。

电子烟，也称E-cig或尼古丁电子释放系统，于2004年引入美国市场，在过去的10年中，其知名度、使用和争议不断。电子烟在设计上模仿传统香烟，由电池供电以加热液态尼古丁和其他化学物质并产生可吸入的蒸汽。人们通常认为它们比传统香烟"安全"或有助于吸烟者戒烟。但美国卫生总监（U.S.Surgeon General）总结，电子烟让使用者暴露于多种有害的化学物质，包括尼古丁、羰基化合物和挥发性有机化合物[98]。电子烟对健康的影响仍然未知，并且大量研究正在进行以确定其对健康的影响并协助制定法规。除烟草外，电子烟使用很普遍，在现时吸烟人群中占58.8%，在既往吸烟史人群中占29.8%，在无吸烟史人群中占11.4%[99]。电子烟作为戒烟辅助剂目前尚未获得FDA批准[100]。

对功能、依从性及结局的影响

尼古丁依赖性干预措施可以迅速降低与吸烟有关的疾病及其后果的风险[101]。烟草使用和依赖是慢性疾病，该人群中反复尝试戒烟和偶尔复吸的情况很普遍。在没有帮助的情况下成功长期戒烟的可能性不大，但在最佳的临床支持下会有所改善。慢性病模型强调了持续的患者教育、咨询及建议的重要性，特别是考虑到有一半的戒烟者将在戒烟第一年复吸[102]。医师在呼吸康复中激励患者戒烟并以行之有效的方法在帮助他们长期成功戒烟方面起关键作用。

吸烟会刺激神经化学通路，其与认知刺激、记忆、愉悦感、情绪控制、焦虑减轻、放松和食欲抑制相关。与环境触发因素（包括饮酒）相关的条件反应增强了吸烟的愉悦感。相反，尼古丁戒断与焦虑、躁动、易怒、注意力不集中、情绪低落、失眠、头痛、食欲增加和体重增加有关。

筛查工具

Fagerstrom 尼古丁依赖测试（Fagerstrom Test for Nicotine Dependence）[103] 包括患者的戒烟意愿、每天吸烟数量、是否在醒后 30 分钟内吸烟，以及先前的戒烟尝试，如方法、有效性和复吸触发因素。

药物治疗及行为干预

尼古丁依赖的药理学和行为管理的重点是减少戒断症状并促进有助于长期戒烟的行为。结合使用药理学和行为干预措施可增加长期戒烟成功的机会。不鼓励孕妇使用药物戒烟。患者的私人医师需要提供有关药物治疗的具体计划，以评估药物的风险和获益，便于确定患者个体化的治疗计划。

药物治疗策略　批准的针对尼古丁依赖的一线药物包括尼古丁替代、安非他酮（Zyban，Wellbutrin）和伐尼克兰（Chantix）。尼古丁替代疗法（Nicotine Replacement Therapy，NRT）可以通过贴剂、含片和咀嚼胶形式使用，无需处方，也可以使用需要处方的鼻喷剂和口腔吸入剂。NRT 通常在确定的戒烟日期开始，一般持续 2～3 个月。酸性饮料（如咖啡、果汁和软饮料）会减少口服尼古丁的吸收，因此在使用尼古丁咀嚼胶、含片和吸入剂之前 15 分钟和期间应避免饮用。应根据患者的喜好、支付能力和医疗注意事项决定使用何种药物。

- 透皮贴剂可在 24 小时内延长尼古丁释放。每天将贴剂贴在毛发少的皮肤上，并定期轮换粘贴部位以避免刺激。如出现失眠和虚幻梦境，可在睡前去除贴剂。

- 尼古丁咀嚼胶可快速缓解烟草渴求，在 20 分钟内达到血清峰值水平。咀嚼至尝到味道，然后停在脸颊和牙龈之间。

- 对于义齿或齿列较差的人，尼古丁含片可替代咀嚼胶。含片通过润湿并停留在脸颊和牙龈之间，可在 30 分钟内溶解在口腔中。

- 尼古丁吸入剂具有解决身体和情感上对尼古丁依赖的优势。

- 尼古丁鼻喷剂使尼古丁浓度迅速升高，使用后 10 分钟达到峰值浓度。

- 安非他酮可以通过增强中枢神经系统（CNS）的去甲肾上腺素和多巴胺释放来减少渴求，通常在戒烟前 1 周开始使用。

- 伐尼克兰是一种部分尼古丁受体激动剂，与尼古丁受体结合并部分刺激尼古丁受体。它既可以减少尼古丁戒断症状，又可以减少吸烟的满足感，通常在戒烟前 1 周开始使用。

患者咨询　非药物方法包括个人和小组咨询及自助材料。有效的咨询包括认知行为策略，如解决问题和增加社会支持[104]；也可以使用其他策略如自我监控，在确定的戒烟日期前逐渐减少吸烟及避免复吸。咨询可以帮助患者解决戒烟障碍，并使用社会支持以成功戒烟。咨询时间或咨询次数与戒烟成功率之间存在剂量反应关系。咨询时间达到 300 分钟或 8 个疗程会增加吸烟者戒烟并保持的可能性[105]。动机性访谈可以帮助患者解决戒烟过程中的矛盾情绪，为患者提供替代方法和选择来控制烟瘾，如分散注意力、深呼吸、推迟吸烟、重新考虑吸烟需求及给支持者打电话，也可以拨打免费咨询电话如美国国家戒烟

药物治疗的特殊注意事项

对于任何药物，在确定适当的治疗计划时，必须认真权衡医师和患者之间的风险与获益。值得注意的是，在使用伐尼克兰和安非他酮时，如果患者出现躁动、敌对、抑郁情绪，思维或行为方式变化时，应立即停止使用药物并与医疗人员联系。如果患者有自杀意念或自杀行为，则患者必须致电120紧急治疗或去当地医院急诊科。

热线（1-800-QUIT-NOW）。鼓励那些担心尼古丁饥饿感增加的人使用口腔代用品代替香烟，如口香糖、肉桂棒、无糖硬糖、牙签、水和低热量饮料等。散步、沐浴或令人愉悦的活动可能会改善易激惹症状。可以使用短期和长期奖励措施鼓励患者巩固戒烟成果。

戒烟的关键因素包括患者的戒烟意愿及戒烟的技巧和帮助。AHCPR指南[105]为医疗人员提供了一个框架，以帮助患者针对以下5方面进行戒烟。

1. 询问（Ask）：在每次访问时记录所有吸烟者。

2. 建议（Advise）：以明确、强烈及个体化的语言建议所有吸烟者戒烟："作为您的（呼吸治疗师/护士/物理治疗师），我需要您知道，为了保护您现在和未来的健康，戒烟是您能做的最重要的事情。吸烟会使您的呼吸系统疾病恶化。我将帮助您戒烟。您现在戒烟很重要。偶尔或少量吸烟也是很危险的。"

3. 评估（Assess）：确定患者戒烟的意愿，"您愿意尝试戒烟吗？"

4. 帮助（Assist）：提供咨询和药物治疗。帮助患者制订戒烟计划并设定戒烟日期，最好在2周内。患者应与家属和朋友讨论该计划，并寻求理解和支持。应预料可能会出现的困难，尤其是在戒断症状出现后的2周内。指导患者移除身边的烟草制品。推荐使用经批准的药物，除非有

禁忌证或缺乏有效性证据的人群，如孕妇、无烟烟草使用者、轻度吸烟者和青少年。评估哪些因素帮助和阻碍了过去的戒烟尝试，并在过去成功的基础上再接再厉。对可能遇到的困难和触发因素进行讨论并商讨如何成功克服它们。因饮酒与复吸有关，患者戒烟时应考虑戒酒或限制饮酒。当家庭中有另一名吸烟者时，戒烟会更加困难，应鼓励其他在家吸烟者戒烟或建议不要在患者周围吸烟。应为患者提供持续的支持，包括来自美国国家戒烟热线（1-800-QUIT-NOW）和其他组织的书面材料，材料应适合患者的文化、种族、教育程度和年龄。也可以为患者提供实用性咨询，包括解决问题和技能培训。力争完全戒烟。

5. 随访安排（Arrange）：确保后续随访。后续随访应在戒断日期后不久进行，最好在第一周内开始，推荐在第一个月内进行第二次随访，随访时应注意识别遇到的问题，并预测未来的挑战；评估药物使用及其问题；祝贺患者成功戒烟；如果患者仍在吸烟，请检查复吸情况，并与患者共同努力以彻底戒烟，必要时可考虑使用强化治疗。

如果患者对戒烟几乎没有兴趣或不感兴趣，询问该患者对吸烟的好恶，可能会有助于临床医师了解患者的观点，并帮助患者明确吸烟的弊端。

强化行为干预是最有效的，其辅助策略包括推荐运动、适当的营养和对那些有兴趣的人进行精神支持。使用指南策略后仍持续吸烟的人，应转介给尼古丁依赖专家。

与心理学专业人员合作

呼吸康复项目应与社会心理学专业人员建立伙伴关系，这些专业人员包括心理学家、社会工作者、顾问或成瘾顾问，均需具有硕士或以上学历。理想情况下，他们可以在项目内提供部分有限的服务。

如果呼吸康复在医院或大学环境中进行，最方便的途径是与该机构的心理或精神病学部门联系，以寻求该部门工作人员的帮助。另一种选择

是寻求当地社区私人医师推荐，在决定选择与谁联系时，可以考虑这个方法。为了有选择地找到最适合呼吸康复的社会心理人员，可以通过主诊医师帮助确定转诊资源库。

可联系心理专业人员，以确定是否需要将患者转介行心理咨询。另外，对于呼吸系统疾病患者，与心理学专业人员会面以提供关于社会心理问题的信息是有利的，这种情况也更常见。虽然直接转诊对呼吸系统疾病患者来说是有益的，但在某些情况下，也可以安排心理学专业人员直接在呼吸康复计划中提供帮助。

小结

呼吸康复中尽早建立牢固且可信赖的关系对于促进患者参与、改善和获得满意结果非常重要。社会心理问题的评估应在呼吸康复开始时常规进行，并在呼吸康复期间定期评估。简单的筛查工具可用于评估焦虑、抑郁、愤怒、敌对、社会支持和情感防护。对于可能存在认知障碍的患者，可由接受过相关培训的专业人员使用 MOCA 或 MMSE 进行适当的筛查。社会心理和认知功能严重受损的患者应转给精神卫生人员进行进一步评估和治疗。可以将轻度社会心理问题的干预纳入综合呼吸康复项目中，由经过正确培训的专业人员执行。以个人或团体形式提供的社会心理干预措施可有效减轻患者痛苦并促进适应性应对。呼吸训练、放松训练和压力管理训练也有助于减轻焦虑和呼吸困难，并应作为整体治疗计划的一部分。

行为疗法和药理学方法相结合可最大程度地实现长期戒烟。对心理状况进行再评估与完善干预措施对于制订康复后计划是有利的。鼓励那些促进和加强所学策略的活动也将有助于长期维持生理和社会心理获益。

第6章

营养评估与干预

Ellen Aberegg, LD, MA, RDN, FAACVPR

Private Consultant, Columbus, OH

我们需要认识到饮食习惯、营养状态、营养干预对 COPD 发病率、进展和预后的影响，这是呼吸康复综合医疗的重要组成部分。营养需求的复杂性可以由呼吸事件造成，也可以由系统性表现（如恶病质和肌力下降）和合并症［如骨质疏松症、糖尿病和心血管疾病（Cardiovascular Disease，CVD）］造成[1]。呼吸系统疾病具有异质性，需要通过多维的方法识别出呼吸系统疾病患者的营养状态受损、不良饮食习惯及饮食对临床结局的影响[1]。Schols 等人指出呼吸系统疾病患者有不同的表型，且与肺功能无关，一旦通过人体测量和临床评估确定了患者的这些表型，就可预测出增加的风险并给予营养指导[1]。

呼吸系统疾病营养状态受损

营养状态反映了营养素供给（饮食或内源性来源）和营养素需求之间的平衡，如果需求增加或食物摄入减少导致供给降低，就会带来负面结果。呼吸系统疾病中，呼吸状态和食欲改变可影响食物摄入，而代谢改变、能量消耗和疾病进展会增加营养素需求。宏量营养素可提供能量和蛋白质的基本化学组分，能影响身体成分状况。随疾病进展，机体对微量营养素［如维生素（Vitamins，Vit）、矿物质和其他植物化学物质］

的需求可能会增加，有证据表明即使患者没有明确的营养素缺乏表现，采用富含 Vit D、Vit C、水果、蔬菜和纤维的饮食可以降低营养缺乏的风险。

身体成分与宏量营养素状况

身体成分，即脂肪质量（Fat Mass，FM）与非脂肪质量（Fat-Free Mass，FFM）的比例，反映了宏量营养素摄入状况。为制订针对性营养干预策略以治疗特定代谢表型，了解 COPD 患者肌肉减少与肥胖的病理生理学及其相互关系非常重要。因此，本章简要地总结了营养状态的变化和营养干预。有关 COPD 骨骼肌消耗病理生理学方面更详细的概述，读者可参考 ATS/ERS 关于 COPD 下肢肌肉功能障碍的声明[2]。

低体重

众所周知，当能量消耗超过能量摄入时，体重就会下降（FFM 或 FM 减少）。人体对能量不足的正常适应性反应是优先消耗 FM，而具有代谢和功能活性的 FFM 则作为"备用"消耗。但 COPD 患者的体重减轻却伴随着 FFM 的显著减少，且与 FM 的减少不成比例[1]。极度消瘦曾被认为是呼吸系统疾病进展不可避免的结果和最终的进程[3]。目前有力证据表明，非意愿性消瘦不是晚期 COPD 代谢率降低的适应性机制[4]，而是患者生存的独立决定因素。因此，应在整个治疗过程中优先考虑体重维持。食欲缺乏和继发的较低热量摄入并不是 COPD 能量代谢失衡的原因，已观察到在低体重的呼吸系统疾病患者中热量摄入是足够的甚至是过量的[5]。正常人静息代谢率（Resting Metabolic Rate，RMR）是减低的，而 COPD 患者 RMR 和全身蛋白质周转却是增加的[6-8]。COPD 患者的每日能量需求增加是由呼吸力学效率减低、肌肉收缩消耗 ATP 增加和下肢运动机械效率降低引起的[9,10]。肺减容术后 COPD 患者在改善其呼吸力学后可以而且确实能增加体重[11]，这也证明了上述关系。有报道显示，稳定期重度 COPD 患者的外周骨骼肌中 Ⅰ 型慢肌纤维的比例减低而 Ⅱ 型快肌纤维的比例相对增加，这表明从有氧能力向无氧能力的相对转变。无氧代谢的能效较低，是因为每摩尔葡萄糖无氧氧化所产生的 ATP 比有氧氧化所产生的少。这些改变的功能性结果反映在 COPD 患者骨骼肌能量代谢的显著变化上[12]。

超过 6 个月的非意愿性体重减轻 > 5% 将会增加 COPD 患者的临床风险[13,14]。在 COPD 患者中，低体重与疾病的严重程度相关[15]。BMI < 25kg/m² 与死亡率的增加密切相关[13,14]。体重过轻（或低 FFM）的 COPD 患者比超重的患者更易出现骨量丢失[15]。

非脂肪质量（瘦体重）降低

FFM 降低是死亡率的独立预测因子，且与 FM 无关[16]。肌肉减少和肌肉有氧代谢降低是导致身体活动能力受损的重要原因。对半饥饿状态的反应是全身蛋白质周转[6] 随 RMR 的增加而增加[17,18]。当分解代谢超过合成代谢时会出现肌肉减少。FFM 没有成为"备用的"能量来源但却在降低的原因可能是由于肌肉蛋白降解增加[19,20]，而肌肉中的无氧酵解途径稳定甚至增强了。在 COPD 患者中还观察到血浆支链氨基酸水平较低[21]，这可能由饮食摄入或小肠吸收减少导致[22]，而蛋白质分解的调节通路仍需进一步研究，但由于摄食的代谢效率似乎没有受损，因此

提供充足的蛋白质和氨基酸是治疗目标[23]。

超重

COPD 人群中肥胖的患病率是有差别的，波动于 18% ~ 54%[24]。肥胖（BMI > 30kg/m²）个体比非肥胖个体更容易发生呼吸困难和运动耐量下降（不考虑气流受限的因素）[25]，需要吸入的药物量也更多且更易发生疲劳[26,27]。肥胖对 COPD 患者的负重运动表现有负面影响，并且 CVD 患病率和死亡率也更高。Leone 在一项大规模人群研究中发现，腹型肥胖是肺功能受损的最强预测因素，并且这类患者发生代谢综合征的风险会增加 40%[28]。但是在 ANTADIR 研究和其他研究中都发现，肥胖 COPD 患者有较高的生存率和较低的住院率[29]。这个结果（"肥胖悖论"）可能是由于肥胖 COPD 患者静态肺容量的相对减少，或由于较粗的腹围是瘦体重增加引起的[30,31]。肥胖对每个 COPD 患者的影响根据患者特征和疾病严重程度而不同，它可以降低晚期 COPD 患者的死亡率，但在早期阶段，它的负面影响（包括轻度炎症和代谢综合征）会增加心血管风险并增加 CVD 发病率和全因死亡率[24]。

微量营养素状况

虽然微量营养素不参与能量平衡，但对健康是必需的，可以保持新陈代谢和维持组织功能。维生素属于有机化合物，在体内以多种形式发挥作用，如辅酶、抗氧化剂和激素样调节因子。同时还需要少量或微量的矿物质营养及电解质来发挥结构和功能作用。人体无法合成必需维生素及矿物质，因此需要定期从外源性饮食中补充。非必需维生素及矿物质对健康而言同样是必要的，人体在健康状态时可以内源性合成。植物化学物质如类胡萝卜素（其中有些是植物 Vit A 和 Vit E 的前体）和多酚类（包括酚酸、黄酮类化合物和二苯乙烯/木脂素）是有机化合物，它们有许多功能，有些仍在研究中，其中一个重要功能是抗氧化作用，可以在炎症反应中维持内环境稳态。

血清微量营养素水平常可反映饮食摄入情

况，但会受年龄、性别、吸烟、饮酒和种族及局部需求增加等多种因素的影响[32]。大多数研究表明 FEV_1 与特定的饮食成分（如钙、Vit C、Vit A、Vit E）同向正相关，血清 Vit A、Vit C、Vit E、钙和铁含量值越高则 FEV_1 越高[33]，相反，血清 Vit C、Vit E 和 β- 胡萝卜素含量值越低则 FEV_1 和 FVC 也越低[34]。表 6.1 总结了部分营养素在呼吸系统健康中发挥的作用。

表 6.1　呼吸系统健康相关营养素的选择		
营养素	在呼吸系统健康中的作用	备注
蛋白质 / 氨基酸	COPD 疾病过程增加全身蛋白质周转，此外分解代谢触发因素对肌肉重塑产生不良影响	
碳水化合物	Ⅰ 型慢肌纤维比例和线粒体比例的改变导致脂肪氧化能力降低，机体优先选择碳水化合物供能 这是一种不会产生饱腹感的快速能量源	
多不饱和脂肪酸（Polyunsaturated Fatty Acids，PUFA）	高热量的微量营养素 N-3 PUFA 与抗炎过程有关 N-3 和 N-6 PUFA 均有助于降低 CVD 风险 促进快速饱腹感	
Vit A	在上皮细胞的分化中起作用	血清视黄醇浓度与日常摄入量水平无关 肝 Vit A 储备量更能反映营养素充足性
胡萝卜素	Vit A 前体 胡萝卜素的抗氧化活性比 Vit A 的更重要 水果和蔬菜摄入量的生物标志物	摄入量与血清浓度之间的相关性为 0.21 ～ 0.52（$P < 0.05$）
Vit C	肺组织细胞外液中最丰富的抗氧化物质 清除超氧自由基 有助于膜结合型氧化 Vit E 再生	身体组织浓度比血清浓度高； 摄入量与血清浓度之间存在相关性（$r=0.28 \sim 0.56$，$P < 0.05$）
Vit E	破坏脂质过氧化链式反应，是细胞膜抗氧化损伤的主要防御机制	Vit E 摄入量与血清 Vit D 相关（$r=0.07$，$P < 0.001$） 膳食 Vit E 与血清 Vit E/ 胆固醇比值（年龄、性别、体重指数、乙醇校正后）相关 Vit E 与血清 Vit E 水平相关（$r=0.03 \sim 0.55$，$P < 0.05$）
Vit D	调节支气管平滑肌细胞中的基因表达 缺乏会升高基质金属蛋白酶水平，从而加重炎性损伤并导致肺结构改变	血清 25-（OH）-D 水平已被用作确定 Vit D 摄入量（通过膳食或日晒形式）的标志物
钙	皮质类固醇使用、炎症和不良饮食会增加患骨质疏松症的风险，充分摄入钙和 Vit D 对骨骼健康至关重要	DEXA 骨密度检测反映了钙是否长期充足 几乎没有生物标志物能准确反映钙水平

续表

营养素	在呼吸系统健康中的作用	备注
铁	影响红细胞和呼吸酶类的产生 贫血的患病率为 4.9%～38% 非贫血型铁缺乏症在 COPD 中很常见，可能是由炎症引起[41]	可溶性转铁蛋白受体＞28.1nmol/L； 转铁蛋白饱和度＜16%； 铁蛋白＜12μg/L[41]
钠	常并发高血压 零食或方便食品的钠含量很高，而且还可能被作为主食	血压指标优于血钠指标

注：改编自 Hanson 等于 2013 年发表的文章。

Vit D 可直接作用于肌纤维促进其收缩或通过 Vit D 受体（钙）起作用[36]。Vit D 缺乏症可影响钙吸收，降低蛋白质合成并增加细胞死亡[37]，患病率随疾病严重程度的增加而增加[38]。在老年人和 COPD 患者中，Vit D 缺乏症与肌力下降、跌倒风险增加、身体活动能力降低、功能受损和训练获益减少有关[39]。规范性老龄化研究（Normative Aging Study）表明，Vit D 缺乏者与不缺乏者相比，FEV_1 吸烟每包年下降速度更快[40]。

呼吸系统疾病患者的类固醇激素治疗、饮食摄入不足和 FFM 降低导致骨质疏松风险增加，因此常有钙离子失衡的风险。呼吸系统疾病中营养不良患者和 Vit D 缺乏常伴有骨密度降低。类固醇激素治疗还会使体重、甘油三酯、高密度脂蛋白（HDL）和血糖上升的风险增加。

COPD 患者常发生铁缺乏症，这可由多种因素引起，包括全身性炎症、肠道铁吸收不良、肾衰竭（慢性肾病或糖尿病导致）和药物，如血管紧张素转化酶抑制剂和糖皮质激素[42]。

饮食摄入与 COPD

75% 的呼吸康复患者饮食报告显示 Vit D 和钙的摄入较低，超过 1/3 的患者饮食中蛋白质及 Vit A、Vit E 和 Vit C 的摄入量较低。非脂肪质量指数（Fat-Free Mass Index，FFMI）低的患者（表 6.1）蛋白质摄入量较少，而腹型肥胖患者蛋白质和大多数微量营养素摄入量通常都较少（P

＜0.05）。FFMI 低且有腹型肥胖的患者常有不良饮食习惯[43]。

膳食结构与 COPD

膳食摄入量是指宏量和微量营养素的总摄入量。营养素需求受可利用率或其他营养素摄入的影响，因此利用食物结构或食物组合可以更好地制订和开具营养素摄入处方。有流行病学证据表明，长期增加水果和蔬菜的摄取量可以延缓 COPD 患者肺功能下降速度[44]。针对英国男性的一项研究发现，不含水果、蔬菜、鱼油和全谷物的膳食结构与较低的 FEV_1 水平相关，并且饮食质量最低的 1/5 人群比最高的 1/5 人群患 COPD 的可能性高 54%[45]。

无论女性还是男性，富含水果、蔬菜和鱼的饮食都可降低患 COPD 的风险，而富含精制谷物、腌制肉、红肉、甜点和炸薯条的饮食可增加患 COPD 的风险[46,47]。瑞典最近的一项大型纵向研究表明，现时吸烟者和戒烟者中水果和蔬菜的高消耗与 COPD 发病率的降低有关，但从不吸烟者则不然。每天食用 5 种水果和蔬菜的人比每天 2 种或更少的人患 COPD 的风险低 35%，并且每多 1 种水果和蔬菜，既往吸烟者和现时吸烟者患 COPD 风险可分别降低 4% 和 8%[48]。

健康饮食行为的阻碍

呼吸系统疾病所致的身体活动受限会对饮食行为产生负面影响。呼吸困难和疲劳会降低食欲、缩短用餐时间。饭后气促在功能上限制了食物的摄入量。吞咽问题限制了食物的选择，如只能选软的、嫩的、均质的或液体食物。有限的社会经济支持限制了对耐受性好且营养丰富食物的选择。此外，面对病程中其他表现时的知识缺乏和动机不足阻碍了将优质饮食作为优先选择[49]。疲劳限制了准备饭菜或购买食物的欲望，从而将高钠、高饱和脂肪酸、低营养素的方便食品作为首选。药物或疾病导致的味觉敏感度变化使呼吸系统疾病患者对以前喜欢的食物丧失了兴趣。

当研究饮食与肺功能之间的正相关关系时，吸烟是一个强混杂因素。吸烟相关炎症反应和一般氧化剂负担加重增加了对抗氧化剂的需求。

在 β- 胡萝卜素癌症研究（Beta-carotene Cancer Study）中，对于男性吸烟者，高摄入量基线、高血清 Vit E 水平与支气管炎和呼吸困难的发生率低相关[35]。

营养状态评估

营养状态是 COPD 预后的重要决定因素[1]。营养状态的评估包括身体成分和饮食摄入分析。如果通过这两项评估发现营养状态有风险，就可能需要进一步的详细血清分析。Schols 等已经确定了 COPD 的不同代谢表型，为患者咨询和今后的临床试验设计提供了帮助。关于所提及的代谢表型和健康风险参见表 6.2。

表 6.2　代谢表型和临床风险		
代谢表型	**定义**	**临床风险**
肥胖	$BMI > 30kg/m^2$	CVD 风险↑
病态肥胖	$BMI > 35kg/m^2$	CVD 风险↑ 身体功能减退
肌少症性肥胖	$BMI > 30 \sim 35kg/m^2$ 且 MAMC < 15 SMI < 2	CVD 风险↑ 身体功能减退
肌少症	MAMC < 15 SMI < 2	死亡风险↑ 身体功能减退
恶病质前期	BMI 在正常范围 非意愿性体重下降 > 5% 超过 6 个月	死亡风险↑
恶病质	非意愿性体重下降 > 5% 超过 6 个月， 　且 $FFMI < 18kg/m^2$（男性），$FFMI < 15kg/m^2$ （女性）	死亡风险↑ 身体功能减退

注：经 A.M. Schols 等人许可引自 Nutritional Assessment and Therapy in COPD: A European Respiratory Society Statement, European Respiratory Journal 44（2014）: 1504–1520.

身体成分评估

将身体成分分析纳入营养评估已成为了解 COPD 病理生理学和营养潜力的重要一步[1]。识别患者有无 FFM 减少风险，随后给予合适的营养补充，可改善临床预后。大多数呼吸康复机构可评估身高、体重及体重史，还可进行专业人体测量。最精确的评估方法因成本高和时间负担重

而不适用于呼吸康复的日常评估。尽管许多研究发现评估方法之间没有显著性差异[50]，但皮肤褶皱评估法可能会高估 FFM。每个个体的临床指征将决定是否需要一系列更昂贵、更精确的评估方法，特别是在患有骨质疏松、处于营养不良前期和存在营养不良的患者中。评估信息见表 6.3。

呼吸康复专业人员必须经过培训且有胜任

表 6.3　适用于临床身体成分评估的信息（改编自参考文献 58 ~ 61）

变量	临床测定	计算公式	正常值
身高、体重、BMI*	身高、体重 *	体重（kg）/ 身高 ^{2}（m^2）	20 < BMI < 25
非脂肪质量 / 脂肪质量 *	4 个部位的皮褶总和： 　肱三头肌、肱二头肌、肩胛下、髂嵴上 * DEXA	皮褶总和，然后参考表格 FM= 体脂% × 体重（kg） FFM= 体重－ FM	体脂率： 男性 12% ~ 19% 女性 16% ~ 25%
非脂肪质量指数 （Fat-free mass index，FFMI） 脂肪质量指数 （Fat mass index，FMI）		FFMI=FFM × BMI FMI=FM × BMI	FFMI： 男性 18.2 ~ 20 kg/m^2 女性 15 ~ 16.6 kg/m^2 FMI： 男性 3.5 ~ 5.9 kg/m^2 女性 4.9 ~ 7.8 kg/m^2
肌肉质量 （Muscle mass，MM）*	上臂围（Mid-arm Circumference，MAC），单位 cm* 肱三头肌皮褶厚度（Tricep skinfold，TSF）（mm）*	上臂肌围（MAMC） 　=MAC－（3.1415 × TSF/10）	
	生物标志物： 　肌酸身高标志物［肌酐身高指数（Creatinine Height Index，CHI）］ DEXA 测量四肢骨骼肌含量（Appendicular Lean Mass，ALM）	CHI=（患者 24h 尿中肌酐排出量 / 相同身高健康人 24h 尿中肌酐排出量）× %	
内脏质量 *	腰臀比（Waist-hip Ratio，WHR）* DEXA 超声检查测量矢状径	腰围（cm）/ 臀围（cm）	男性 < 0.90 女性 < 0.85
骨密度 / 质量	DEXA HRCT		
身体功能相关肌肉力量 *	6MWT（步速）* 1RM* 握力 * 起立行走测试 * 爬楼梯测试 *		

注：* 呼吸康复常用测试。

经 A.M.Schols 等人许可引自 Nutritional Assessment and Therapy in COPD: A European Respiratory Society Statement, European Respiratory Journal 44（2014）：1504–1520.

能力以保证测量的准确性和有效性。关于测量方法的具体说明，请参考《体适能专业人员手册》（*Fitness Professionals Handbook*）2016 年版 [51]。具体的人体测量指标见表 6.3。使用标准参考公式计算 BMI、FFM、FM、FFMI 和 FMI。BMI 的主要缺点是未考虑体重的实际组成：超重可能是由脂肪组织或肌肉组织肥大造成，这两种情况都可以被判定为"质量过剩（excess mass）"。BMI 低的原因可能包括 FFM 低（肌少症）、脂肪动员或两者共同造成 [52]。在一项对 18 ～ 98 岁欧洲高加索人种男女性的研究中，取第 25 和第 75 百分位数作为临界值，Shutz 提出将下述范围作为 FFMI 和 FMI 正常范围，第 25 和第 75 百分位数对应于 BMI 的临界值分别为 20kg/m² 和 25kg/m²[53]，皮褶测量通过 Durnin Womersley 公式 [54]、Siri 公式 [55] 或 Jackson-Pollock 公式（男性 [55] 和女性 [56]）衡量 FFM 和 FM，并提出了针对肥胖个体的修订公式 [57]。

随着 FFM 降低、FM 增加、非意愿性消瘦的发生及 BMI 超出正常范围的升高和降低，4 类表型的风险会增加。当上述参数发生连续性变化时 4 类表型风险会更明显。Schols[1] 将这 4 类代谢表型称为：肥胖和病态肥胖、肌少症和肌少症性肥胖、在正常范围内（Within Normal Limits，WNL）及恶病质和恶病质前期。

恶病质和恶病质前期

恶病质是一种病情复杂的综合征，常见于慢性重症患者，包括 COPD、癌症和充血性心力衰竭患者。恶病质与死亡率增加 [16]、健康相关生活质量降低和肌力下降 [62] 相关。恶病质的临床表型范围从最低程度的体重减轻或无体重减轻（有肌肉萎缩）到严重的体重减轻（有肌肉萎缩、疲劳和移动能力下降）[62]。FFMI 的人体测量指标是一个风险预测指征，FFMI ＜ 10%（男性＜ 17kg/m²，女性＜ 15kg/m²）是死亡的强有力预测指标 [16]，因此也是需紧急营养干预的标志。当患者进行呼吸康复时，体重稳定和 FFM 增加是功能改善的明确预测指标。恶病质前期是指患者出现无法解释的体重减轻＞ 5% 超过 6 个月，而 FFM 却没有明显

降低。由于风险增加，需要进行营养干预，体重稳定和饮食质量提高是功能改善的预测指标。

肌少症和肌少症性肥胖

肌少症是指骨骼肌量流失，进而 FFM 下降，导致机体衰弱。虽然肌少症已在临床得到广泛认识，但目前还没有被普遍接受的定义。考虑到临床试验纳入标准及流行病学研究，结合肌肉质量和身体功能测量来界定肌少症。

肌少症普遍存在于所有 BMI 范围的呼吸康复患者中。无论 FM 状态如何，都可能出现 FFM 不足。Schols 建议将骨骼肌量指数（Skeletal Muscle Index，SMI）（通过 DEXA 测量的四肢瘦体重 / 身高²）＜ 2 个标准差作为诊断界值 [6]。DEXA 测量可能是最精确的，不过上臂肌围（Mid-arm Muscle Circumference，MAMC）和腰围（Waist Circumference，WC）已成功用于有关肌少症死亡率的大型研究中。图 6.1 使用了 Cruz-Jentoft 建议的人体测量和肌力评定，以识别有肌少症风险的患者，并提示医师注意是否需要进行更精确的检查 [58]。

肌少症性肥胖的男性患者全因死亡率最高，而 CVD 死亡率则不然。推进健康老龄化应着重预防肥胖和维持肌肉质量 [63,64]。腹型肥胖似乎对身体功能有保护作用。肌少症和中心性肥胖与较高的心血管死亡率和全因死亡率相关。Atkins 发现将 MAMC 和 WC 人体测量进行结合较 FFMI 和 FMI 测量可更好地预测全因死亡率。过去一直将 COPD、CF 和肺癌的营养关注重点放在疾病晚期发生的体重减轻和肌肉萎缩（恶病质）上，而对肥胖的研究主要涉及其与哮喘和阻塞性睡眠呼吸暂停综合征发生发展的关系。现在肥胖已被认定是所有呼吸系统疾病的危险因素。此外，随着老龄化导致的肌肉质量改变（肌少症），更强调肌少症性肥胖对 COPD[54] 和肺癌 [64] 临床意义。

在一项大型纵向研究中，心血管健康研究（Cardiovascular Health Study）[54] 发现以肌肉力量为特征的肌少症性肥胖与 CVD 风险有一定相关性。在耐力下降的男性中，WC 和用 MAMC 测得的低肌肉质量与全因死亡率相关。肌少症

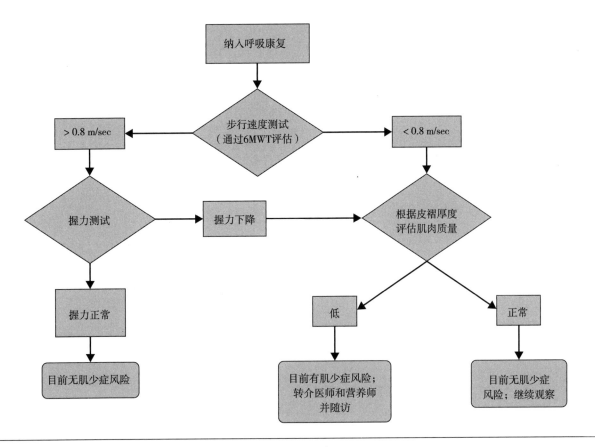

图 6.1 肌少症筛查流程推荐（注意患者合并症和个体情况）

注：改编自 A.J. Cruz-Jentoft et al., "Sarcopenia: European Consensus on Definition and Diagnosis: Report of the European Working Group on Sarcopenia in Older People," Age and Ageing 39, no. 4 (2010): 412‑423. By permission of A.J. Cruz-Jentoft. Licensed under the terms of the Creative Commons Attribution Non-Commercial License 2.0.

（MAMC ≤ 25.9cm）合并肥胖（WC > 102cm）与 CVD 死亡率和全因死亡率风险相关，但不如单独的肌少症或肥胖相关 CVD 死亡率风险高。肌少症性肥胖与非 CVD 死亡率（与炎症无关）的相关性比与 CVD 死亡率相关性更强。尽管肌少症性肥胖组具有最高的死亡风险，但没有证据表明肌少症与肥胖之间存在相互作用，这表明肥胖的存在不会改变肌少症的影响。

正常 BMI 和 FFM

请参阅表 6.3 中 BMI、FFM、FM、FFMI 和 FMI 的正常参考范围。除了评估身体成分外，还应询问体重史，包括近期非预期或非意愿的体重变化，以确保没有任何"正常"值是以 FFM 损失为代价而获得的。在呼吸系统疾病早期或至少在呼吸康复的开始阶段进行一系列的评估有助于了解患者身体成分随时间和疾病进展而变化的情况。

肥胖与病态肥胖

肥胖（定义为 BMI > 25kg/m²）和病态肥胖（定义为 BMI > 30kg/m²）与较高的死亡率和发病率有关，原因是 CVD 风险增加了。在无呼吸系统疾病、不吸烟的人群中，BMI 在 20 ～ 25kg/m² 时，个体全因死亡风险最低。但在中至重度阻塞的 COPD 中，BMI < 25kg/m² 的患者全因死亡风险高于 BMI > 25kg/m² 或甚至 > 30kg/m² 的患者[1]。虽然对所有肥胖个体通常都建议减重，但对中至重度阻塞的 COPD 患者减重时需慎重。目前尚无研究系统地调查减重对 COPD 患者肥胖、功能和全身炎症的影响[1]。适度的减重可以改善身体脂肪分布，从而降低 CVD 风险。适度低热量、适度至高蛋白饮食与有氧运动相结合可最有效地实现这一目标，因为有氧运动训练可以提高胰岛素敏感性、诱导骨骼肌线粒体生物合成和减少内脏脂肪量。快速减重通常与 FFM 损失有关，因此不推荐呼吸系统疾病患者使用。

代谢表型和呼吸康复期间的相应营养指导及注意事项详见表6.4。

表 6.4 不同代谢表型及营养和生活方式建议

代谢表型	营养建议	呼吸康复建议
肥胖	逐步减重，摄取足够的优质蛋白并适度减少热量摄入 注意增加水果、蔬菜和高纤维食物的摄入	运动增加热量缺乏
病态肥胖	逐步减重，摄取足够的优质蛋白并适度减少热量摄入 注意增加水果、蔬菜和高纤维食物的摄入	考虑间歇性高强度不负重运动训练
肌少症性肥胖	询问近期减重情况 确保膳食中有较多的蛋白 延缓降低热量摄入的建议，直到 FFM 恢复 营养不良需转介营养师	运动增加热量缺乏
肌少症	通过饮食或全营养素"补充剂"增加热量和优质蛋白摄入量 营养不良需转介营养师	负重运动训练
恶病质前期	通过饮食或全营养素"补充剂"适量增加热量和优质蛋白摄入量 根据需要调整食物形式 如果持续体重下降，需转介医师和营养师	负重运动训练
恶病质	通过饮食或全营养素"补充剂"增加热量和优质蛋白摄入量 尽量采用少量、多次进食 补充多种维生素 营养不良需转介营养师	考虑间歇性高强度不负重运动训练

膳食摄入评估

各种膳食评估工具的有效性取决于测量的是哪种膳食成分、评估者解释评估结果的能力及患者因素，如读写能力、疾病阶段和改变意愿。不同的膳食评估工具都有其各自的优点和缺点。如果由接受过培训的人员来询问患者饮食史，指导患者进行饮食记录和 24 小时内饮食回顾，将会有利于进行准确的营养成分分析，从而可以针对患者咨询进行指导或转介给注册营养师。但要想获得有意义的餐前和餐后饮食评估数据就需要非常标准化的工具。饮食史是患者与专业人员面谈得到的，反映患者"平常"的食物摄入情况，包括食物的性状、进食次数和进食量。患者需保留至少 3～4 天的饮食记录（准确性会随时间延长而降低）。所收集数据的准确性取决于患者的动机、对进食量评估的培训及记录的方便性（即用书写、表格或电子产品记录）。24 小时内饮食回顾可以是面对面由专业人员记录，也可以是自我记录。24 小时内回顾时需对进食量进行量化，但可能无法真实反映所消耗的食物 [65]。这些评估工具对临床评估和咨询指导很有帮助，但由于这些评估方法是非标准化的，故不能作为呼吸康复评估结果或用于康复前／后的比较。

食物频率问卷（Food Frequency Questionnaires，FFQ）是食物和饮料的标准化量表，包含进食次数，患者须记录在特定时间段内每种食物摄入的次数 [65]。简化版 FFQ 只有 12～22 个针对性问题，用时更少，但仅能获得高、中或低范围食物种类信息，可作为筛查工具评估单个营养素或膳食结构的消耗。还可将 FFQ 用于仅评估水果和蔬菜的摄入量，也可以仅评估如脂肪的摄入量。简化版 FFQ 需要在不同种族和不同文化水平人群中进行验证，这有助于评估是否需进一步的营养咨询或转介给营养师。简化版 FFQ 不适用于营养调整前后的评估。扩展版 FFQ 有 50 ～ 150 个问题，有关宏量和微量营养素的数据都能收集到。必须对结果的可靠性和有效性进行评估，并对患者人群进行有效性比较。电子版 FFQ 可以提高评估的可靠性和准确性。

膳食指数可用来评价 FFQ、饮食史和 24 小时内饮食回顾结果，并根据指定的参数对饮食进行系统评分。健康饮食指数（Healthy Eating Index，HEI）的开发旨在衡量饮食是否符合美国联邦饮食指南（United States Dietary Guidelines，USDG）关于食物种类和结构的推荐。HEI 总分与 FEV_1/FVC 呈正相关，而与 HEI 各部分得分相关性不一致[66]。与基于摄入热量（每 1000kcal）的 HEI 相比，替代性 HEI（aHEI）是基于绝对进食量进行评分的。较高的 aHEI-2010 饮食评分（表明全谷物、多不饱和脂肪酸、坚果和长链 Ω-3 脂肪酸的摄入量较多，而红肉或加工肉类、精制谷物和含糖饮料的摄入量较少）与男女性均较低的 COPD 患病风险相关。这些发现支持了健康饮食在预防 COPD 多手段干预计划中的重要性[74]。预防及控制高血压的饮食模式（Dietary Approaches to Stop Hypertension，DASH）评分在 CVD 研究中经常使用。临床试验已证明 DASH 饮食方式与血压的显著降低有关，而血压是 CVD 患病的主要危险因素之一[67]。不管使用哪种膳食指数，健康饮食与肺功能改善、全因发病率和全因死亡率降低均有关[67]。

营养支持

肌少症、骨质疏松症、腹型肥胖和低膳食质量在 COPD 风险和进展中起着关键作用，因此，改善不良饮食习惯和营养干预已成为疾病管理中不可或缺的部分[1]。2003 年，一份 Cochrane 报告由于缺乏人群同质性，未能证明营养支持与改善人体测量指标或功能性运动能力之间的关系。文献中关于营养支持益处的观点不清，原因是缺乏营养支持（营养供给、营养保健食品或食物）的明确定义和能证明营养支持益处的既往随机对照研究数据。2012 年，该报告进行了更新并得出中等质量证据，表明营养补充可促进 COPD 患者的体重显著增加，尤其是对营养不良的患者。营养充足的患者对补充供给的反应可能不同。最近的研究发现，所有接受营养补充的患者，与基线相比其 FFMI/FFM、FM/FMI、MAMC（瘦体重的衡量指标）和 6MWT 有显著变化并且皮褶厚度（反映脂肪质量）有明显改善。此外，呼吸肌力量（最大吸气压和最大呼气压）也有了显著改善[68]。

总的来说，有证据表明均衡饮食对所有 COPD 患者均有益，不仅因为其在呼吸系统方面的潜在益处，还因为其在代谢和降低心血管疾病风险方面的公认益处[1]。COPD 营养疗法的关注重点已从碳水化合物过量对通气功能的不良影响转变为营养干预对身体成分和身体功能的有益影响，这也是疾病管理的组成部分[69]。过去关于高胆固醇摄入和 CO_2 产生增加的担忧并没有在普通食物中得到证实或验证[70-72]。COPD 患者运动训练过程中优先利用碳水化合物氧化供能是有充分理论基础的。COPD 患者骨骼肌的结构和代谢异常包括 I 型肌纤维比例和线粒体密度降低，从而导致脂肪氧化能力降低和葡萄糖生成增加。早期肌肉疲劳与早期乳酸升高和腺嘌呤核苷酸丢失相关，即使 COPD 患者可以达到低水平的绝对运动强度也是如此。提供高碳水化合物、低脂肪的食物和饮料作为肌肉的快速能量源应是有益的，且不会产生饱腹感而阻碍正常食物摄入。随机对照研究表明，与高脂肪食物相比，高碳水化合物食物较少引起饭后气促[73]。因此，体重过轻的 COPD 患者可能需要额外的能量补充，如从优质碳水化合物和多不饱和脂肪酸中获取能量。

通常推荐蛋白质摄入量为每千克体重 0.8mg。FFM 降低的患者应增加蛋白质摄入，以便为肌肉合成代谢提供充足的氨基酸。COPD 病程中（可能）会继发出现必需氨基酸合成代谢增加及分解代谢受抑制，从而影响全身蛋白质周转。蛋白质的合成取决于血液中氨基酸的供应情况。由于部分COPD患者对支链氨基酸的吸收受损，可能需要提供更多的氨基酸。营养干预的目的是提供充足的蛋白质和氨基酸及足够的热量，以确保这些氨基酸用于促进肌肉合成，而不是作为维持体内稳态的能量来源。

有害物质与抗氧化剂（包括饮食中的抗氧化剂）保护作用之间的平衡将影响肺功能随时间推移而减退并最终发展为COPD这一过程。这些前瞻性研究发现健康饮食在预防COPD多手段干预计划中的重要性。研究结果鼓励医师考虑健康饮食中食物的组合效应对促进呼吸系统健康的潜在作用[74]。

然而，已有研究表明单一的食物成分可以降低COPD患病风险。膳食纤维与改善肺功能和降低COPD患病率独立相关[75]；高纤维饮食，尤其是谷类纤维饮食可以降低COPD患病风险[76]；600IU的Vit E摄入量可以使女性患慢性呼吸系统疾病的风险降低10%[77]；Vit D缺乏的COPD患者长期补充Vit D可以增加肌力、促进骨骼肌线粒体氧化磷酸化、提高FEV_1和减少跌倒次数[78,79]，这些益处在短期营养补充[80,81]或无Vit D缺乏的COPD患者中未观察到。在呼吸系统疾病治疗中应用类固醇激素会增加骨质疏松症的风险，COPD患者常见的营养不良、静坐少动生活方式、吸烟和全身炎症加剧了这种风险，因此推荐服用类固醇激素的患者比正常人摄入更多钙和Vit D，但应优先考虑通过食物补充而不是营养补充剂。

小结

应探索在COPD管理中进行饮食和营养干预的时机，旨在及早发现、预防和治疗非意愿性消瘦。这意味着将目标人群扩大到尚未出现低体重的COPD门诊和首次就诊患者，并将更多的重点放在饮食改变上，而不是开具营养补充剂处方。成功的营养干预需要饮食行为（自愿）调整，健康专家在鼓励患者做出和维持这些改变方面起着至关重要的作用。要实现COPD患者的饮食习惯改变，可能需要结合营养咨询和自我管理[82]。

建议对所有营养不良的患者进行医学营养干预，标准治疗是转介给营养师。营养师会推荐适宜的蛋白质摄入量，并给出有关营养补充剂和食物烹饪的具体指导。对食欲不振或无法摄取足够热量的患者，通常推荐少量、多次（每2～3小时1次）供给高营养食物，患者常常能够很好地耐受并愿意接受。流食或混合成糊状的食物可以最大限度减少胀气和不适感。

传统的课程教育过于笼统，往往不易让人记住。实用信息和实践操作有助于记忆并提高参与兴趣。分享有关水果、蔬菜和富含抗氧化剂食物对FEV_1影响的观点，可以说服患者每天更多地选择这些食物。为需要增重或减重的患者进行针对性的课程可以减少尴尬和挫败感。

第**7**章

以患者为中心的循证结局

Gerene Bauldoff，PhD，RN，MAACVPR

Ohio State University College of Nursing

Eileen Collins，PhD，FAACVRR

University of Illinois-Chicago College of Nursing

结局评估是指一系列用于评估预期目标是否达到的测试。呼吸康复有两种广泛使用的结局分析方法：以患者为中心的临床结局评估和项目绩效评估。前者是对呼吸系统疾病患者至关重要的领域实施康复干预效果的评估，后者是对康复项目在实现其品质目标方面的效果评估。两者都是呼吸康复所必需的，对获得 AACVPR 认证必不可少。

根据 AACVPR 的规定，以患者为中心的结局至少涉及 3 个基本方面：功能状态 / 运动能力、呼吸困难和健康相关生活质量（健康状况）。根据患者需要和项目资源，可能还需要进行其他结局评估，如其他症状（如疲劳）、社会心理筛查或运动能力评估。第 5 章和第 6 章已经讨论了社会心理和营养状况的结局筛查、评价和干预。表 7.1 列出了需要评估的结局和目前 AACVPR 推荐的评估工具。

基于多种原因，结局评估十分重要，它们可用于个体化评估患者康复进度（以患者为中心的结局），确定项目的总体有效性（绩效评估），用于临床研究、呼吸康复项目认证和费用报销。

每个患者都是独一无二的，他们可以从呼吸康复项目中获得各种不同程度的收益。个体

化评估患者康复进度是呼吸康复的核心组成部分。但是，许多标准化结局指标只为评估人员提供了多组人群的项目绩效，而没有提供单个患者的个体指导。因此，结局的统计学测定，如最小临床重要差异（Minimal Clinically Important Differences，MCID），被广泛用作完成康复项目的指导，而没有被个体化用作特定患者必须达到的最低水平金标准。不过，MCID 是确定康复项目绩效的合适基准。有关呼吸康复项目绩效的讨论，详见第 9 章。

对患者康复进度进行个体化评估最终取决于一对一的临床评估，同时辅以标准化测试。使用结局评估工具能最好地评估康复项目整体有效性。AACVPR 的认证程序规定康复项目使用结局数据来评估其有效性（详见第 10 章有关认证的内容）。

本章讨论了结局评估的时机掌握，以及 AACVPR 要求的以患者为中心的结局和与康复项目有关的其他结局。需要注意的是某些以患者为中心的结局评估可能并不适合所有呼吸系统疾病，AACVPR 要求的以患者为中心的结局评估仅对 COPD 和 ILD 患者是有效且可靠的。例如，一些健康相关生活质量问卷仅在 COPD 和 ILD 患者中得到了验证，而尚无文献描述它们在其他疾病中的应用。因此，除 COPD 或 ILD 外的患者可能

表 7.1　呼吸康复结局评估	
结局	基于证据的评估测试和工具
功能状态 / 运动能力	6 分钟步行测试（6MWT）*
呼吸困难 选用一个量表即可，根据情况可额外选用其他量表	改良英国医学研究委员会呼吸困难量表（mMRC）* 加利福尼亚大学圣地亚哥分校呼吸困难问卷（UCSD-SOBQ） 基线呼吸困难指数（BDI） 变化呼吸困难指数（TDI）
健康相关生活质量（Health-Related Quality of Life, HRQL） 选用一个量表即可，根据情况可额外选用其他量表	圣乔治呼吸问卷（SGRQ） 慢性呼吸系统疾病问卷（CRQ） COPD 评估测试（CAT）*

注：* 不受版权限制。

需要进行不同的结局评估，其中一些将在第 8 章中进一步详细讨论。

结局评估时机与分析

至少要在以下两个时间点进行结局评估：一个是呼吸康复之前（基线），另一个是康复完成后即刻。康复后结局评估还可选择在更长的时间间隔进行，如 3、6 或 12 个月。但是，由于对部分患者的失访或患者自身不愿返回测试，这样的评估频率并不总能做到。

AACVPR 的康复项目认证只要求进行一个康复前后的评估。呼吸康复项目必须包括 3 个月内至少 10 次呼吸康复，但也可以进行 3 个月以上。通常将呼吸康复后的结局与对应的基线结局进行比较来评估功能变化。有些指标如 6MWT 距离，最好以绝对值来记录（如以英尺或米为单位）。为了比较汇总前后的结局数据，可用配对 t 检验或非参数检验进行统计学分析[1]。

虽然在呼吸康复完成后即刻进行结局评估非常切实可行，但这一时间点并不一定是评估康复后变化的最佳时间点。康复项目完成后，功能改善可能会很好地延续[2,3]（这可能是因为患者需要花费数周到数月才能将从呼吸康复中所学的健康行为改变融入他们的日常生活中），但仍应按规定的时间段或康复次数进行结局评估以保证评估的一致性。

以患者为中心的结局评估

呼吸康复中以患者为中心的结局评估包括功能状态与运动能力、症状和健康相关生活质量。本节介绍临床中用于评估呼吸康复标准化结局的评估方法。根据已公布的证据，AACVPR 为每个以患者为中心的结局确定了一套有效而可靠的评估工具，至少包括一项不受版权限制的评估工具。其他结局评估方法也可使用，但通常在研究环境中更实用。AACVPR 会员若想获取以患者为中心的结局评估方法和有效而可靠的评估工具的使用说明，可在 www.aacvpr.org 网站上搜索 "Pulmonary Rehabilitation Outcome Resource Guide"，该指南由呼吸康复专家定期更新。

功能状态与运动能力

功能状态与运动能力评估包括简单的场地测试，也包括复杂的心肺运动测试。最常用的运动能力场地测试是 6MWT[4,5]、递增[6] 和耐力[7] 往返步行测试[8]。第 3 章中进一步讨论了用于运动评估的测试。

症状

呼吸困难和疲劳是呼吸系统疾病患者最常见的症状，二者可使用针对性的评估工具，也可使用其他问卷中的相关评估维度，它们中的任何一个都可以用发生频率、症状程度、所致心理痛苦的程度及对活动的影响来衡量。例如，呼吸困难的频率（一天几次、一周几天）可以通过要求患者报告频率评分来测定。在运动或场地测试期间，使用数字分级评分法（0～10 或 100）测定出的呼吸困难程度是一项重要的结局指标，但它不能反映呼吸困难的整体影响。呼吸困难所致的心理痛苦是一种对参与活动或呼吸困难加重的恐惧，而呼吸困难的影响会导致一种特定活动或多种活动受限。应在运动期间监测呼吸困难，并在运动（如步行测试）前后报告它的程度值，同样还应在康复前后（如康复开始前和康复完成后的呼吸困难基线水平）进行呼吸困难的评估。

运动期间评定呼吸困难程度最简单最常见的工具是 Borg CR10 量表和数字分级评分法。Borg CR10 量表是一种严重程度分级量表[9]。需注意的是，Borg CR10 量表需获得授权后才可使用，并且应用时要理解并准确遵循 Borg 博士的说明以正确使用量表。

数字分级评分法如 VAS[10,11]，要求患者在一条 100mm 的标尺（横线）上对呼吸困难程度进行评分。标尺两端有描述性锚点，一端为 0，表示无呼吸困难；另一端为 100，表示极度呼吸困难（请参阅图 3.12）。标尺的差异在测量长度上有所不同，并使用数字描述符号。

表 7.2 列出了用于评估呼吸困难症状变化的结局评估工具。根据这些工具的证据强度及其在临床中的实用性，AACVPR 要求申请认证的康复项目选择以下 3 种评估工具之一：mMRC、UCSD-SOBQ、BDI/TDI。所有这些评估工具都只是评估呼吸困难对活动表现的影响，而 UCSD 量表还评估了呼吸困难的心理痛苦程度。附加及可选用的问卷在表 7.2 列出，也可从 AACVPR "Pulmonary Rehabilitation Outcome Resource Guide"（www.aacvpr.org）中获得。这些工具可评估呼吸困难和功能状态，包括肺功能状态与呼吸困难问卷（Pulmonary Functional Status and Dyspnea Questionnaire，PFSDQ）[16]、肺功能状态与呼吸困难问卷 – 修订版（Pulmonary Functional Status and Dyspnea Questionnaire-Modified，PFSDQ-M）[17] 和肺功能状态量表（Pulmonary Functional Status Scale，PFSS）[18]。

还可使用 HRQL 呼吸专用问卷评估呼吸困难。圣乔治呼吸问卷（St.George's Respiratory

表 7.2　呼吸困难评估工具（AACVPR 推荐内容用斜体表示）					
评估工具名称	条目数	填写用时（min）	评估呼吸困难特征	判定方法	备注
必须用以下 3 种呼吸困难影响评估量表之一					
改良英国医学研究委员会呼吸困难量表（mMRC）[12]	*5*	*< 1*	*影响*	*1 分*	*不受版权限制*
加利福尼亚大学圣地亚哥分校呼吸困难问卷（UCSD-SOBQ）[13,14]	*24*	*5*	*影响 心理痛苦*	*总分*	*需授权*
基线呼吸困难指数（BDI）变化呼吸困难指数（TDI）	*3*	*3*	*影响*	*功能障碍 任务量 努力程度 总得分*	*● 需授权 ● TDI 评分由 BDI 变化 得来*

续表

评估工具名称	条目数	填写用时（min）	评估呼吸困难特征	判定方法	备注
程度评估（用于评估运动期间各时间点症状）					
Borg CR10 量表 [9]	1	< 1	程度	呼吸困难或其他症状分级评价，1 分递进	● 需授权 ● 评估症状
视觉模拟量表（VAS）[10,11]	1	< 1	程度 心理痛苦 影响	1 分递进评估呼吸困难或疲劳（用"疲劳"代替"呼吸困难"一词）。根据所用描述性术语不同，VAS 可以评估 3 个维度。例如，一个量表可以评估呼吸困难的程度 (0 ～ 10 分)，另一个量表可以评估有呼吸困难患者的心理痛苦等	● 不受版权限制 ● 评估呼吸困难和疲劳
可选问卷					
慢性呼吸系统疾病问卷（CRQ）[16]	20	15 ～ 25	程度 影响	呼吸困难、疲劳、情绪、自我控制	● 需授权 ● 含一个疲劳量表
呼吸困难 –12[17]	12	10	程度 影响	仅呼吸困难	无 MCID 报告
呼吸困难管理问卷 – 计算机测试（DMQ-CAT）[18]	71	25	程度 焦虑症状 自我效能		无 MCID 报告
慢性病治疗功能评估 – 呼吸困难量表（FACIT-Dyspnea）[19]	33 或 10（简版）	15 或 5 ～ 10	程度 影响		心衰患者 MCID 5 分 COPD 患者无 MCID 报告
全球胸部症状问卷（GCSQ）[20]	19	10	每天的程度		
多维呼吸困难概要（MDP）[21]	11	5 ～ 10	影响	呼吸困难的感觉和情感维度	作者版权所有，权限免费
肺功能状态与呼吸困难问卷（PFSDQ）[22]	164	15	频率 程度 影响	功能状态 呼吸困难	联系作者（Suzanne Lareau）
肺功能状态与呼吸困难问卷 – 修订版（PFSDQ-M）[23]	40	7	频率 程度 影响	功能状态 呼吸困难 疲劳	● 联系作者（Suzanne Lareau） ● 含一个疲劳量表

Questionnaire，SGRQ)[19] 的症状评估部分结合其他症状如咳嗽、咳痰和喘息来评估呼吸困难，但是 SGRQ 的评估范畴不单只包含呼吸困难，其活动评估部分还可反映呼吸困难引起的活动受限情况。慢性呼吸系统疾病问卷（Chronic Respiratory Disease Questionnaire，CRQ)[20] 的呼吸困难评估部分通过患者认为重要的五种活动评估呼吸困难程度。西雅图阻塞性肺疾病问卷（Seattle Obstructive Lung Disease Questionnaire，SOLQ)[21] 可以评估呼吸困难的多个方面，但无具体分数描述呼吸困难。

呼吸困难的所有特征（频率、程度、影响和心理痛苦）同样适用于描述疲劳症状。因此，可以使用简易评估工具（如 VAS）评估疲劳，只需将其中的呼吸困难一词替换为类似于疲劳的词（如劳累、费力）。Borg 量表也可通过替换相关词语来评估疲劳。专用于疲劳的问卷可更广泛的评估疲劳，这些问卷包括多维疲劳量表（Multidimensional Fatigue Inventory，MFI)[22] 和多维疲劳评估量表（Multidimensional Assessment of Fatigue，MAF)[23,24]。疲劳也可以是其他问卷的一个维度，如 SF-36 的精力维度、CRQ 的疲劳维度、PFSDQ-M 的疲劳维度，以及心境状态量表（Profile of Mood States，POMS）的疲惫/惰性与活力/好动分量表[25]。

健康相关生活质量（HRQL）

HRQL（也称健康状态）评分反映了健康问题中对患者生活质量很重要的部分。HRQL 评估工具可以是通用的或是针对特定疾病/状况的问卷（表 7.3）。评分可用总分数表示（即每个部分分数的总和），也可用单个评估部分的分数表示，总分数反映了整体生活质量。大多数（但不是全部）HRQL 问卷包括身体功能、症状（尽管并非总是呼吸困难）和情感功能的评估。单个评估部分的评分报告也同样有用，并且可互为补充。例如，CRQ 的呼吸困难评估部分可以满足呼吸困难的评估要求，而其总分可以满足 HRQL 的评估要求。

常用于评估呼吸系统疾病患者 HRQL 的特定疾病问卷有 SGRQ、CRQ 和 CAT。

表 7.3　特定疾病的 HRQL 评估工具（AACVPR 推荐内容用斜体表示）

评估工具名称	适用类型	条目数	填写用时（min）	维度	备注
必须用以下 3 种呼吸困难影响评估工具之一					
慢性呼吸系统疾病问卷（CRQ）[16]	特定疾病	20	15 ～ 20	呼吸困难 疲劳 情绪 自我控制	● 需授权 ● 呼吸困难评分不能与患者其他评分进行比较
COPD 评估测试（CAT）[24]	特定疾病	8	5	咳嗽、咳痰、胸闷、劳力性呼吸困难、ADLs 受限、独立性、睡眠质量、精力	不受版权限制
圣乔治呼吸问卷（SGRQ）[25]	特定疾病	76	10	症状 活动 影响 总分	● 需授权 ● 三个部分：症状、功能、影响

续表

评估工具名称	适用类型	条目数	填写用时（min）	维度	备注
可选问卷					
简明健康调查量表（SF-36）[26]	通用	36	5	生理功能、生理职能、躯体疼痛、总体健康、活力（精力和疲劳）、社会功能、情感职能、精神健康	● 需授权 ● 无呼吸困难评估 ● 在活力维度中评估疲劳
呼吸系统疾病患者 Ferrans 和 Powers 生活质量指数量表（QLI）Ⅲ [27]	特定疾病	36	10	生活质量总分 分量表包括：健康和功能、社会和经济、心理 / 精神、家庭	不受版权限制
达特茅斯生活质量问卷（COOP）[28]	特定疾病	6～9 个单项图表	10	躯体功能、情感功能、日常活动、社会活动、社会支持、健康变化、整体健康、疼痛、生活质量	需授权
肺功能状态量表（PFSS）[29]	特定疾病	53	15～20	日常活动、社会功能、心理功能、性功能、总分	● 联系作者（Terry Weaver, PhD, RN） ● 含一个呼吸困难分量表
西雅图阻塞性肺疾病问卷（SOLQ）[30]	特定疾病	29	5～10	躯体功能、情感功能、应对技能、治疗满意度	联系作者（Shin-Ping Tu, MD）

　　SGRQ 从三个方面评估，即活动、疾病的影响（社会功能和心理障碍）和症状（呼吸困难、咳嗽、咳痰和喘息）[25]。如前所述，SGRQ 的症状评估部分并非只针对呼吸困难。SGRQ 已在多种阻塞性肺疾病中进行了验证。现在有一个新的简化 SGRQ 版本，即仅针对 COPD 的 SGRQ-C，但开发人员认为它们不具有等效性，因此 AACVPR 没有推荐这个简化版本作为评估工具。

　　CRQ 包括呼吸困难、疲劳、情绪和自我控制能力评估部分[16]，这几个评估部分的综合得分反映了 HRQL。要完成 CRQ 呼吸困难评估部分，患者首先必须确定 5 项自觉重要且近期已经引起呼吸困难的活动，然后以 7 分制对每项活动进行评分。尽管呼吸困难评估部分中，这个针对特定患者的方法提高了 CRQ 对呼吸康复等干预措施

后呼吸困难变化的评估能力，却也增加了它的复杂性，因此需要专人填写。现已有 CRQ 标准化版本可以应用[31-33]。

　　CAT 问卷涵盖 8 个项目，采用 6 分制 Likert 式评分法，询问有关咳嗽、咳痰、胸闷、劳力性呼吸困难、ADLs 受限、独立性、睡眠质量和精力的问题[24]，总分范围为 0～40，分数越高表示日常活动受限程度越重。CAT 已经在美国、欧洲和中国进行的前瞻性研究中得到初步验证，全球范围内均适用。在 COPD 基金会网站（www.copdfoundation.org）免费注册账号后下载 CAT U.S. 版作为教育材料，美国以外地区也可在线获取 CAT。

　　在非针对特定疾病的 HRQL 问卷中，最常用的是美国医学结局研究组（Medical Outcomes Study，MOS）简表（即 SF-36，由 36 个问题组

成）。该自填式量表用于评估有健康问题的人群普遍关注的方面，主要有两个部分：躯体健康和精神健康，每个部分又有若干子类别问题，包括疲劳症状、活动能力受限和心理痛苦。SF-36 是一种通用性评估工具，可用于评估各类呼吸系统疾病和合并症，但不能评估对呼吸疾病患者来说最重要的呼吸困难问题。

重要的其他结局

许多其他结局的评估对呼吸康复也很重要，如功能表现和居家活动、焦虑和抑郁等社会心理结局、依从性（退出率或出勤率）、疾病的理论知识和自我效能、戒烟、体重调整、医疗使用、死亡率和患者满意度，许多康复项目会选择评估它们中的一部分作为评价手段。

功能表现和居家活动

运动训练可提高患者的力量和耐力，其主要目的是让患者能够参与日常活动。尽管运动也被作为结局（如步行距离）来评估，但是最终结局是让患者能进行更多活动。运动训练的目标是让患者恢复原来因呼吸困难而无法进行的活动，增加工作、学校、社交和娱乐活动的参与度。呼吸康复后使患者恢复活动不仅是为了增加力量和耐力，还为了增强自信心和自我效能。

活动水平可以通过监测设备或自我报告进行评估。一方面，如果成本不高，可以在呼吸康复前后用监测设备评估活动以作为结局评估。这些设备主要用于监测步行活动，而较少用于上半身活动。另一方面，功能状态问卷可用于评估那些能反映呼吸康复后变化的各种活动，如前述，这些问卷有 PFSDQ、PFSDQ-M 和 PFSS。

社会心理结局

焦虑和抑郁是慢性呼吸系统疾病患者常见的心理症状。用于焦虑或抑郁筛查的问卷有助于识别需要转介行心理评估的患者。第 5 章介绍了用于心理筛查和评估的工具。

患者依从性

患者依从性被作为结局来评估康复出勤率（运动、教育或两者兼有）和康复退出率。影响依从性的因素包括康复项目的特点（费用、时间）、出行距离、交通工具、气候与季节变化及疾病急性加重。

尽管应确认那些对呼吸康复依从性差的患者，但目前仍缺少可用于衡量依从性的统一变量。追踪康复退出率有助于了解个体患者的康复项目依从性，这可以通过随访患者退出康复的原因来实现。

知识与自我效能

呼吸康复期间进行自我管理教育可帮助疾病控制和提高医疗使用（详见第 4 章）。为了评估教育获益，患者需证明对新知识的掌握情况，这可以通过反馈演示或相关知识测验来确定。几乎没有经过良好检验的知识评估工具可用于呼吸康复。同样地，可用于慢性呼吸系统疾病患者的自我效能评估工具也几乎没有。最常用于 COPD 患者的评估工具是 COPD 自我效能量表[34]。但是，所有用于 COPD 的自我效能评估工具在心理学特性方面均涉及较少[35]。

戒烟

一方面，虽然缺少可靠的数据支持，但参加呼吸康复的吸烟患者可从其中得到支持从而减少烟草使用或停止吸烟。戒烟可作为呼吸康复后的结局评估，通过戒烟率或吸烟支数来评估。有观点认为将吸烟者纳入康复可能会对既往吸烟者产生不利影响，但这一观点没有得到数据支持。另一方面，由于呼吸康复所提供的教育和支持，使呼吸康复期间成为了患者戒烟的理想时机。

体重调整

呼吸康复期间体重或身体成分会发生变化。对部分患者来说，减重是一个预期目标，但对某些患者来说，减重可能是有问题的。体重减轻反映了脂肪质量分布的变化，或表明了营养不良和肌肉减少的加重。因此，对某些患者来说需有意识地将增重作为目标。测量体重、BMI 等其他身体成分都可评估康复前后的结局。

医疗使用

慢性呼吸系统疾病患者常并发急性加重，而引起症状加重和功能状态下降。急性加重通常需要升级医疗服务。急性加重频繁发生的患者应考虑转介行呼吸康复。呼吸康复中的自我管理教育和运动训练有助于病情稳定。计划外的门诊或急诊就诊次数、住院次数和住院时长都可作为结局用来评估呼吸康复对急性加重的影响。

死亡率

有研究表明，较高的呼吸困难程度和受损较重的运动能力、功能状态和生活质量都可以预测 COPD 患者的死亡率 [36-41]。尚未出现令人信服的证据支持呼吸康复可影响生存，因为现有研究规模很小且往往不足以证明其对生存的益处 [42,43]。由于前文所列各个方面的结局领域都证明呼吸康复是有益的，因此可以合理地假设在设计合理且令人信服的临床试验中呼吸康复对生存是有益的。

患者满意度

患者满意度调查可阐明影响项目成功和患者依从性的问题。这些调查有助于根据康复对象的需求改进项目。简明康复后问卷通过以下简单的问题来了解患者满意度："您对呼吸康复项目满意吗？您对运动训练计划满意吗？您对教育内容满意吗？您认为从项目中获益了吗？您会把项目推荐给别人吗？"可以从这些答案中获得有关患者满意度的信息。

小结

功能状态、运动能力、呼吸困难和健康相关生活质量等以患者为中心的结局评估是呼吸康复的重要组成部分。如第5章所述，鉴于慢性呼吸系统疾病患者社会心理问题的普遍性和影响，心理学结局评估也很重要。但是，现实时间的限制会消磨康复人员对获取所有结局的热情。考虑到这些问题，临床项目应将所需的以患者为中心的结局用作最小数据集，并在基线和呼吸康复项目完成时收集数据。

第8章

其他疾病的呼吸康复

Charlotte C. Tenebeck, MD

University of Vermont Medical Center

Katherine Menson, DO

University of Vermont Medical Center

Jonathan Raskin, MD, FAACVPR

Mount Sinai Hospital, New York, NY

Brian Carlin, MD, MAACVPR

Sleep Medicine and Lung Health Consultants, Pittsburgh, PA

COPD 一直是最常被推荐进行呼吸康复的疾病。但是，慢性呼吸系统疾病的全身性表现，以及所引起的呼吸困难、疲劳、运动耐量下降、焦虑、抑郁和功能障碍并不是 COPD 特有的，这些功能障碍进程通常是相似的，因此有很强的科学依据支持为非 COPD 的呼吸系统疾病进行呼吸康复。图 8.1 中列举了这些疾病和情况。

尽管关于呼吸康复预后的研究，非 COPD 比 COPD 少，但是在最近的 ACCP/AACVPR 循证医学指南[1] 和 ATS/ERS 呼吸康复声明[2] 中都明确了呼吸康复对非 COPD 患者的有效性。近年来，研究表明，对比 COPD 患者，其他各类非 COPD 患者进行呼吸康复能改善运动耐量和生活质量。下面的内容会详细介绍这些研究发现。基于现有数据和正在进行的研究及呼吸康复对 COPD 患者的公认益处，越来越多的各类呼吸系统疾病被推荐进行呼吸康复。

尽管非 COPD 的慢性呼吸系统疾病患者确实能从呼吸康复中获益，但他们也对呼吸康复专业人员提出了新的挑战。呼吸康复专业人员必须非常了解这些患者的生理学、临床特征和治疗特性。呼吸康复专业人员和转诊医疗人员之间的紧密合作十分重要，因为必须运用疾病相关教育，以及符合年龄、疾病相关症状和健康状况的评估工具，所以当把非 COPD 患者纳入仍以 COPD 患者为主的呼吸康复组时仍有困难。尽管这些患者有一部分评估、自我管理教育、运动、心理干预和结局评估是和 COPD 患者相同的，但为了保证患者安全和满足个体化需求，仍然有必要进行一些调整，为达到现实目标有必要为患者制订一个个体化、合适的呼吸康复方案。本章将总结非 COPD 的其他阻塞性肺疾病、限制性肺疾病、肺

阻塞性肺疾病

支气管哮喘

囊性纤维化（Cystic Fibrosis，CF）

非 CF 支气管扩张症

限制性肺疾病

间质性肺病（包括成人呼吸窘迫综合征存活患者）

限制性胸壁疾病

神经肌肉疾病

肺血管疾病

肺血管疾病与肺动脉高压

其他需要呼吸康复的人群

肺减容术前后

肺移植前后

肺癌和胸 / 腹部手术

呼吸系统疾病和心脏疾病合并存在

图 8.1　呼吸康复有帮助的非 COPD 疾病

动脉高压、术后和肺癌患者的呼吸康复方法。

阻塞性肺疾病

如前所述，有大量研究支持对 COPD 患者行呼吸康复治疗。除非另有说明，这些研究数据是本书所有推荐的基础，因此本章将不再进一步阐述。此处我们将重点讨论哮喘、囊性纤维化和非囊性纤维化支气管扩张症相关的呼吸康复研究。

哮喘

哮喘是一种慢性气道炎症性疾病，其特征是发作性支气管痉挛、气道高反应性和气流阻塞的间歇性加重。与 COPD 一样，那些存在气流阻塞的患者在运动中有可能会出现动态过度通气。相较于 COPD，哮喘气道阻塞更为可逆，而且患者的症状通常也更可变。虽然大多数哮喘患者都表现为呼吸困难、咳嗽和喘息，但评估其病情严重程度的指标，如肺功能和急性发作（即发作频率和诱因），却表现出很大的差异。一般而言，哮喘患者的身体状况往往比那些未患哮喘的人差 [3,4]，而且肥胖和抑郁也与哮喘控制不佳独立相关 [5]。害怕运动、体适能下降及类固醇肌病常导致运动不耐受，有些患者会进展至慢性气流受限，以致很难与 COPD 鉴别。

哮喘管理总的目标包括维持正常肺功能、减轻症状和减少急性加重、保持体能和降低死亡率。

这些目标是通过药物管理、教育和增强体力活动来实现的。尽管所有哮喘患者都能从健康生活方式的教育和推广中获益，但是那些哮喘控制良好且无明显功能障碍的患者一般不需要呼吸康复治疗。对那些即使接受了最大限度治疗仍有呼吸困难或有个体化教育需求的患者，呼吸康复治疗是必要的。2014 年进行的一项系统回顾表明，通过测量最大摄氧量（VO_2max）结构化体力活动能显著提高心肺耐力 [6]。另外，最近的研究显示，运动训练能够改善中至重度哮喘患者的焦虑、抑郁，并提高生活质量 [7]。然而没有证据表明运动能改善肺功能，这很可能是由哮喘的不断变化和可逆性本质导致。

图 8.2[8] 列出了哮喘患者可能需要的调整呼吸康复项目。

由于缺少教育和培训，许多哮喘患者不能正确或坚持长期使用他们的吸入器。依从性的提高可减轻哮喘患者症状并提高生活质量，因此，这类患者的呼吸康复目标应主要围绕这些因素 [9]。另外，由于反复使用皮质醇激素会导致肥胖和代谢综合征，所以应该向患者提供营养咨询。

控制良好的哮喘患者运动时，心肺反应正常。与其他呼吸系统疾病不同，静息肺功能无法预测运动时的通气功能，因此心肺运动测试尤其适用于确定运动耐量减低的原因、评估运动诱发性支气管痉挛的风险及指导个体化运动处方的制订 [10]。康复计划必须包含预防或控制支气管痉挛

运动评估

- 尽可能行心肺运动测试（CPET）
- 评估运动诱发性支气管痉挛（Exercise-Induced Bronchoconstriction，EIB）

运动训练

- 热身活动和整理活动
- 运动前予预防 EIB 的药物治疗
- 上、下肢力量和耐力训练

患者及其家属的适龄教育重点

- 识别和避免诱因

- 药物治疗的作用
  - 疾病治疗与症状控制药物
  - 药物使用依从性的重要性
- 监测呼气峰流速
- 哮喘发作时的各种症状
- 何时联系医疗人员：建立有效的沟通关系
- 自我管理计划
  - 基线症状管理
  - 急性加重的管理
  - 压力、焦虑和应对技术
  - 营养评估和咨询
- 长期使用全身性类固醇激素患者的饮食评估

图 8.2　哮喘患者的调整呼吸康复项目

的策略，如吸入性 β 受体激动剂的使用，热身活动和呼吸技术[8,11]。2013 年的一项系统回顾性研究显示，有氧和负重训练等多种结构化运动训练计划可改善心肺耐力和提高生活质量。对于哮喘控制良好的患者，可将训练强度设在无氧阈值附近或最大心率或峰值摄氧量（peakVO$_2$）高百分比处。对于功能损害严重无法行高强度运动的哮喘患者，适合行低强度运动、等长收缩运动或两者联合。上下肢耐力训练可以促进减重，并可能逆转由长期使用类固醇引起的肌肉无力。

关于哮喘患者的结局评估，目前尚无官方推荐方法，但研究通常使用 6MWT、肺量计、VO$_2$max 和最大心率来评估[6]。症状的评估可使用以下方式：Juniper 哮喘生活质量问卷（Juniper Asthma Quality of Life Questionnaire）[12]、儿童哮喘生活质量问卷（Pediatric Asthma Quality of Life Questionnaire）[13] 和 SGRQ[14]。社会心理症状可用贝克抑郁自评量表（Beck Depression Inventory）和状态 - 特质焦虑量表（State-Trait Anxiety Inventory）来评估。

囊性纤维化

囊性纤维化（Cystic Fibrosis，CF）是一种常染色体隐性遗传病，是由于上皮细胞离子转运异常导致的全身黏液过度黏稠。其继发的呼吸系统病变包括弥漫性支气管扩张、进行性气流受限、过度通气和反复呼吸系统感染，特征是痰液产生增多、支气管收缩和功能受限加重。营养不良通常是由于胰腺外分泌功能不全及脂肪和脂溶性维生素吸收不良所致。其他表现包括慢性鼻窦疾病、肝胆疾病、骨质疏松症和 CF 相关糖尿病。尽管 CF 的病程多变，但大多是在婴儿期或儿童早期起病，青春期时会出现肺功能显著异常。CF 内科治疗的进展提高了生存率，使许多患者得以存活至成年。事实上，即使不考虑近期能改善疾病的小分子疗法，如今出生的患者，其预期寿命也可达到 30 岁及以上[15]，通过这些新疗法，患者预期寿命很可能达到 50 岁以上。然而 CF 可致严重病症，伴有咳嗽、咳痰、呼吸困难、间断咯血、运动耐量减低、功能障碍和生活质量受损。随着病程的进展，患者住院变得越来越频繁。尽管有部分 CF 患者选择了双肺移植，但仍有超过 85％的死亡率与肺部受累有关。

病情进展为中至重度时，运动能力就开始受累[16]。急性加重期和之后的运动耐量减低是最严重的，CF 患者的运动功能受损是由以下原因所致：无效腔和气体交换障碍、心血管循环障碍（包括肺动脉高压）、营养耗竭和骨骼肌功能障碍导致的气流阻塞、过度通气、通气需求增加[17-19]。中至重度 CF 患者运动中会有通气受限。在疾病晚期常有静息或运动性低氧血症或两者兼有，部分患者可能是由运动诱发支气管痉挛而引起。即使是轻至中度 CF 患者，也有许多患者在运动中会出现严重的动态过度通气。动态过度通气与呼吸困难加重及肺功能和运动耐量减低有关[20]。部分中至重度的患者会出现吸气肌力量下降，这与呼吸困难相关[21]。和 COPD 一样，部分哮喘患者也会因腿部疲乏或不适感而运动限制[16]。轻度患者运动引起的心血管反应是正常的，但随着疾病的进展和肺动脉高压的发展，右心室心搏量可能下降[17]。提高体力活动水平与减慢肺功能下降速度有关[22]，体适能已被证明是生存的独立预测指标[23]。

根据患者的需求不同，CF 的治疗应该个体化，其干预措施有如下内容。

- 规律运动训练，增强体力活动水平。
- 保证营养充足。
- 补充胰酶和维生素。
- 定期使用气道廓清技术。
- 吸入 DNase 以降低黏液黏稠度。
- 吸入、口服或静脉使用抗生素治疗。
- 支气管扩张剂。
- CFTR（Cystic Fibrosis Transmembrane Conductance Regulator，囊性纤维化跨膜传导调节因子）调节剂治疗。
- 急性加重管理策略。

随着病情进展及症状和功能受限变得常见，CF 患者对呼吸康复的需求增加。大多数 CF 患者在专科中心接受随访，因此，康复医疗人员和 CF 治疗团队之间的密切合作至关重要。

在多种不同的情况下，运动训练都被证明非常有益，可以提高有氧适能和耐力、提高肌肉力量和质量、减轻劳力性呼吸困难和提高生活质量[16,24-26]。有一些研究，特别是那些关于长期（1～3 年）运动训练的研究表明，运动训练与更好地长期保持肺功能有关[16,24,26]，但是显著改善的机制尚不清楚。其部分原因可能是因为体力训练（结合胸部物理治疗）增加了痰液清除[27]。但是，不可单用体力训练代替传统的气道廓清技术[28]。

维持稳定的肺功能（即预防肺功能下降）和运动耐量对预防 CF 患者长期功能障碍很重要。呼吸康复对 CF 患者功能状态、生活质量、急性加重频率、住院、预后、肺移植结局及生存率的长期影响尚不清楚。

与主管医疗团队的紧密合作，以及进行长期规律运动训练是 CF 患者教育中的重要部分。教育中的其他重要部分还包括以下内容。

- 节奏控制和能量节省。
- 缩唇呼吸。
- 帮助患者在工作、学校、社交、娱乐和体育活动中保持积极主动的策略。
- 抗生素和其他药物（如类固醇激素和支气管扩张剂）在控制感染和改善肺功能中的作用。

应对 CF 患者加强关于气道廓清基本原理、重要性和操作技术的教育。气道廓清技术有多种方法，可以根据患者需求、生活方式和经济能力来选择。用于分泌物清除的机械装置（如振动背心和呼吸正压装置）可以增强胸部物理治疗手法的效果。大部分成年患者可以熟练掌握这些装置，并且很可能成为他们最偏好的气道廓清技术。尽管如此，强化其他气道廓清技术（如呵气式咳嗽和主动循环呼吸技术）对许多患者也十分有用。

静态肺功能不能预测 CF 患者的运动耐量[29]，而心肺运动测试有助于评估运动能力，还有助于确定心血管功能、通气功能和体适能下降对最大运动量的影响，并且还可以检测出运动诱发性支气管痉挛或血氧饱和度下降。这些检测结果有助于为 CF 患者制订安全、有效的有氧运动训练方案[24,30]。

CF 患者运动训练的目的是维持和优化上下肢功能，延缓力量、耐力或功能能力的下降，也可以改善运动耐力、肺功能和提高生活质量[24-26,30]。建议进行监督下的运动训练，每周 3～5 天，每次至少 20 分钟，理想情况下

30 ～ 60 分钟，持续 12 ～ 16 周[16,24-26]。训练强度必须根据疾病严重程度和患者耐受性而决定。对临床情况稳定的患者，建议进行中等强度运动训练（50％最大功率、65％～ 85％最大心率或中等自觉疲劳水平）。无法耐受此水平运动方案的患者，可以从更小的运动强度或较短的运动时间开始，并在可耐受的情况下提高运动水平。

如疾病急性加重则需调整运动训练的强度。病情相对严重的患者更适合症状限制性运动。运动训练前后需要有热身和整理活动。如果可能，制订的运动计划应包括患者喜欢的活动，因为动机对于长期坚持运动很重要。还应包含呼吸肌训练（抗阻或阈值负荷训练，每天 10 ～ 30 分钟，持续数周），这可以增加 CF 患者的吸气肌力量和耐力[31]。呼吸肌训练对整体耐力的有效性还不确定，但已明确对部分患者的运动能力有效[31,32]。

应当监测血氧饱和度并滴定辅助供氧浓度来保证 $SpO_2 \geq 90\%$。据估计，$FEV_1 <$ 预计值的 50％或 DLCO 占预计值％ < 65％的 CF 患者最有可能在运动中出现血氧饱和度下降[17]。辅助供氧能够保障患者安全，还可以提高低氧血症患者的运动能力并减轻呼吸困难[19]。

患者和医疗人员在康复过程中必须特别注意卫生措施，以免发生耐药菌的交叉感染。CF 患者发生耐药菌和病原菌的交叉感染是一个非常严重的情况，甚至可能改变疾病病程[33]。尤其要注意新洋葱伯克霍尔德菌（Burkholderia cenocepacia）感染，因为它与威胁生命的急性疾病有关，通常也是肺移植的禁忌证[34]。接收感染了这种细菌的患者进行呼吸康复时，需要采取相应的预防措施，包括治疗师要在一天中的最后再对其进行运动训练，并且不采取小组治疗模式。工作人员必须密切注意手卫生，遵守标准预防措施和医院基本无菌技术。在医疗机构中，CF 患者无论携带哪种病原微生物，都应和其他人员保持相距至少 2 米（6 英尺）。在非医疗机构或在社区环境中，任何时间段只能有一名 CF 患者参加[35]。尽管多数中心不属于严格意义上的社区环境，但根据上述指导意见，在任何时间段都只能有一名 CF 患者使用一种运动设施。还要将耐药菌感染患者使用的运动设备（如哑铃或弹力带）隔离开。

营养干预对于维持 CF 患者的成长、恢复和维持体重至关重要[36]。调整患者的热量和蛋白质摄入量以适应运动训练导致的需求增加，从而避免体重下降。重要的是，由于出汗过多，CF 患者在运动过程中会有过多的盐分和液体流失，而他们却不会感到口渴，因此往往会低估他们对液体的需求。所以，必须密切注意保持足够的液体和盐分摄入。运动饮料可用于补充电解质并提供热量补充。

一些 COPD 患者常用的结局评估指标，如6MWT、往返步行测试和呼吸困难评估指标，也适用于 CF 患者。应根据患者的年龄和问题选择健康状况评估工具。与 CF 有关、专用于评估健康状况的工具包括健康良好状态指数（Quality of Well-Being Scale）[37]、囊性纤维化问卷（Cystic Fibrosis Questionnaire）[38]和囊性纤维化生活质量问卷（Cystic Fibrosis Quality of Life Questionnaire）[39]。图 8.3 总结了与 CF 患者呼吸康复相关的一些问题。

非囊性纤维化支气管扩张症

非囊性纤维化支气管扩张症包括了大量不同的疾病，因此患者群体差异很大。非 CF 支气管扩张症的原因很多，包括先天性疾病、常见变异型免疫缺陷病、COPD、严重的童年或成年感染史、慢性细菌感染（如非结核分枝杆菌）、变应性支气管肺曲霉病、结节病等。已发布的支气管扩张症治疗指南推荐将运动训练作为治疗计划的一部分[40]。多项研究明确证实，门诊呼吸康复对非 CF 支气管扩张症患者有益，包括运动耐量的明显改善[41-43]、呼吸困难的减轻[42]、疾病和咳嗽相关生活质量的提高[42]。

一般来说，用于 CF 患者的调整呼吸康复项目和特别注意事项同样也适用于非 CF 支气管扩张症患者，只有少数例外。虽然非 CF 支气管扩张症患者不大容易被特殊病原体（如新洋葱伯克霍尔德菌）感染，但仍要采取避免细菌传播的一

运动评估
- 心肺运动测试（CPET）
- 识别任何运动诱发性支气管痉挛（EIB）

运动训练
- 热身活动和整理活动
- 力量和耐力训练：上肢和下肢
- 氯化钠和液体的补充，尤其是在炎热环境运动时
- 监测血氧饱和度；维持 $SpO_2 > 90\%$
- 监测 CF 相关性糖尿病患者的血糖水平

患者及其家属的适龄教育重点
- 症状原因（咳嗽、痰液的产生和呼吸困难）
- 药物治疗（抗生素、支气管扩张剂、皮质类固醇、维生素、胰酶、DNase、基于基因型的 CFTR 调节剂）
- 分泌物清除技术

　　– 咳嗽控制
　　– 体位引流
　　– 振动背心和呼气正压装置
　　– 支气管扩张剂
- 节奏控制和能量节省技术
- 缩唇呼吸
- 在学校、工作和娱乐活动中保持积极主动的策略
- 长期保持规律运动的益处
- 肺移植在长期疾病管理方案中的潜在作用

营养评估和咨询
- 训练中监测体重
- 运动耐量、呼吸困难和健康状况的适龄结局评估指标
- CF 相关性糖尿病患者的血糖水平管理和胰岛素的合理使用

图 8.3　囊性纤维化患者的调整呼吸康复项目

般预防措施。与 CF 患者不同，此类患者通常年龄较大且超重，这会导致运动耐量和体适能下降，因此体重管理的重点应该是减重而不是增重或维持体重。而且，根据引起支气管扩张症的根本原因不同，呼吸康复项目可能还需要有更进一步的调整。

限制性肺疾病

　　多种疾病都可以导致肺限制性生理变化。许多不同病因的间质性肺疾病都可以引起肺容量受限和弥散障碍。此外，肺外因素如胸壁疾病和神经受损或肌肉无力，以及严重肥胖症也可导致肺的限制性通气功能障碍。这些不同类别的疾病将在下面分别讨论。

间质性肺疾病

　　慢性间质性肺疾病是一组异质性疾病，其特征是在肺间质或肺泡出现不同程度的炎症、纤维化或两者兼有。图 8.4 列出了间质性肺疾病（Interstitial Lung Disease，ILD）分类。ILD 的常见症状包括活动后呼吸困难、干咳、运动耐量减低和疲劳。患者个体间的症状及治疗反应差异很大，并且症状的进展常可导致严重功能障碍。如果是在另一种疾病病程中继发的 ILD，如结缔组织病，患者还会出现其他症状，包括关节痛、肌痛、食管反流或关节畸形[8]。ILD 与 COPD 不同，后者主要的呼吸系统紊乱是气流阻塞和肺部过度通气，而 ILD 通常表现为限制性通气功能障碍、肺容量减少、弥散能力下降。由于这些呼吸力学的改变，患者出现浅快呼吸，并且由于他们的弥散能力降低，所以需要吸氧的可能性更大，特别是在运动中。这些因素可降低与疾病或治疗副作用有关的健康相关生活质量[44]。

　　运动耐量减低主要是由两个因素造成的。第

- 原发——特发性间质性肺炎
  - 急性间质性肺炎（Acute Interstitial Pneumonia，AIP）
  - 隐源性机化性肺炎（Cryptogenic Organizing Pneumonia，COP）
  - 脱屑性间质性肺炎（Desquamative Interstitial Pneumonia，DIP）
  - 特发性肺纤维化（Idiopathic Pulmonary Fibrosis，IPF）
  - 淋巴细胞间质性肺炎（Lymphoid Interstitial Pneumonia，LIP）
  - 非特异性间质性肺炎（Nonspecific Interstitial Pneumonia，NSIP）
  - 呼吸性细支气管炎伴间质性肺疾病（Respiratory Bronchiolitis-Interstitial Lung Disease，RB-ILD）
- 继发——刺激暴露
  - 急性呼吸窘迫综合征（Acute Respiratory Distress Syndrome，ARDS）
  - 结缔组织病相关肺间质纤维化（Connective Tissue Disease-related ILD，CTD-ILD）
  - 药物性肺炎
  - 过敏性肺炎
- 结节病
- 其他
  - 朗格汉斯细胞组织细胞增生症
  - 肺淋巴管平滑肌瘤病
  - 神经纤维瘤病
  - 血管炎

图 8.4　间质性肺疾病分类

一个因素，气体交换障碍可导致运动性低氧血症，即使静息血氧饱和度正常也可以出现非常严重的运动性低氧血症，这是 ILD 的标志性特征。低氧血症会增加肺血管阻力，从而导致血管收缩并最终引起肺动脉高压。这也造成了引起运动耐量减低的第二个因素，即静脉回流减少和心率反应异常所致的心功能障碍。这些因素的结合可引起氧气转运受损和肌肉疲劳。纤维化还会造成顺应性下降，从而增加无效腔通气，引起代偿性的呼吸频率加快，表现为特征性的浅快呼吸。通常认为这会导致运动能力受限，但试验却表明 ILD 患者运动高峰期后的通气储备较大。开始运动训练计划之前，应通过 6MWT 来评估运动性低氧血症。如有肺动脉高压，应对患者进行监测，因为静脉回流受阻会导致头晕或晕厥。

呼吸康复的重点之一是力量训练。与其他慢性呼吸系统疾病患者一样，ILD 患者常伴有体重减轻、肌肉质量下降和体适能下降[45-48]。这些因素共同作用可引起下肢疲劳，这是造成运动终止的主要症状。此外，ILD 患者有类固醇肌病的风险，可以通过适当的力量训练逆转[8]。

多种类型的 ILD 都会随时间进展出现严重的功能障碍，引起生活质量下降[49]，但是治疗方法却有限。许多患者还会因持续咳嗽而感到焦虑、绝望、抑郁和尴尬。某些晚期患者适合肺移植，但需要身体和心理上的保证。呼吸康复能很好地满足 ILD 患者的多种需求，并且是肺移植前的必要准备措施[50,51]。

图 8.5 总结了一些与 ILD 患者呼吸康复相关的问题。

研究表明，完成了呼吸康复的 ILD 患者，其 6MWT、主观呼吸困难程度和生活质量均有显著改善。虽然不清楚这些 ILD 患者指标的改善程度和 COPD 患者相比如何，但这些指标的改善持续时间却比完成了呼吸康复的 COPD 患者短。获益时间可随着康复时间的延长而延长，并且目标是在出现心功能障碍表现之前及早开始康复[8]。运动训练计划应个体化，以满足不同患者的能力和需求。

ILD 患者运动能力受限的原因多而复杂，并且常有合并症，需进行心肺运动测试以评估能否转介行呼吸康复。这项测试可以评估运动能力、运动能力受限的潜在原因、监测血氧饱和度变化，有助于识别合并症和制订运动处方。ISWT 相较于 6MWT 属于症状限制性最大运动能力测试，能更好地评估完成呼吸康复 ILD 患者获益情

运动评估

- 尽可能行心肺运动测试（CPET）
- 6MWT 或往返步行测试

氧气需求评估

- 6MWT
- 运动血氧饱和度：使用患者自己的便携式氧疗设备以最高强度运动进行测试

运动训练

- 上下肢的力量和耐力训练
- 重点关注节奏控制和能量节省技术
- 运动中可能需要高 FiO_2 氧疗

患者及其家属的适龄教育重点

- 疾病的自然病程和预期

- 症状和运动受限的生理基础（强调咳嗽不具有传染性）
- 药物治疗的预期效果与潜在副作用
- 合理且正确使用辅助供氧
- 气道廓清技术（尤其是支气管扩张症患者）
- 识别继发感染的症状和体征
- 预防策略：流感和肺炎球菌疫苗
- 社区资源
- 预立临终医疗指示
- 协助管理焦虑和抑郁的应对技术
- 机械通气的选择和结局教育

营养评估和咨询

- 预防肌肉减少和体重下降
- 使用与疾病相符合的健康状况结局评估工具

图 8.5　间质性肺疾病患者的调整呼吸康复项目

况[2,52]。

应通过运动血氧测定评估患者的氧气需求，测定应以最高强度的运动进行，并且在康复中和居家环境中都要测定。由于有些供氧设备（如电子脉冲供氧装置）在患者的运动过程中常无法保持充足的氧气供应，因此还必须测定患者在使用其家中常用便携式供氧装置时的运动血氧浓度。患者的氧气需求可能非常高，因此必须使用高流量供氧或储氧装置。完成呼吸康复后要在日常生活中继续运动锻炼，但上述这些需求可能会成为它的阻碍。

运动训练的总体目标是增加力量、耐力和功能能力，进而提高生活质量。在 ILD 或肺纤维化的患者中，呼吸康复的益处如下。

- 改善运动耐量。
- 提高生活质量。
- 减轻呼吸困难。
- 确定补充氧气需求，尤其是运动中[53-58]。

运动耐量的改善程度在石棉肺和特发性肺纤维化患者中最大，而在结缔组织病相关 ILD 患者

中却很少。基线 6MWT 距离较短的患者有最大程度地改善[58]。由于 ILD 患者的生理功能受限且氧需求量很高，因此康复可能无法减轻所有患者的呼吸困难。应教会患者节奏控制和能量节省策略及呼吸节奏调整技术。应该制订个体化的方案，以使每位患者尽可能长时间地继续参加其喜爱和期望的活动。

有多项教育重点是针对正在进行呼吸康复的 ILD 患者，详见图 8.5。考虑到一些类型 ILD 存在严重功能障碍且持续进展、长期预后不佳，必须特别重视帮助患者应对呼吸困难、焦虑和抑郁。呼吸康复也有助于患者了解并选择肺移植和机械通气，而且还能够讨论关于预立临终医疗指示和临终照护的问题。

尽管用于评估 ILD 患者呼吸困难的量表有很多，包括 Borg 呼吸困难量表、BDI、TDI、mMRC 及 VAS，但评估呼吸困难的最佳方法仍在研究中。同样地，ILD 患者呼吸康复后健康状况变化的最佳评估手段也仍在研究中。通常使用 SF-36、SGRQ、CRQ、健康良好状态指数

（Quality of Well-Being Scale）和 WHO 生活质量量表（World Health Organization QOL Scale）来评估 ILD 患者的健康状况，尽管这些量表中大部分是用于 COPD 患者而不是 ILD 患者的。最近的研究表明，这些量表用于 ILD 患者是可靠的替代指标[59]。

神经肌肉疾病

神经肌肉疾病这一大类下涵盖了许多种疾病，包括多种原因所致的肌营养不良症，运动神经元病如脊髓灰质炎后遗症，肌萎缩侧索硬化（Amyotrophic Lateral Sclerosis，ALS），以及脊髓损伤等丧失了运动神经元神经支配的疾病，还包括限制性的胸壁疾病。

许多伴有呼吸功能障碍（有或没有潜在呼吸系统疾病）的限制性胸壁疾病或神经肌肉疾病患者可从呼吸康复中获益。在这些疾病中呼吸功能障碍的发生率、严重程度、自然病程的差异性很大，但大多数患者在疾病病程中会发生呼吸系统合并症，病情稳定的患者可能会出现慢性症状，病情进展的患者其症状会随着时间而改变。例如，在肌营养不良症患者中，如早期累及膈肌或延髓则特别容易出现呼吸系统症状和受限[60]，而其他患者可能直到疾病的晚期才出现症状，并且大多伴有骨骼肌或关节功能障碍。图 8.6 列出了多种胸壁和神经肌肉疾病。

- 限制性胸壁疾病（如脊柱后凸或侧弯、肺减容成形术）
- 呼吸受累的神经肌肉疾病
- 帕金森病
- 多发性硬化症
- 脊髓灰质炎后遗症
- 重症肌无力
- 肌萎缩侧索硬化
- 神经肌肉疾病（包括脑卒中）合并原发性呼吸系统疾病

图 8.6 呼吸康复有益的疾病

神经肌肉疾病或胸壁疾病患者肺功能检查结果常为限制性通气功能障碍，许多人表现为呼吸浅快，尤其是在运动中。其他生理异常包括呼吸肌无力、与体位相关的呼吸肌机械效益受损、胸廓畸形和胸廓顺应性下降（尤其是脊柱后凸畸形）。机械和生理异常会导致气体交换障碍，通常伴有 $PaCO_2$ 升高（由于肺泡通气不足）和低氧血症（与通气 - 血流比例失调或肺底的肺内分流有关）。各种神经肌肉疾病患者的心肺运动测试结果为摄氧量下降、做功能力下降、通气减少及体适能下降[61]。

如前所述，呼吸动力学和生理学异常，以及频繁伴发的外周肌肉功能障碍可导致运动耐量下降。呼吸肌无力 / 疲劳和因外周肌肉无力 / 不协调产生的氧需求增加[62]引起了活动后呼吸困难。肌肉功能受损又会引发咳嗽无力和障碍。此外，肺顺应性差或胸廓畸形影响了分泌物清除的能力。有些患者，特别是神经退行性疾病患者，如肌营养不良症、ALS、多发性硬化症和帕金森病，会出现吞咽功能障碍，有发生误吸的风险。而这些又共同导致了呼吸系统感染风险的增加。睡眠呼吸障碍，包括阻塞性睡眠呼吸暂停和严重的睡眠中肺泡低通气，在神经肌肉疾病和限制性胸壁疾病患者中非常常见，尤其是在疾病晚期。

一项大型的系统回顾表明，力量训练结合有氧训练对肌肉疾病患者有效[63]。它还表明力量训练和有氧训练相结合对多种疾病患者都有效，并且发现了支持重症肌无力和强直性肌营养不良患者进行呼吸训练的证据。重要的是，目前没有证据表明运动训练会带来负面影响或伤害。

迄今为止，关于不同神经肌肉疾病的最佳运动训练方案，尚未有明确的指南发布，因此在这一领域仍需要有更进一步的研究。可与患者的神经科医师或康复医师讨论来制订安全且合适的运动处方。有氧训练有助于保持活动能力和逆转体适能下降。药物治疗有效或疾病早期的患者可进行步行和踏车训练。由于患者已出现功能受限，为避免过度负荷建议采用短时多次运动（间歇训练）。

运动处方常包括力量训练，其形式可以从抗

阻训练到主动关节活动度训练，但应避免那些可能导致肌肉受伤的力量训练。其他有用的干预措施包括矫形器、气道廓清技术和吸气肌训练[63]。建议行物理治疗或作业治疗咨询，以确定是否需要辅具或矫形器来帮助在 ADLs、工作、驾驶或高要求活动（如上学）中保持独立。

训练时要重视能量节省和节奏控制技术。职业康复对某些患者可能有用。应向家属告知患者功能受限的原因和辅助患者的最佳方法。并不是所有的神经肌肉疾病患者都适合缩唇呼吸训练。运动中应监测血氧饱和度，并予辅助供氧以确保 $SaO_2 \geq 88\%$。如果需要，应评估睡眠呼吸障碍。

还应教给患者一些辅助咳嗽和分泌物清除的策略，如使用吸-呼气排痰装置（insufflator-exsufflator device）、振动排痰背心（vibration vest）或呼气正压装置（positive expiratory pressure device）[64]。应教会患者识别呼吸系统感染的早期征兆，且与其医疗人员建立清晰的沟通流程，以制订治疗方案。如果患者今后无法再回归家庭，那么与患者就预立临终医疗指示、机械通气、气管切开术、家庭和社区资源及专业护理机构或长期机械通气患者照护机构进行讨论，有助于患者做出选择。图 8.7 为胸壁和神经肌肉疾病患者应考虑的调整呼吸康复项目。

肺动脉高压

呼吸康复机构将越来越多地参与到 PAH 患者的治疗中来。其他慢性呼吸系统疾病患者常见的问题，如需要提高运动能力、管理日常生活活动和解决生活质量问题，也常出现在 PAH 患者中[65]。还有证据表明 PAH 患者的外周肌肉功能障碍类似于 COPD 患者的肌肉萎缩[66]。PAH 患者与其他慢性呼吸系统疾病患者有许多类似的临

运动评估

- 疾病种类和严重程度
- 患者的个体化需求和功能受限
- 如有需要，与神经科医师或内科医师协商制订运动处方（合适的运动方式和强度）

运动训练

- 个体化训练项目种类和目标
- 避免过度肌肉疲劳
- 有氧运动训练和力量训练：步行训练、踏车训练、水中运动
- 必要时进行短时多次运动
- 间歇训练可能有益
- 合适的患者进行吸气肌训练

其他注意事项

- 辅助供氧以保证 $SpO_2 \geq 88\%$
- 运动期间无创呼吸机辅助通气的潜在作用

- 识别需要夜间无创呼吸机辅助通气的患者（CPAP 或 BiPAP）
- 评估保持 ADLs 独立性的辅助或矫形设备的需求
- 严重功能受限或重症医护需求患者的住院呼吸康复

患者及其家属的适龄教育重点

- 神经肌肉或胸壁疾病的呼吸系统临床表现和并发症（因人而异）
- 分泌物清除和咳嗽技术
- 识别疾病不稳定和感染的迹象
- 无创呼吸机辅助通气的原理和益处
- 辅助供氧
- 气管切开术和机械通气
- 预立临终医疗指示
- 社区资源、专业护理机构或长期机械通气患者照护机构

图 8.7　胸壁和神经肌肉疾病患者的调整呼吸康复项目

床需要，因此呼吸康复机构可以在这种严重且令人关注的疾病治疗和管理中起重要作用。

与 COPD（包括慢性支气管炎、肺气肿和哮喘）一样，PAH 也是将几个独立的诊断集中归在了这一总称之下，共用 PAH 这一定义。事实上，COPD 患者也可能合并有肺动脉压升高，患者却对此毫无察觉，因此可能会积极参加呼吸康复[67]。肺动脉压会随患者运动在亚临床水平波动，肺血管床具有足够的容量来应对这个压力波动。包括 PAH 在内，引起肺动脉压升高的病因是多样的，并且除呼吸系统疾病外，这些疾病往往是多系统的且涉及其他各种临床情况，因此对临床医师而言，首先要了解患者的病程，这一点十分重要。直接损伤肺血管床、多种呼吸系统疾病或全身性疾病并存都可引起肺动脉高压。特发性肺动脉高压是指原因不明的肺血管阻力增加，并排除所有引起肺动脉高压的危险因素或合并疾病。继发性肺动脉高压的常见病因很多，如 COPD 或 ILD 等实质性肺疾病晚期、慢性血栓栓塞性疾病、左心衰、HIV 感染、某些胶原血管病、药物或毒素、睡眠呼吸障碍及肝硬化门静脉高压。

值得注意的是，继发性肺动脉高压疾病治疗后，肺动脉压力可能会向不同方向变化，如慢性肺栓塞对比硬皮病。慢性肺栓塞经多年抗凝治疗后可能会出现 PAH 下降，而硬皮病治疗后会出现不可避免的 PAH 加重，甚至导致患者死亡。曾有观点认为，右心疾病常由左心疾病所致，结合目前心脏疾病的流行病学，这个观点可能是正确的。所幸，许多呼吸康复专业人员已认识到心脏康复的必要性，因为心脏疾病显然是我们呼吸康复中心最常见的合并症。PAH 这一疾病的特殊性和重要性对康复中心来说是项挑战，因此掌握这个疾病的生理学知识和疾病管理方法对于制订合适的治疗方案至关重要。

对于 PAH 患者的治疗来说，最具挑战的是，无法随时轻松地监测肺动脉压水平。与测量体循环血压或血氧饱和度不同，在肺动脉压测量方面，呼吸康复专家面临着巨大的生理学难题，因此需要使用替代测量方法和其他临床分析来预测肺动脉压是否会不断升高。而其他医疗人员也同样面临无法随时获得 PAH 肺动脉压水平这一难题。由此，PAH 患者的康复治疗应注意处理和认识以下要点。

- 每次运动训练前，都要询问患者有关使用 PAH 药物的依从性。如果患者依从性差或忘记服药，则应暂停运动训练。
- 运动训练前必须评估静息血氧饱和度，确保 ≥ 90%。血氧饱和度低于 90% 和肺动脉压的升高有关，所以临床医师应在开始康复治疗时就要保证足够的血氧饱和度。运动训练开始后常有 SpO_2 下降，因此血氧饱和度低于 90% 的患者进行运动训练是不安全的。
- 随着血氧饱和度的下降，必须要有能增加 FiO_2 的氧疗设备以保证充足的氧气供应，及时解决血氧饱和度下降的问题。若血氧饱和度无法保持在 90% 以上，必须终止运动。
- 记录基线脉搏十分重要，因为这类患者常出现心动过速的快速进展，而这一点令人担忧，因为它表明肺血管阻力增加。患者在运动中需注意避免 Valsalva 动作，并且当脉搏达到 130 次/分及以上时应视为警示水平，并考虑降低运动强度。而血压下降是红旗征，必须立即终止运动。
- 任何上半身运动都应在较低的水平进行，并且不应常规进行抗阻训练和 ROM 训练。牵伸时间要短，不可长时间持续牵伸。上肢的重量训练是相对禁忌的。如果对运动训练有特殊要求，则应征得 PAH 专家的同意。
- 及时且适时的停止运动对避免低血压和临床症状恶化十分重要，因此对于重度或中至重度 PAH 患者，如果仍需治疗，那么治疗师应考虑行一对一治疗。当肺动脉压力未知，静息心率超过 100 次/分时，应在运动训练期间密切观察患者。
- 在康复训练过程中，必须与患者的主要照护人员进行密切沟通以了解患者的状态。

在与这类患者互动交流中，临床医师应了解其预后和生存风险。一项大型研究发现[68]，下列临床情况和死亡率的增加密切相关：门静脉高压相关性 PAH、修订版 NYHA/WHO 心功能分级（NYHA/WHO functional classification）Ⅳ级、60 岁以上的男性，以及有 PAH 家族史。以下情况也会显著增加死亡风险：结缔组织病相关性PAH、肾功能不全、修订版NYHA/WHO心功能分级Ⅲ级、静息收缩压＜110mmHg、静息心率＞92次/分、6MWD＜165m、BNP＞180pg/ml、心包积液、DLCO占预计值%≤32%、1年内右心房平均压增加＞20mmHg。同样地，硬皮病和非硬皮病这类结缔组织病也会增加死亡风险。此外，NYHA/WHO心功能分级Ⅰ级、6MWD≥440m、BNP＜50pg/ml和DLCO占预计值%≥80%与生存率高有关。由于大多数康复中心见到的PAH病例都是零星的，所以建议查阅文献了解不断出现的新疗法和学习临床经验。

活动后呼吸困难、胸痛、疲劳、心悸、头晕和咯血是肺动脉高压的特征性症状[69]。严重时，还可出现运动性晕厥或猝死。运动性头晕或先兆晕厥通常预示着病情严重。肺动脉高压患者的循环和气体交换障碍共同导致其运动能力下降、乳酸性酸中毒提早出现、做功耗氧量增加。这类患者还常有通气受限（呼吸储备不足），因此需要增加分钟通气量以维持有效的肺泡通气和气体交换。而其长期不活动所引起的体适能下降使上述这些问题更加复杂化。运动耐量减低还与肺动脉高压患者生存时间变短有关[70]。

在过去，由于担心低心输出量、心律失常、肺静脉淤血、低氧血症和循环衰竭，错误地认为肺动脉高压是运动测试和训练的禁忌证。事实上，在经验丰富的专业人员的密切监督下，谨慎地进行亚极量运动测试和训练是相对安全的[71]。此外，辅助供氧和新药物的出现改善了患者的运动耐量，并提高了生存率[72-74]。人们也逐渐认识到体适能下降也是运动耐量减低的原因，并开始将肺移植治疗运用于部分肺动脉高压患者，这些都支持呼吸康复的应用。

尽管尚无确切的证据表明呼吸康复中的运动训练能够改善肺动脉压力或心排血量，但是通过增强体适能可以提高运动耐量。在近期的一项有关PAH和运动训练的荟萃分析中（共106名患者，运动训练组和对照组各53名），运动训练组的6MWT和peakVO$_2$改善[75]，并且没有报道严重

不良反应。值得注意的是，经过呼吸康复治疗，患者的WHO心功能分级没有继续下降。目前，呼吸康复是这类患者肺移植前准备工作中的常规内容。有大量证据支持呼吸康复所带来的积极成果。早期的研究认为，6MWD基线水平较高的患者（＞380m）能从呼吸康复中获益，而随后的研究发现那些基线水平较低的患者经过呼吸康复后6MWD也显著增加[79]。有关这类患者的呼吸康复影响和生存，目前尚缺少数据。

尽管心肺运动测试可用于识别导致运动受限的原因，但应避免极量递增运动测试。亚极量运动测试更为安全，特别是对运动性晕厥、先兆晕厥或心律失常的患者。6MWT是一项用来评估肺动脉高压患者运动耐量的实用替代方法[70]，并可为判断预后提供信息。

运动训练时应监测血氧饱和度，并滴定氧疗浓度以保证SpO$_2$＞90%。由于运动过程中可能会发生低氧血症，从而进一步升高肺动脉压并导致心律失常或循环衰竭，因此在呼吸康复时，要调整肺动脉高压患者的氧气供应量，以保证他们的SpO$_2$高于行呼吸康复的其他疾病患者。

对于正在使用抗凝药物的肺动脉高压患者，必须采取特殊的安全预防措施来防止其跌倒。监测头晕、心悸或晕厥、高血压或低血压至关重要。为此，应严格避免进行高强度运动或任何可能导致胸腔内压力升高或右心室前负荷降低和引起循环衰竭的活动（如在没有呼吸控制的情况下进行举重训练或其他需要Valsalva动作的抗阻运动）。通常，低强度有氧运动（如跑步机或平地步行）及牵伸训练、ROM训练是运动疗法中最主要的部分[77,78]。对于心律失常的患者，建议在运动期间进行远程监测。应对患者进行监测以便及早发现运动性高血压或低血压，如果患者出现胸痛、心悸、头晕、眩晕或晕厥，应停止运动。如果患者正在接受连续静脉血管扩张剂治疗且治疗不可中断时，运动训练必须格外小心。

应教会肺动脉高压患者节奏控制和能量节省技术，有些患者可能还需要辅助设备来提高ADLs能力。必须对每位患者进行单独评估，以了解其疾病的严重程度和导致其运动耐量减低或

功能受限的原因。应向患者宣教药物治疗的获益和风险。图 8.8 为肺动脉高压患者参与呼吸康复时的特定重点。图 8.9 所示的是一家肺移植专科中心使用的代表性呼吸康复运动指导。

运动评估

- 6MWT
- 心肺运动测试（CPET）
- 测量运动过程中的血氧饱和度

运动训练

- 低强度有氧运动（跑台或平地步行）
- 节奏控制和能量节省
- 避免以下活动
  - 高强度运动训练
  - 可能导致胸腔内压力增高的活动，如需要 Valsalva 动作的举重或抗阻运动
- 远程监测心律失常患者
- 监测血氧饱和度
- 辅助供氧以保证 SpO$_2$ > 90%
- 确定患者自己的便携式氧疗设备可达到足够的 SpO$_2$
- 运动过程中密切监测血压和脉搏
- 如果患者出现胸痛、头晕、眩晕或心悸，应停止

运动

- 肺移植后也许可进行高强度运动训练

重要的其他注意事项

- 呼吸康复专业人员与患者的医师之间紧密合作
- 接受抗凝治疗的患者避免跌倒
- 避免连续静脉血管扩张剂给药治疗中断

患者及其家属的适龄教育重点

- 肺动脉高压引起症状的解剖和生理基础
- 右心衰竭的迹象
- 辅助供氧的重要性和益处
- 抗凝的风险和益处
- 血管扩张剂
- 肺移植
- 机械通气
- 如何安全进行防止体适能下降的运动训练
- 营养评估和咨询（必要时）

图 8.8　肺动脉高压患者的调整呼吸康复项目

- 如果患者出现症状，应立即停止运动
- 运动期间应监测血氧饱和度和生命体征，并保持在建议范围内
- 推荐进行低阻力运动（哑铃、腕部沙袋和弹力带）；不推荐进行高强度抗阻训练
- 指导呼吸节奏调整、避免 Valsalva 动作，改善人体力学后，可行卧位到坐位体位转移。不建议腰部向前弯曲和头部处于较低的位置，因为这可能会加剧眩晕症状并产生 Valsalva 效应
- 患者可使用上肢或下肢固定功率自行车进行低阻力水平训练
- 可以使用上肢功率自行车进行低阻力水平训练，但必须有临床需求并记录
- 患者可以在平地或跑台上步行
- 患者可以进行牵伸训练

图 8.9　肺动脉高压患者的运动方案

肺癌

　　在美国等发达国家和地区，肺癌是导致癌症死亡的最重要原因。吸烟是肺癌的主要原因，女性比男性更容易受烟草致癌物的影响[76]。其他病因包括石棉、被动吸烟等环境暴露。肺癌可导致高症状负担、生活质量下降、高医疗费用，以及仅约14%的5年生存率。

　　许多肺癌患者，包括放疗或化疗后恢复的患者，都是进行呼吸康复的极佳人选，尤其是考虑到很多患者还合并COPD[80]。此外，体适能下降、恶病质、焦虑、肌力下降和疲乏是肺癌患者功能障碍的常见原因，这些情况在呼吸康复后可能会得到改善[81]。运动训练可以增加体力、提升自我状态、改善健康状况，还能减轻接受化疗的癌症患者的疲乏[82,83]。呼吸康复已被证明是对肺癌切除术患者有益的辅助治疗[84-86]。

呼吸康复与手术患者

　　为合并慢性呼吸系统疾病患者行大手术时，医疗人员必须评估患者是否有足够的呼吸储备来耐受手术并预估术后发生并发症的风险。所有慢性呼吸系统疾病患者，在胸部或上腹部手术之前都需要肺量计检测。

　　通常，任何接受胸部、上腹部或腹主动脉瘤手术的患者都有发生术后呼吸系统并发症的风险，特别是术前2个月内吸烟、合并慢性呼吸系统疾病或总体健康状况不佳的患者。

　　以下是术后常见的呼吸系统合并症。

- 感染。
- 肺不张。
- 气体交换功能恶化。
- 支气管痉挛。
- 血栓栓塞性疾病。
- 需要长期机械通气的呼吸衰竭。

　　对于肺功能结果处于正常边缘的患者，术前评估中采用综合运动测试能够提供有用的信息。低运动耐量与手术结局差及生存率下降有关。呼吸康复可提高运动能力，有些曾被认为无法手术的患者可能经过呼吸康复后又能实施根治性手术了[87,88]。

　　在大手术前进行呼吸康复能够优化呼吸系统疾病患者的健康和功能状况，帮助预防术后并发症，并加快功能恢复。需要行手术治疗的呼吸系统疾病患者，其术前和术后呼吸康复（包括运动训练）原则与一般康复原则相同。但是，准备手术或术后恢复期的患者需考虑某些特定注意事项。

　　如果可以（即非紧急手术），患者应在术前戒烟至少2个月[89]，在这方面可能需要制订个体化戒烟计划或咨询。术前应对患者进行增加肺容量和气道廓清技术的培训，包括深呼吸、激励式肺量计、体位、夹板和辅助咳嗽。患者还应熟悉择期手术的过程和术后胸部引流管的情况，并培训节奏控制、能量节省、疼痛管理、预防静脉血栓形成、床上移动和转移方法。同时营养咨询和焦虑管理也很重要。

　　运动训练的持续时间应该根据医疗需要并以手术时间表为基础。对于即将接受大手术的呼吸系统疾病患者，术前短期（2～4周）呼吸康复是可行的，尽管还需要更大的随机对照试验来验证其安全性和获益。这些研究中的患者已经成功使用了各种类型的运动训练计划[90-92]。

　　患者术后应尽早开始活动。术前学习疼痛控制方法和增加肺容量策略，对减少肺不张和帮助分泌物的清除至关重要。密切监测气体交换功能，必要时应使用无创正压通气。应保证充足的营养。在临床情况允许的条件下，应尽快开始牵伸训练、ROM训练和离床活动[93]。

　　出院后，可以在规范的门诊呼吸康复机构继续进行运动训练。一些无对照组的临床研究表明，肺癌切除术后呼吸康复可改善步行耐力、增加峰值运动能力和减轻呼吸困难[94-97]。仍需要更进一步的研究来评估术后呼吸康复对围术期并发症和生存率的影响。

　　图8.10为肺切除或其他胸部/上腹部手术患者需要强调或调整的呼吸康复方案。

- 运动训练以增加肌肉力量和耐力
- 化疗或放疗完成后及早进行呼吸康复
- 自我管理策略
- 评估对辅助设备和服务的需求
- 社会心理干预：应对压力和焦虑管理技术
- 教育
  - 呼吸再训练
  - 节奏控制
  - 能量节省
  - 营养
  - 何时寻求医疗服务

图 8.10　肺癌或胸部／上腹部手术患者的调整呼吸康复项目

肺减容术

肺减容术（Lung volume reduction surgery，LVRS）是通过胸骨切开术或视频辅助胸腔镜手术切除严重的肺气肿组织，以改善某些经过精心选择的合适的严重肺气肿患者的肺功能、呼吸力学和运动耐量。对于尽管采取了最佳的内科治疗方法但仍有严重呼吸困难和运动耐量减低而其他身体状况稳定的患者可考虑行肺减容术。手术技术、患者选择细节和临床结局已在其他章进行了讨论 [97-99]。LVRS 后，FEV_1、肺容量、气体交换功能、运动耐量、呼吸困难、生活质量和生存率均得到改善 [100]。最显著的获益部分是提高弹性回缩力、减少过度通气、改善呼吸肌功能和心脏功能，并减少中枢呼吸驱动。

LVRS 术前行呼吸康复是安全且有效的 [101,102]。在 NETT 中，随机选择 1218 例患者在 LVRS 术前或术后行门诊呼吸康复对比行常规内科治疗，发现呼吸康复可显著改善峰值运动负荷（功率自行车）、步行耐力（6MWT）、呼吸困难和生活质量。LVRS 术前呼吸康复也可改善 VO_2max 和肌肉力量。相较于病情严重程度较轻的患者，准备行 LVRS 的重度 COPD 患者在呼吸康复治疗中未见不良事件发生率的增加。此外，运动训练和呼吸康复还能够减少一些术后并发症，并且术后训练还可加快患者的恢复。

LVRS 患者的呼吸康复原则与慢性呼吸系统疾病患者相似。若想取得最佳结果，患者和家属、呼吸康复专业人员及呼吸内外科转诊医师的良好沟通至关重要。协作包括为患者制订康复目标并设计运动训练方案（运动方式、强度和持续时间）。制订个体化的运动处方应根据综合心肺运动测试的结果。LVRS 术后呼吸康复有助于逆转体适能下降、改善活动能力，并有助于监测氧合和药物使用需求。

图 8.11 为 LVRS 患者的呼吸康复重点。

- 评估以确定满足手术条件的患者
- 呼吸康复与外科团队之间的沟通
- 根据 CPET 制订运动处方
- 术前运动训练以减少术后并发症
- 教育
  - 手术的风险和获益
  - 肺扩张技术和术后活动
  - 疼痛管理
- 营养支持
- 术后运动训练
  - 调整训练方案：随时间增加强度和持续时间
  - 由于以下原因对术后早期康复进行调整
    » 长时间漏气
    » 胸腔引流管延迟拔管
  - 并发医疗状况导致无法移植

图 8.11　肺减容术患者的调整呼吸康复项目

肺移植

呼吸康复在肺移植患者的管理中也起着至关重要的作用。考虑进行肺移植的慢性呼吸系统疾病患者应在移植手术前后进行呼吸康复治疗[103]。

移植术前

基于多种原因，肺移植术前呼吸康复是很重要的。康复目标包括优化并维持手术前的功能状态。尽管患者的呼吸困难和功能状态可能有显著改善，但由于基础疾病的渐进性发展，这种改善通常不会改变移植手术的必要性。最理想的疾病管理要求患者还要了解疾病及其治疗方案的益处和可能的副作用、补充氧气的正确使用、如何处理症状，以及如何识别和管理疾病的急性加重。此外，肺移植术是一项具有发生围手术期并发症和死亡重大风险的大型外科手术[104]，而且需要终身治疗。呼吸康复能使患者了解移植术的获益及风险，从而有助于知情同意程序的开展。

运动能力受损情况是预测多种晚期呼吸系统疾病患者进行胸外科手术后结局和生存率的指标。因此，呼吸康复后运动耐量的增加可提高生存率，尽管这一点尚无具有足够说服力的证据。呼吸康复提供了一个理想的环境，帮助临床医师识别那些由于各种原因可能不适合手术的患者。移植前的呼吸康复能够降低围手术期呼吸系统并发症的风险，甚至缩短移植后的住院时间。如这些指南所强调的，应针对疾病采取恰当的康复。

等待肺移植的患者通常是那些患有最严重呼吸系统疾病的患者。因此，可能需要降低运动训练的强度，间歇训练可能有益。主要依据呼吸困难或下肢疲劳程度，患者应该以接近所能承受的最大负荷运动。严重肺动脉高压的患者需要进行低强度运动，必须密切监测血流动力学稳定性，并应避免可能增加胸膜腔内压的动作。应进行监督下的运动，以确保处方中的训练量可以安全耐受，而强度也足以产生获益。

患者必须在呼吸康复过程中保持所能达到的运动强度，直到进行手术，最好能在呼吸康复中心继续训练，并辅以居家训练。另外，患者可能需要反复间断地进行呼吸康复治疗，并且应该至少与呼吸康复工作人员保持密切联系。在患者等待移植的期间，疾病可能会进展，这时需要重新评估和调整患者的运动计划、药物治疗和氧疗。建议患者积极参与呼吸康复的维持训练项目和定期检查居家运动处方，使呼吸康复团队有机会经常再评估，同时能够改善患者的依从性，并将移植前并发症的严重程度降到最低[105]。

呼吸康复提供了一个理想的环境，在这种环境下，可以向患者及家属教育以下内容。

- 手术流程。
- 围手术期：咳嗽控制、激励式肺量计、疼痛管理。
- 伤口护理、胸部引流管、引流、振动排痰阀。
- 移植手术并发症。
- 免疫抑制剂的益处和副作用。
- 肺扩张及分泌物清除技术。
- 辅助通气的方法。
- 优化营养的策略。
- 焦虑和抑郁的管理。
- 出院后的问题和随访要求。

移植术后

肺移植后，尽管肺功能和气体交换恢复到接近正常的水平，但仍经常出现运动耐量减低和功能障碍。骨骼肌功能障碍是运动功能受损的主要原因。移植术后，肌力下降可持续 3 年，峰值运动能力将降低至预测值的 $40\% \sim 60\%$ 并持续 2 年。免疫抑制剂会加重肌肉功能障碍。而呼吸康复中的运动训练能够改善肌肉功能[106-108,72]。有氧耐力运动训练可以提高肺移植术后患者的运动能力[72]。

术后康复最早可在术后 24 小时开始。这一阶段的目标包括优化拔管后的气道廓清和肺扩张，减少对辅助供氧的需求及改善直立体位的稳定性。在免疫抑制药物适应过程中，患者四肢会感到麻木或疼痛。早期的康复包括 ROM 训练、基本的转移活动（如从坐到站）、高效的呼吸模式、上下肢力量训练、功能性活动（如下地活

动）和气道廓清技术。指导咳嗽尤为重要，因为
供体肺的失神经支配损伤了咳嗽反射。

除了简单的下地活动外，还可以进行上下肢
抗阻训练。当胸腔引流管尚未拔除时，可以使用
特殊的助行器来辅助行走。调整镇痛方案，在不
加重切口疼痛的情况下进行运动。不良的姿势也
可能是由切口不适引起的。疼痛可以通过药物、
热或冷疗、按摩和经皮神经电刺激来缓解。当采
取胸骨正中切开术或前外侧胸廓切开术时，足够
的时间（即 4～6 周）后再进行剧烈的上肢运动，
如上肢功率自行车和高强度力量训练。

出院前，要注意检查患者的步态是否稳定，
是否有足够的下肢力量以降低跌倒风险。在不同
程度的用力时监测血氧饱和度水平，使患者及其
家属了解 ADLs 和在家运动期间的氧气需求。必
要时，需提供特殊的辅助医疗设备。

出院后，患者可以到项目点继续进行呼吸康
复。训练姿势意识，保持良好姿势，使用背部保
护措施，避免旋转和屈曲运动有助于保障切口的
完整性，并降低潜在骨质疏松症而引起脊柱压缩
性骨折的风险。在此阶段进行康复的主要目标是
提高日常活动耐力。

患者在恢复门诊康复之前通常要进行
6MWT。定期进行步行测试（如移植后 3、6 或
12 个月）有助于监测进展情况。运动耐量减低
可能是感染或排斥的早期指标。此外，一些肺移
植术后无并发症的患者，不再面临严重的通气受
限，可以逐渐提高训练强度、延长训练时间或同
时加强这两个方面的训练。若患者可以安全地进
行比移植前更为剧烈的活动，需得到一再确认。
呼吸康复专业人员还必须意识到，一旦开始更高
强度或持续更长时间的运动，患者可能会出现肌
肉骨骼的问题。

移植术后的教育应注重以下几点。

● 保持规律运动。

● 适当的营养摄入。

● 识别感染或器官排异的症状和体征。

● 免疫抑制药物的远期副作用，如神经病变、
步态异常或骨质疏松症。

图 8.12 给出了肺移植患者的调整呼吸康复

项目。

呼吸系统疾病与心脏疾病合并存在的患者

心脏疾病和呼吸系统疾病常合并存在，这可
能给呼吸康复团队带来许多挑战。许多 COPD 患
者伴有充血性心力衰竭或冠心病。必须特别关注
这类患者的教育、社会心理和运动需求，以确定
是否适合进行呼吸康复、心脏康复或两者兼有。
为此，呼吸康复专业人员和呼吸康复项目医疗主
管应与患者的转诊医师紧密合作，以便执行以下
操作。

● 确定导致症状和功能受限的多因素基础
原因。

● 制订安全的运动训练计划。

● 确定能为患者带来最大获益的康复项目。

呼吸康复和心脏康复有许多共通点，包括
将运动训练、教育、减少危险因素和社会心理干
预相结合。它们的目标都是改善或维持功能独立
性、增强自我效能并开始改变生活行为方式，以
促进疾病向积极的方向转变。与 COPD 患者一
样，骨骼肌功能障碍和受损对充血性心力衰竭患
者运动耐量有着显著影响，所以运动训练对他们
也有帮助[73]。已注意到，运动训练有多项结局改
善，包括运动能力、骨骼肌功能、呼吸困难、疲
劳和功能状态[74]。目前已有出版了的心脏康复指
南，对于合并呼吸系统和心脏疾病的患者，也可
使用这些指南作为指导。

许多患者会出现因心脏和呼吸系统疾病导致
的症状、运动耐量减低和功能状态受限。在这些
患者中，通常根据导致运动受限的主要原因来选
择心脏或呼吸康复。影响康复计划选择的其他原
因包括医师或患者的偏好、医疗保险报销及区域
可及性。对同时合并心脏疾病的患者，呼吸康复
倡导的健康生活方式和运动训练可能有益。

潜在心脏疾病和呼吸系统疾病患者进行呼
吸康复时需要远程监测。与呼吸系统疾病患者一
样，如果患者出现以下情况应停止运动：胸痛，
不适感，胸部、颈部、下颌或手臂出现烧灼感、
沉重感或压迫感，头晕，异常呼吸困难，心悸或
极度疲劳。这些症状可能提示需要进一步的检

移植术前

- 疾病特异性运动训练
- 呼吸困难、腿部不适和心肺功能状态可耐受的运动强度
- 运动强度一般小于移植术后的训练
- 稳定患者的居家运动训练
- 定期检查家庭训练计划并维持训练
- 保持 $SpO_2 > 90\%$

患者及其家属的适龄教育重点

- 移植的风险与获益
- 潜在的并发症
- 手术后护理
- 免疫抑制药物的益处和副作用
- 肺扩张和分泌物清除技术
- 营养
- 辅助通气方法
- 焦虑情绪的管理、应对和放松技术
- 患者和家属对移植的期望

移植术后即刻

- 优化气道廓清和肺扩张
- 监测辅助供氧变化的需求
- 提高直立姿势的稳定性

- ROM 训练、基本的转移活动
- 有效的呼吸模式
- 增强上、下肢力量
- 功能性移动能力和稳定步态
- 体位引流和指导咳嗽技术
- 为运动进行镇痛滴定
- 使用配合胸腔引流管的特殊助行器

出院后

- 运动训练
- 上、下肢力量和耐力训练
- 持续的血氧饱和度监测
- 强调姿势、保持意识和呼吸效率
- 随时间增加运动强度和持续时间
- 评估对辅助设备的需求
- 宣教主题
  - 背部保护
  - 感染或排异反应的症状和体征（包括运动耐力的下降）
  - 免疫抑制治疗的目的及潜在副作用
  - 维持适当的营养
  - 保持规律运动的重要性
  - 坚持服药的重要性

图 8.12　肺移植术患者的调整呼吸康复项目

查，然后再恢复运动训练。

小结

　　虽然呼吸康复的经验主要来源于 COPD 患者的治疗经验，但是越来越多文献支持在其他慢性呼吸系统疾病患者中使用呼吸康复来改善呼吸系统症状、功能状态、情绪和 ADLs 耐受性。重要的是要注意根据特定诊断做出调整，并且与患者的主诊医师或呼吸内、外科医师密切合作，这对于制订疾病特异性的、有效的呼吸康复项目至关重要。

第9章

项目管理与报销

Trina Limberg,BS,RRT,MAACVPR

University of California,San Diego

June Schulz,RRT,FAACVPR

Sanford Health,Sioux Falls,SD

Karen Lui,BSN,MS,MAACVPR

GRQ Consulting LLC,Washington,DC

本章回顾了呼吸康复项目管理的原则,包括多学科团队的组成和职责、康复项目实施模式以及提供呼吸康复服务的运营和行政管理建议。是否有足够的场地和设备会影响项目实施模式,为满足各种不同患者人群的需求,康复向社区延伸越来越重要。康复项目以循证医学和已建立的临床实践指南为基础,在医疗主管监督下由经过培训有能力胜任的工作人员执行。

多学科团队

如图9.1所示,多学科团队由医疗主管、项目协调员或组长以及康复专业技术人员组成。团队构成取决于多种因素:康复项目预算、报销及人员和资源的可用性。因康复项目和人员配备限制,协调员可能还需作为康复专业技术人员承担管理职责,或在人员配备不足的情况下承担相应的工作。在有执业资格的医疗专业人员监督下,团队成员可以为全职或兼职,如临时会诊或做医疗顾问工作,前提是这些成员具备相应工作能力并能持续胜任。AACVPR指南推荐呼吸康复项目由呼吸康复专业人员组成的有组织的团队完成,以确保获得最佳结局。

医疗主管

呼吸康复必须在慢性呼吸系统疾病治疗方面有经验或经过培训的执业医师指导下进行。医疗主管是由机构指定的执业医师,对康复安全和质量全权负责。参与制订康复计划,对康复全程监督并进行指导。患者多由社区的医疗人员转诊而来,因此最终应由医疗主管确定最恰当的康复计划。协调员和团队成员需要与医疗主管沟通,以确定需要进一步考虑患者安全的病例,并确定适合呼吸康复治疗的患者的诊断和医疗需求。

医疗主管与项目组长共同履行多种职责,包括进行临床、管理、教育和宣传。临床职责包括对转诊的合理性提出专业意见,参与初期评价、制订治疗计划,对康复进度进行再评价以及确定

团队核心成员

- 医疗主管
- 项目协调员或组长（物理治疗师、护士、呼吸治疗师）
- 康复专业人员（物理治疗师、护士、呼吸治疗师）

其他兼职专业人员

- 物理治疗师
- 护士或护师
- 呼吸治疗师
- 运动生理学家
- 临床心理学家
- 营养师或营养学家
- 社工
- 作业治疗师
- 药剂师
- 康复医师
- 医师助理
- 精神病学家
- 行政助理

图 9.1 呼吸康复多学科团队

康复目标。医疗主管需明确导致患者活动受限和功能障碍的原因，并与项目组长及多学科团队内各位成员共同制订运动处方和整体治疗计划。医疗主管与团队应定期召开会议，既可加强团队间沟通，又能提供继续教育的机会。

康复计划执行后，医疗主管、项目组长和整个团队成员在再评估时或临床状况发生变化时，会对患者的进度进行评估。因此医师需密切注意患者变化并及时评估患者进度，必要时调整治疗计划。应每30天左右评估一次，若患者需要更细致的评估，可更频繁地进行。

医疗主管的管理工作包括与项目组长一起审阅批准康复任务、政策、协议和流程，并共同进行预算审查、参加行政会议，以保证康复项目的

发展与进步。

医疗主管的教育工作包括参加患者、团队成员或康复专业会议。医疗专业人员（特别是那些接受培训的专业人员）教育在呼吸康复团队所有成员中发挥着重要作用，医疗主管应积极参与这项工作，尤其要鼓励医学生、住院医师和呼吸内外科医师在医疗主管的指导下选择性进入呼吸康复项目，这将加深对呼吸康复的了解，并促进医疗机构之间及时转诊。医疗主管还应进行呼吸康复宣传以提高对公众意识以及医学界对呼吸康复的认知度。

过去，美国医疗保险（medicare）和医疗补助保险（medicaid）规定呼吸康复项目只能报销医师提供的诊疗。报销方案最近进行了重新修订，呼吸康复报销不再作为一项"非常规"的医疗报销项目，但这并没有改变医疗主管需对参加呼吸康复项目的患者进行监督和照护的责任。

医师对呼吸康复的监督

除了医疗主管对呼吸康复进行医疗监督外，还需要医师对呼吸康复进行密切关注。提供直接监督并处理紧急事件的医师不一定必须是医疗主管，也不需要医师始终在现场，只要在康复区域附近并可随时提供医疗咨询即可。

在康复环境中可能需要医师来评估慢性呼吸系统疾病患者发生的急性变化，如病情突然急性加重。医师或医疗主管的监督对病情评估有利，可以确定是否需要更多的治疗，尤其是急性加重时。医师还可以在运动训练期间对患者评估，这是在办公室无法进行的临床观察，随后将观察到的临床进度和康复过程中的问题与转诊医师进行沟通。

呼吸康复直接监督的具体责任划分必须由每个项目决定，并在康复手册中详细记录。记录医师参与的康复项目活动是必要的。

项目协调员或组长

呼吸康复项目协调员（有时也称组长）负责所有康复项目实施。团队中没有其他成员像协调员一样有如此多的责任。协调员在康复团队中发

挥关键作用，起着患者、医疗主管、转诊医疗人员、行政人员和其他康复工作人员之间的联络人角色。项目协调员负责安排患者纳入项目，完成患者初期评价，确保多学科成员联合实施并协调个体化康复治疗计划；负责临床、行政管理、教育和宣传工作；在呼吸康复诊疗和管理的各个方面与医疗主管密切合作。

协调员还负责监督门诊和诊疗日程安排、转诊和团队成员的培训，并为团队成员创建和制订临床工作标准。理想情况下，协调员应与医疗主管协同合作，医疗主管负责所有临床团队成员的医疗监督和医疗服务的实施，协调员每天进行日常操作，为团队提供临床资源和后备力量，并跟踪患者的纳入情况、临床变化和进度。

基于这些职责，AACVPR 指南推荐协调员应毕业于心肺康复相关领域（如物理治疗、呼吸治疗、护理、运动生理学、作业治疗）中被认可的院校，并持有医疗行业国家证书或执照，还必须在呼吸系统疾病诊疗和呼吸康复实践方面受过专业培训并拥有一定经验。附录 C 列出了协调员应具备的能力。指南委员会推荐协调员在获取学士学位或更高学位后至少拥有 3 年以上的呼吸康复经验或在副学士学位后至少有 5 年的呼吸康复经验。

协调员必须熟悉医疗保险覆盖范围和规则，以便优化报销流程。加入呼吸康复治疗试验计划的患者，在其纳入时和后续治疗过程中建立并持续做好记录是至关重要的。协调员需拟定一个策略，在了解临床实践指南的情况下，使内部和外部转诊资源（如社区医师和医疗计划）参与进来。这些努力会促进更合适的转诊，并建立与社区的联系，增加患者就诊机会。图 9.2 概述了协调员的职责。

康复专业人员

康复专业人员可能有不同的专业背景，具有不同的临床经验，但该领域专业人员必须受过心肺专业相关正规教育（如物理治疗、呼吸治疗、护理、运动生理学、作业治疗、心理、营养），有专业培训经历和相关临床经验，具备如附录 C 所列出的能力。康复专业人员在协调员和医疗主管的指导下，能够熟练进行专业评估和康复治疗（如运动训练、教育和社会心理支持）。

人员配备要求

慢性呼吸系统疾病患者在运动训练期间因不断变化的临床状况需要进行密切监测，这些状况包括低氧血症、支气管痉挛、呼吸困难、胸痛、心律失常、乏力和合并症。

对于呼吸康复监督下运动训练或教育课程，目前没有推荐的人员配比或文献支持。建议基于患者需求、疾病严重程度和工作人员敏锐度进行人员配备。患者安全是康复评估和实施中关注的首要问题。多学科团队成员的加入对于项目的人员构成必不可少。场地大小和设备数量也影响康复课程设置规模和持续时间。

工作人员能力

工作人员的能力必须符合相关学科的常规要求，所有团队成员应具备并保持以下能力，包括执照更新、CPR 认证、按要求完成继续教育（Continuing Education Units，CEUs）以及 JCAHO 和 HIPAA 培训课程。在某些情况下还需要证明与年资相称的能力。呼吸康复实践中，必须进行继续教育以保持高水平的专业知识，参加国家和州级别 AACVPR 年度会议能够满足许多继续教育要求，指南推荐加入 AACVPR 当地的州或地区分会（如果有），并参加会议和教育活动。

为了把多学科团队成员培养成为康复专家，需要参加定向培训课程，并与经验丰富的团队成员进行沟通。培训应持续进行，包括审查和纳入新的循证准则和研究结果。应每年审查专业能力和应急培训项目认证要求是否达标。

附录 C 列举了呼吸康复工作人员能力。

工作人员职责

呼吸康复团队必须具备提供综合呼吸康复的能力，这些职责如图 9.3 所示。

领导职责

- 管理部门预算
- 准备并提交基本设备申请
- 关注部门计算机和软件需求
- 与人力资源部门合作，制订职业规划和招聘标准，组织面试，进行招聘和入职培训
- 对团队成员进行年度绩效考核
- 为团队成员提高绩效提供指导，必要时与劳动关系人员一起处理劳动纪律问题
- 监督诊所工作人员、前台接待员和项目助理
- 制订项目时间表并确定最高完成任务目标
- 与信息系统部门合作，在医院电子病历系统中开发病历模板和门诊日志
- 学习并掌握医院电子病历系统，可随时指导其他人员
- 参加有营业执照诊所的会议以了解医院政策的相关要求和变化
- 制订团队在职培训计划
- 制订部门具体规章制度
- 制订管理目标、部门质量改进工作并调查患者满意度
- 监督医疗和办公用品的采购需求
- 跟踪项目指标和报告，以了解转诊数量、就诊情况和财务报告
- 保持专业组织成员身份，以便及时了解报销和临床实践变更
- 保持对医疗保险覆盖规则和区域商业健康计划的了解
- 协助部门和新招募团队成员获得项目认证
- 审查（每年）并保留费用收据并提交到医院相关主管
- 关注临床需求，如空间扩展、设施维修、设备更换、视听需求、清洁服务和医疗设备升级
- 监督付款人授权和收费录入，以确保准确编码
- 跟踪部门不良事件，并定期在员工会议上与医疗和临床团队一起审查结果
- 利用不良事件数据为临床工作人员开展培训
- 申请资金，支持团队成员的继续教育和专业发展
- 参与社区和专业组织活动以支持患者

临床职责

- 具有临床技能和专业资格
- 进行评估并提供呼吸康复服务
- 定期召开团队会议，审查患者纳入情况和进度
- 组织与医疗主管和其他团队成员的会议，审查新入选患者病例

图 9.2　项目协调员职责证

- 进行全面的患者评估
- 就需要进行讨论或就医学随访的结果与转诊医师交流
- 制订与患者目标协作的个体化治疗计划
- 确保医疗水平，以提供熟练的治疗和服务
- 确保患者安全
- 为患者及家属提供互动教育和技能培训课程
- 让患者的家庭成员随时参与进来
- 监测、再评估和调整治疗以配合患者的进度
- 参加呼吸康复团队会议、工作人员会议和在职培训（视情况而定）
- 收集并审查患者和项目结局
- 为患者制订家庭计划，有利于提高长期生活方式改变的依从性
- 与转诊医师保持沟通
- 必要时启动部门急救程序
- 向适合的患者推荐呼吸康复

图 9.3　工作人员职责

项目内容与架构

具体的项目方案取决于人员配备和可用的场地以及预算。医疗保险目前可报销 36 次时长 1 小时的门诊呼吸康复，每日最多两次。医疗保险管理公司（MACs）谨慎地根据患者个体情况，酌情最多可再增加 36 个小时的呼吸康复。呼吸康复内容必须包括运动训练，并记录在案。大部分康复项目持续时间为 6～12 周。项目方案通常取决于医疗资源和场地配置，每个患者康复项目时长取决于初期评估和针对个体治疗目标的进度。

出现某些医疗情况时，患者可能需要重新接受呼吸康复。慢性呼吸系统疾病患者容易周期性加重，且出现能够导致其健康水平显著下降的并发症，如频繁的急性加重或住院、新出现或加重的合并症以及手术干预（如肺癌的肺切除、肺移植或肺减容术）均可能是再次进行呼吸康复的合理理由。需要对再次康复的医疗必要性进行适当的评估和记录，应通过患者的保险公司确定进一步呼吸康复的报销范围。

评估与目标设定

首次评估为呼吸康复期间所有诊疗奠定了基础，该评估由项目协调员或康复专业人员执行，内容包括对患者病史、目前医疗方案和合并症的回顾。评估的目的是发现问题，与患者共同制订短期和长期目标，并制订综合的个体化治疗计划，且计划必须得到转诊医师或医疗主管的批准。第 2 章详细介绍了康复评估。

氧合评估

患者的氧合水平应在康复项目启动之前、运动训练期间以及结束前进行评估。除评估氧合水平以外，还应在初期评估时对患者平素所使用的供氧设备和居家使用情况进行调查，并在整个康复期间进行监测。评估低氧血症是否得到充分治疗，是否需要调整吸氧流量和（或）更换供氧设备。应教育患者如何正确使用及何时使用其供氧设备。

运动训练

使用正确呼吸技术制订个体化体适能和运动训练方案对于力量和耐力训练至关重要，可以提高患者功能。为确保呼吸系统疾病患者安全，医师应正确使用支气管扩张剂、保证氧合和缓解呼吸困难症状。安全评估还包括肌肉骨骼问题，如关节和肌肉疾病、骨质疏松症，也包括神经系统问题，如平衡问题和跌倒风险。呼吸再训练、能量节省和放松技术经常与运动训练结合起来教授。多种类型设备有助于进行监督下的运动训练。康复目标还应包括可以转化为在家庭环境进行和融入患者 ADLs 中的运动训练计划。许多呼吸康复项目还为患者提供可持续或维持运动训练课程，以便患者在完成康复项目后继续进行训练。尽管一些商业计划可能会扩大报销覆盖范围，但这些服务通常是自费的。第 3 章和第 8 章详细介绍了疾病特异性的运动训练方案。

自我管理教育

呼吸康复的教育内容包括团体讲座、小组演示、互动课程和专门针对患者需求的一对一课程。首次评估时需确定教育需求，并在康复期间再次评估。目的是通过学习自我管理技能提高患者的自我效能和转变为健康行为模式。急性加重可导致肺功能减低，所以临床指南推荐医疗人员和患者共同制订计划以帮助患者识别症状变化，并迅速调整治疗方案或寻求医疗介入。呼吸康复团队的所有成员都需参与此过程。第 4 章详细介绍了自我管理与患者教育的基本原理、过程和内容。

社会心理评估与干预

发现和解决患者社会心理问题对呼吸康复能否达到最佳结局是不可或缺的一环。抑郁、焦虑和认知障碍等问题在慢性呼吸系统疾病患者中很常见，这些合并症会导致功能受限，并可能使呼吸康复的潜在获益降低。因此，对焦虑、抑郁、认知障碍和其他社会心理问题的评估是呼吸康复评估的一部分。如需要进行随访，特别是患者已经出现严重功能障碍时，应将评估结果告知转诊医师。呼吸康复可以改善一些社会心理问题。心理状况的再评估和干预措施的完善是项目完成前指导的重要组成部分。第5章详细介绍了呼吸康复的社会心理部分。

项目行政管理

呼吸康复工作人员必须熟悉本部门和设施的管理政策及规程，图9.4列出了常见管理项目。

- 任务说明
- 规范，包括服务场所、开放时间、内容、工作记录、时间表、患者选取标准和急救程序
- 工作人员考评，包括职位要求、职责、在职培训出勤率、评价和着装规定
- 医疗文件记录
- 医疗质量持续提升
- 患者权利
- 行政政策，包括HIPPA规定的职业道德和信息管理（隐私、保密、安全、文件记录保存、医疗记录的可及性）
- 感染监测与控制
- 安全
- 机构方面，包括保密、工资、安全、员工福利和风险管理

图9.4　政策和规程

设施与设备

呼吸康复项目所用设施和设备应符合国家、联邦法规和JCAHO安全规范标准。应当为项目方案中的多种诊疗提供足够的场地。设备预算包括设备采购、维护和折旧的相关费用。物理治疗区因项目架构、患者数量、需求和医疗资源而有很大不同。由于患者和大众通常是在康复场地与医疗机构人员进行首次接触，因此场地设施在康复的公共形象中起着重要作用。康复设施摆放规整、定时清洁、良好维护会让患者更愿意参与康复，提高患者满意度和安全感。图9.5列出了呼吸康复场地和设备的注意事项。

急救程序与设备

必须在呼吸康复运动测试和训练区域制订急救程序、提供必需的急救设备。康复工作人员必须至少有基本生命支持认证和可证明临床能力的持续演练，包括模拟演习。所有工作人员应熟知急救策略和程序。急救设备最低配置如图9.6所示。

康复地点

呼吸康复可以在门诊、居家或社区进行。对患者进行教育和呼吸康复概念普及一般起始于住院期间。在美国，呼吸康复最常在门诊进行，这也是指南的重点。虽然许多门诊康复项目仍是在传统的急性病医院内进行，有一些康复项目可以到不在医院附近的"卫星"机构内进行。而且许多综合门诊康复机构（Comprehensive Outpatient Rehabilitation Facilities，CORFs）可以提供呼吸系统疾病治疗服务，另有为数不多的私人康复机构可提供呼吸康复。进行康复项目的地点可多样，但必须满足以下标准：方便、安全，能够提供康复服务，治疗空间宽裕，医疗人员和医师资源充足。

另外也需要更多样化的呼吸康复服务模式，如可以普及到那些无法在机构内进行康复的患者，还可为机构康复后的患者提供社区康复服务。

项目绩效评估

呼吸康复的结局评估包括以患者为中心的临床结局评估（请参阅第7章）和项目绩效评估。两者都是呼吸康复所必需的评估项目，也是AACVPR认证所必要的。项目绩效评估可以确定项目是否达到预期质量目标。2009年，美国国家质量论坛批准了AACVPR提出的两项评估标准：COPD患者呼吸康复后的健康相关生活质量和功能性能力的提高。2015年增加了一项项目评估标准，即呼吸困难的改善。将达到结局的患者数量（分子）与全部患者数量（分母）相比，可以得

- 充足、便利的停车位，需设置残疾人停车位
- 等候或接待区
- 残疾人通道
- 饮用水／饮料区域，便于取用
- 无障碍卫生间
- 足够的场地进行初期评价、开展行政活动、举办课程教育、摆放训练设备，以及员工专用区域
- 运动训练设备（如平地跑道、电动跑步机、固定自行车、划船或椭圆机、臂力计、踏步器、垫子、哑铃和椅子）
- 可进行场地测试的无障碍路线（如 6MWT 或 ISWT）
- 血压和血氧饱和度监测设备
- 口腔温度计
- 氧源（如墙壁氧、液氧、制氧机、便携式医用氧）和输氧系统
- 氧疗接口（如鼻导管、储氧面罩和无重复呼吸面罩）
- 各种储氧和输氧装置（如脉冲系统、标准规格

　　装置）
- 可选：摆放全部或部分氧气瓶的防火柜（有标识）
- 按安全规章限额储存防火设施；如使用立式消防柜可增加存储量，同时符合规章要求
- 适宜的光线、温度、通风和湿度条件
- 工作人员和患者禁用香水、带香味的除臭剂、发胶等
- 为设备（氧气、轮椅、助行器、呼吸治疗装置）提供储存空间并记录医疗档案
- 配有抗菌皂和免洗消毒液的洗手设施
- 确保清洁剂、新油漆或白板记号笔无化学气味
- 《患者权利法案》副本展示
- 患者病案和隐私的保密性
- 急救用品
- 急救设备
- 可选：ADLs 设施如厨房、床、洗衣机和烘干机以及工具台等教具可帮助培训有特定 ADLs 需求的患者

图 9.5　呼吸康复场地和设备

- 医用氧源、调节器和接口（即鼻导管、无重复呼吸面罩等）
- 包含各种面罩尺寸的简易呼吸器
- 不同型号的口咽通气道
- 脉搏血氧仪
- 急救用品
- 标准除颤器或带除颤电极片的 AED

图 9.6　急救设备最低标准

出改善患者的百分比。上述三种绩效评估通过对所用工具的 MCID 改善情况进行比较，以反映呼吸康复项目对患者的影响，同时还增加了分母排除标准以确保仅包括结局能被可靠评估的患者。详见第 8 章和 AACVPR Pulmonary Rehabilitation Outcome Resource Guide（可在 AACVPR 网站上

获得），了解 AACVPR 推荐的三种评估标准的说明和计算规则，有如下几点。

- 呼吸康复完成后呼吸困难改善。
- 呼吸康复完成后功能性能力提高。
- 呼吸康复完成后健康相关生活质量提高。

其他项目绩效评估还包括以下内容。
- 对所有吸烟者的戒烟干预和戒烟率。
- 对所有需要的患者进行营养干预。
- 监测有增重或减重目标患者的 BMI。
- 为有临床需要的患者进行氧疗。
- 运动量增加、计步器、患者日记。
- 教育（通过比较教育前后掌握的知识和技能）。
- 患者满意度。
- 依从性、参加的课程、康复退出率。
- 转介至其他学科。
- 对治疗计划依从程度。
- 心理问题的监测。

必须将绩效评估纳入每个呼吸康复项目中，并记录在案。

医疗文书

准确详尽的医疗文书有助于团队、转诊医师和第三方支付者之间的有效沟通，也是报销的必要先决条件。医疗文书应反映出治疗的专业监管需求、熟练的治疗水平和患者的康复进度。在进行康复前，必须有医师出具的建议行呼吸康复的医嘱，包括呼吸系统疾病诊断和转诊行康复治疗的理由。

呼吸康复项目执行过程中，需有医疗文书记录患者的功能异常、治疗方案的临床合理性、康复进度和结局。为反映所提供的康复服务，每次呼吸康复治疗都必须记录在案。本书前面的章节对必要的文档记录进行了详细描述。图9.7简要概述了要记录的文档要素。

团队会议

多学科团队的合作和沟通提高了治疗质量，团队会议有助于加快进度，实现既定目标，应根据需要定期召开团队内部和团队与患者间会议以满足患者康复需求并优化康复结局。

康复后效果维持

呼吸康复的一个重要目标是促进患者长期保持呼吸康复期间取得的成果。这需要通过保持改变的健康行为，如长期坚持运动训练。虽然康复结束后维持课程不属于呼吸康复的正式部分，但

首次

- 医师对呼吸系统疾病史和严重合并症的评估
- 患者呼吸系统疾病的相关诊断检查
- 症状评估（如呼吸困难、咳嗽和疲劳程度）
- 分泌物清除能力
- 睡眠质量
- 呼吸系统疾病治疗方案和使用设备（如雾化器、氧疗和分泌物清除装置）
- 关节活动度受限及影响运动和活动能力的疼痛
- 患者对诊断、治疗和当前功能水平的理解
- 生活习惯（包括吸烟史，如果吸烟，还包括戒烟史、戒烟方法和戒烟意愿）
- 特定问题和功能缺陷（包括运动、上肢 ROM、步态和平衡）
- 跌倒风险
- ADLs 能力、营养状况、知识水平
- 社会心理状况，尤其是良好社会支持可及性
- 就业状况：工作、残疾或退休
- 康复潜力：差、合格、良好或优秀
- 个体化短期和长期目标

- 书面的医师特殊治疗同意书

期间

- 日期、治疗时间、程序和方法、签名
- 记录患者进度
- 记录账单编号
- 疼痛部位和程度
- 生命体征
- 氧气输送系统、接口和流量设置
- 不良反应或意外事件
- 继续/再次康复的理由
- 记录患者参加的康复项目开始和结束时举行的团队会议
- 记录康复过程中医师的参与和指导

结束

- 项目结束后评价
- 推荐协作式自我管理家庭计划
- 结束总结和与转诊医疗人员的沟通（包括呼吸康复期间取得的进步、自我保持的推荐、症状管理技术和居家运动训练计划）

图9.7　文档内容

许多康复项目都提供了这部分内容。

运动训练维持计划是帮助那些轻症急性加重恢复后的呼吸系统疾病患者重返运动训练的合适形式。功能障碍或合并症不严重的患者可以选择在社区健身或锻炼。有组织的患者支持小组如"更好呼吸的俱乐部"（better breathing clubs），也是康复后有用的辅助形式，但不能替代运动训练维持计划。

虽然目前尚无康复后运动训练维持计划的指南，但项目负责人应考虑，对从基层医疗或转诊医院纳入的患者提供医师的转介和确认，并包括相应内容。考虑到患者需经常服用多种药物，有多种合并症，加之患者多年参加训练计划，医疗情况可能会发生变化，故定期更新病史和用药情况是非常有用的。还需留存记录患者参加运动训练维持计划的内容和标准（如安全性和纳入条件）的相关文档。如果要求患者独立使用运动器械，则应随时监测，并在身体状况发生变化时重新评估。对那些因严重急性加重导致长期无法继续进行维持计划的患者，可以暂停计划并申请转诊重新评估。某些情况下，患者因病情需要应重新进行规律康复治疗以恢复功能，随后多数患者能够继续运动训练维持计划。指南委员会建议项目协调员、医疗主管和其他团队成员应共同审查操作规范、讨论保证患者治疗后安全和质量的最佳方法。

报销现状

报销规则不断变化，但必须遵守所有第三方支付者对账单和文件的要求，确保合理报销。项目协调员、医疗主管和其他团队成员应熟悉当前医疗保险、医疗救助服务中心和其他第三方支付者的现行报销要求。

2003 年的《综合法案》（Omnibus Act）通过了一项立法并于 2006 年颁布，旨在创建 MACs，对指定区域的医疗保险受益人负责，包括索赔处理、支付、审计和医疗保险法规的执行。该立法的目的是增进沟通和改善报销政策，从而为医疗保险受益人提供更好的服务。在 AACVPR 的支持下，成立了 MAC 委员会，每个呼吸康复项目都应了解这些委员会及其与当地 MAC 之间的关系，以确保团队成员正确解读新的或特定的政策问题。

医疗保险覆盖中、重和极重度 COPD 患者的呼吸康复，而严重程度分级采用 GOLD 标准（来自 www.goldcopd.com）。目前，医疗保险已经制订了医院和机构的呼吸康复报销比例，且随时会变化。

对于非 COPD 患者的呼吸康复报销政策是不同的。截至指南编写时，报销仍需遵循区域性医保覆盖（LCDs）政策，因此必须对当地报销政策有所了解。AACVPR 网站（www.aacvpr.org）是更新报销范围信息的一个来源。

虽然大部分第三方支付者遵循医疗保险相关政策，但有些没有做到。因此，在美国各地，不按医疗保险方案报销的第三方支付者在适用报销准则方面存在差异。有些康复项目可能不包括在内，如非个体化的教育或培训、维持计划、记录医疗文书时长、重复的临床服务、电影或视频以及无医疗必要性记录的治疗。

项目协调员必须熟悉保险公司规定的呼吸康复项目报销范围，因为报销范围因患者的报销政策而异。与其他康复协调员保持网络联系对于提供获得合理报销所需的认识、知识和支持很重要。协调员与机构负责的相关业务办公室要保持密切联系，以确保账单信息的完整性和准确性。若发生报销问题必须迅速有效地解决。

项目成功策略

项目成功部分取决于医师和患者的认识，这是通过有组织的策略来实现的。一个好的策略应该同时考虑到转诊医师和患者。图 9.8 总结了有助于提高康复项目成功率的策略。

呼吸康复项目的最终成功取决于患者的满意度和多学科团队的热情工作。必须从全局角度来认识和进行呼吸康复，需要记住的是，预防是康复项目的一部分。

- 确定该地区对康复的需求（社区竞争）
- 为患者和社区居民量身定制康复计划（如在一个三级医疗中心建立转诊后计划）
- 让患者和家属参与到康复中来，并以此提高患者体验
- 评估基础设施优缺点（如停车、无障碍环境）
- 确定服务范围，并制订合理的收费标准
- 确定并培养医师转诊渠道
- 提升项目质量（如通过向医师反馈、患者感谢信等）和提高患者满意度
- 向患者提供医疗负责人通讯录
- 与医疗公共关系官员合作，协助发布社区公共服务公告、网页和宣传册
- 建立一支有能力、富有同情心、具有专业精神和素质的多学科团队
- 使用 AACVPR 媒体工具包，并观看"全国呼吸康复周"（National Pulmonary Rehabilitation Week）

图 9.8　项目成功策略

小结

　　成功的呼吸康复项目需要一支专业且经验丰富的多学科团队、一个支持性环境和组织良好的基础架构。团队成员的共同目标是提高患有慢性呼吸系统疾病这一具有挑战且独特的患者群体的生活质量。认真了解康复指南中提供的项目管理方法，才能成功开展并完成康复项目。

第10章

其他：绩效评估、结局、有效且可靠的工具及项目认证

Anne M. Gavic, MPA, RCEP, MAACVPR

Northwest Community Hospital, Arlington Heights, IL

Steven W. Lichtman, EdD, MAACVPR

Helen Hayes Hospital, West Haverstraw, NY

多年来，质量评估在医疗工作中发挥了重要作用。特别是 2001 年发表的《跨越质量鸿沟》（*Crossing the Quality Chasm*）[1]，一直为医疗组织提供指导，以便系统地测量和评估与质量有关的数据，确定医疗工作方面的差距，并制订改进措施。质量评估使医疗专业人员和服务人员可以根据临床实践最佳标准和已知证据来开展工作，并明确医疗服务方面的不足。对质量数据的仔细评估有助于发现改进方法，并最终提高项目质量和治疗水平。

除改善患者的治疗外，从医疗费用支付和监管的角度来看，质量评估也变得越来越重要。CMS 及其他支付方式将从传统的支付模式向包括绩效和质量的评估模式转变。医疗组织必须出示质量证明，从而，以便重新计算为医疗服务提供最合理支付。在这种模式下，医院和医师主导的服务可能会根据特定的绩效指标或标准增加或减少其服务报销水平。

包括联合委员会（www.jointcommission.org）在内的各种监管机构，在一定程度上基于对项目结局或效果的评估，以及它们是否满足国家标准来判定项目或医疗组织的质量。

医疗组织中的每一项服务都有助于提高系统的整体质量水平。就此而论，呼吸康复项目有必要对患者结局、项目进度、财务稳定性和患者满意度进行持续评估。

呼吸康复包括为实现特定预期结局或效果采取的多方面治疗措施。评估患者的身体、社会心理和行为因素，以了解他们的个体需求，并制订一个使患者获得最积极结局的治疗计划。

基于质量评估的重要性，AACVPR 创建了一些工具和资源用以提高对质量评估的认识和相关知识，收集、分析和测试数据，并报告与项目质量相关的数据，相关工具可以在 AACVPR 网站上获得。每一个资源都有相应的证据基础，评估工具之间互有交叉，因此评估结局之间也是相互

关联的。

评估患者治疗质量

评估治疗质量时医疗人员需确定以下内容。

- 在患者治疗方面是否存在差距。
- 治疗质量是否存在差异：
  – 医疗人员之间；
  – 患者之间；
  – 区域之间。

通过对患者治疗方面的评估，绩效评估可以推动项目的改进。团队中医疗人员能够在医疗服务方面进行调整，分享成功经验，并在进展不顺利时分析原因，这些都有助于改善患者的结局。随着越来越多的评估方法被公开，患者能够更好地进行自我评估，然后分析结果，做出选择，提出问题，并倡导良好的医疗服务。

越来越多的私人和公共付款方将评估作为付款的先决条件和奖励的目标，无论是根据绩效付款还是拒付。因此，实施绩效评估的目的是改进项目流程，从而改善患者结局。

绩效评估

通过绩效评估，机构可以密切关注项目制度和流程的重要方面。在医疗环境中，绩效评估标准源自实践指南，是根据特定测量结局的数据制订的，这些数据有强有力的证据，并且已经制订了目标或标准。在制订绩效评估指标时，应考虑以下因素。

- 评估是否与有意义的患者结局相关？
- 是否能可靠地评估结局？
- 是否能清晰定义评估？
- 对绩效评估负责的个人或项目是否有能力通过调整方法改善结局？
- 可以在不花费过多成本或精力的情况下进行评估吗？
- 会产生意想不到的负面后果吗？
- 可以用来区分高质量和低质量的项目吗？

AACVPR 已经为呼吸康复建立了三个绩效评估指标：呼吸困难减轻、功能能力改善和健康

相关生活质量提高。第 7 章详细讨论了 AACVPR 呼吸康复绩效评估的具体措施。

最终，绩效评估为医疗人员提供了一种根据公认标准评估医疗水平的方法。

- 患者如何知道他们的医疗服务是否良好？
- 医疗人员如何确定需要改进的方面，以便为患者提供更好的治疗？
- 保险公司和出资方如何确定他们是否在为包括科学、专业和人文三方面的最佳医疗服务付费？

绩效评估方法

绩效评估方法是组织监测其程序、系统和过程的一个重要方式，在呼吸康复项目中特指达到既定目标的患者人数与所有在给定时间内完成项目的人数的比值。通过这种方法，可以确定达到目标或绩效评估的患者百分比。

绩效管理

绩效管理是设定目标和定期检查进度的过程，包括设定目标、检查数据和采取措施，并朝着预定的目标提高。绩效管理包括使用评估数据确定治疗中的不足或需要改进的方面，并最终提高项目进度和患者治疗质量。

结局

结局是指项目希望达到的有关患者治疗的特定结局。根据国家质量论坛的定义，可以通过结局评估来量化患者的健康状况，或医疗干预后的病情变化。患者报告的结局评估应来源于与治疗目标相关的经过验证的可靠工具。评估结局应具有可操作性，也就是说，医疗人员通过实施质量改进流程来改善相关的患者结局。

AACVPR 呼吸康复绩效评估

绩效评估标准及其相关的结局评估，需要基于强有力的科学依据。AACVPR 提出的三项呼吸康复患者相关的绩效评估指标（功能能力改善，呼吸困难减轻和健康相关生活质量提高）在研究中具有坚实的基础。参与呼吸康复的其他获益也

已被广泛报道，并在特定患者中得到证实。

在康复项目开始和完成时测量的评估数据给出了患者的结局。对每个患者结局的测量和评估可提供该患者朝向目标的进度。在给定时间段内完成该项目的所有患者的汇总数据可提供最成功（或最不成功）的干预措施，使患者朝着目标迈进。这对于急需要改进的地方可能很有价值。

第 7 章详细介绍了呼吸康复中以患者为中心的结局。另外，可从 www.aacvpr.org 获取综合呼吸康复结局工具包。

AACVPR 门诊呼吸康复注册系统

为了收集和分析有意义的数据，有一个系统的数据收集方法是很重要的。为了鼓励统一的数据收集并协助基本数据分析和结局评估，AACVPR 创建了一个呼吸康复注册系统，允许收集各种数据集，包括患者人口统计学数据、相关医疗信息，以及临床和行为信息，可用于确定患者和项目结局。

为了保证收集的数据的标准化，注册表只包括有效和可靠的工具。第 7 章详述了所有推荐的用于呼吸康复绩效评估的方法或工具。还可以记录其他患者临床测量的数据，如人体测量数据的变化，氧气使用和肺功能测试结果，以及行为因素，如营养、体力活动或吸烟行为的改变。呼吸康复注册系统的数据收集表可在 AACVPR 网站上获得，它提供所有数据的详细概述。

呼吸康复专业认证

AACVPR 为从事呼吸康复的医疗人员提供正式认证。呼吸康复的人员配备是多学科的，包括但不限于护士、呼吸治疗师、运动生理学家和物理治疗师。每个学科都为团队带来助力，患者将从多学科之间的协作中获益。AACVPR 认识到，为了提供最好的医疗，每位呼吸康复专业人员，无论其专业是什么，都必须具备一套核心能力，以确保可提供该项操作所需的基础知识和技能。《AACVPR 呼吸康复专业人员临床能力指南》

概述了提供高质量服务所需的能力 [2]（详见附录 C）。但是，以前没有针对这些能力的专业培训或评估个人对这些能力理解的方法。

为了满足这一需求，AACVPR 与美国呼吸治疗协会（American Association of Respiratory Care，AARC）共同设立了呼吸康复认证。要获得此认证，必须复习与呼吸康复基本要素有关的 12 个模块，并在结束时顺利通过考试。呼吸康复认证中的模块包括以下内容。

- 呼吸康复。
- COPD 的病理生理学和评估。
- 非 COPD 患者的评估和管理。
- 药物干预。
- 辅助供氧的管理。
- 运动评估、处方和训练。
- 肺功能检查。
- 戒烟。
- 呼吸系统疾病患者的营养支持。
- 社会心理评估和干预。
- 患者自我管理与协作。
- 结局评估。
- 姑息治疗。

呼吸康复项目认证

剩下的问题是：如何知道项目是否达到高质量水平？项目是否符合已建立的指南和标准？与国内其他项目相比怎么样？

AACVPR 项目认证于 1998 年建立，旨在认可那些在本书所述的关键环节如项目管理、临床治疗和结局评估安全性中表现出高标准的项目。

此外，项目认证也认可那些有患者和结局报告、并在促进慢性呼吸系统疾病患者最佳结局方面做出努力的项目。

项目认证的目的如下。

- 认证符合重要质量标准的项目，并根据报告的过程和结局，提供高质量的服务。
- 通过获得国家认证，为患者及其家属提供用来识别那些质量较高的项目的方法。
- 向监管机构告知国家认证的标准和价值并

进行教育。

- 敦促支付者认识到获得国家项目认证的价值。

合格的项目在完成认证申请时必须至少运行12个月。项目认证的授予期限为3年，在此期间，项目有资格申请重新认证。

认证资源

最新的认证和重新认证申请可在 AACVPR 网站上获得。认证资源如下。

- AACVPR clinical competency guidelines for pulmonary rehabilitation pr-ofessionals.J Cardiopulm Rehabil Prev.2014;34：291-302。
- ACSM Guidelines for Exercise Testing and Prescription, Tenth Edition,2017。
- ACSM Resource Manual for Guidelines for Exercise Testing and Prescr-iption,Seventh Edition;2013。
- American Thoracic Society/European Respiratory Society statement on p-ulmonary rehabilitation.Am J Respir Crit Care Med.2013; 188(8)：e13-e64。
- Pulmonary rehabilitation：joint ACCP/AACVPR evidence-based clinical pr-actice guidelines. Chest.2007;131(5 Suppl)：4S-42S。

AACVPR 全国会议、电话会议、网络研讨会和州联属会议提供了支持认证和重新认证的资源和培训。AACVPR 会员可在线获得最佳的项目模版。

认证关键要素

呼吸康复项目认证申请包括八个重点，必须完成并提交如下这些内容，才能获得 AACVPR 项目认证如下。

- 项目人员和能力。
- 个体化治疗计划。
- 医疗紧急情况。
- 急救准备。
- 运动处方原则。
- 绩效评估：
  - 功能能力改善；

- 呼吸困难减轻；
- 健康相关生活质量提高。

项目人员和能力

AACVPR 认为，所有从事呼吸康复的医疗人员都必须具有一定水平的知识、技能和能力，以便为患者提供最佳服务。先前引用的《AACVPR 呼吸康复专业人员临床能力指南》中介绍了呼吸康复专业人员需要的基本能力。项目认证需要证明从事呼吸康复项目的每位专业人员的能力。必须提供四个独立领域的能力评估证据，并且必须与已公布的核心能力一致。

AARC/AACVPR 呼吸康复认证可以用于证明成功完成认证需要的呼吸康复专业人员的四项能力。个人可以提交其呼吸康复认证文件，而不仅是提交一份认证或重新认证申请书。

个体化治疗计划

在医学研究所的里程碑式报告《跨越质量鸿沟》[1] 中，概述了提高医疗质量的如下六个目标。

- 安全性。
- 有效性。
- 以患者为中心。
- 及时性。
- 高效性。
- 公平性。

美国医学研究所（Institute of Medicine）的报告指出，安全性是提高医疗质量的六个目标中的第一个。它指出，医疗卫生行为应该是安全的，旨在帮助患者，避免对患者的伤害[1]。

紧急医疗情况和急救准备

在呼吸康复中提供安全治疗的关键是要制订发生医疗紧急情况时，应该对患者采取适当的处理流程。此外，必须对医疗人员进行培训，以确保在紧急情况时，做出迅速和适当的反应，并在其能力范围内进行力所能及的治疗。

为解决这一问题，并确保在紧急情况下为患者提供治疗流程，认证申请要求提交应对最常见紧急情况的紧急程序。此外，必须提供每年至少四次与紧急应对相关的呼吸康复人员培训证据。

运动处方原则

呼吸康复的基本组成部分包括运动训练、教育、咨询和支持，旨在使患者在疾病的限制范围内向着最佳健康和自我管理的方向发展。

参加日常运动训练会提高功能能力，但也可能影响其他因素，如体重、身体成分和社会心理指标。为达到最佳效果，必须指导患者以安全有效的方式参加运动训练。出于这个原因，项目认证需要演示标准化、个体化处方。有关运动处方的详细信息，请参见第 3 章。

个体化治疗计划是为呼吸康复患者提供服务的路线图或指南。如果没有本指南，可能会导致无效医疗或以同样方式机械地为所有患者提供医疗的风险，而无视他们的个人需求。个体化治疗计划包括基于最佳证据和研究及患者同意的且对他们来说重要的内容，对患者疾病或残疾进行基线描述，初步评估和测量，以及描述计划中要完成的要素（或目标）。应清楚认识到，任何照顾患者的工作人员都应了解患者的个人需求、治疗目标、已提供的干预措施及尚待完成的工作。

个体化治疗计划的要素如下。

- 患者首次评估。
- 计划：目标、干预、教育。
- 再评估。
- 出院和随访。

当患者开始该项目时，进行首次评估和测量，可以提供一个基线，通过该基线评估患者的个人需求，确定必要的干预措施并通过将基线与后续测量值进行比较来评估进展。

该计划旨在教育、咨询和指导医疗人员和患者实现既定目标。针对呼吸康复的计划包括有监督的运动，个人和团体教育，行为改变咨询以及正式和非正式支持。整个计划的定期再评估可以确定患者达成既定目标或远离目标的程度。

从质量的角度来看，个体化治疗计划的价值在于，其包含的所有测量和数据都是结局评估和绩效报告所必需的。

末期或出院评估是对项目启动时评估的重复。通过将末期评估与首次评估进行比较，可以评估健康指标的变化并确定每个患者的结局。

在给定的时间段内，所有患者的功能能力、呼吸困难程度及健康相关生活质量的总体测量值可用于报告和评估该项目的绩效数据。

个体化治疗计划是呼吸康复中提供医疗服务的核心。它指导对患者的治疗，确保针对每个患者的需求进行个体化制订，并以系统方式提供治疗，确保获得最佳结局。附录 A 中还提供了精心设计的个体化治疗计划示例。

绩效评估

如前所述，项目认证申请的最后一部分着重于呼吸康复的三种绩效评估指标。

- 功能能力的改善。
- 呼吸困难的减轻。
- 健康相关生活质量的提高。

要完成申请，必须提供完成项目的患者总数以及达到每种绩效评估指标的患者百分比。重要的是，三者中的每一个都应以这个问题结束：

在项目执行过程中为增加百分比能做的改变是什么，或者如果达到了 100%，当需要继续努力改善患者结局时，如何保持 100%？

质量不仅仅是评估，还可以确定医疗方面的任何差距，并考虑可以采取哪些措施来缩小这些差距并保持最高水平的医疗。

小结

质量在医疗服务中十分重要。它在监管标准、认证和医疗服务支出中扮演着越来越重要的角色。更重要的是，敦促医疗专业人员将质量放在患者服务的中心位置，始终以正确的方式提供最好的服务。呼吸康复必须努力为那些将健康交到我们手中以期获得最佳结局的患者提供最高水平服务。

为此，我们的重点必须始终是确定医疗服务的差距以及如何缩小这些差距。通过数据收集、评估和分析来识别差距。呼吸康复项目的结局和绩效评估数据将有助于确定优势领域和有改进潜力的领域。工作人员的教育和资格认证（如完成呼吸康复认证）有助于呼吸康复专业人员以高水平的知识和技能提供服务。根据已建立的标准（如项目认证）权衡呼吸康复项目，有助于保持项目的卓越性并持续改善质量。

如本书所述，所有医疗人员都应将遵守循证指南和医疗标准视为"为患者所做的正确事情"，而不仅仅是"必需"要做的另一监管步骤。

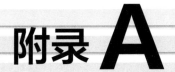

附录 A

表格、问卷、评估和个体化治疗计划示例

附录包含收集资料和评估患者常用的工具，评估康复任务的问卷。医疗人员或患者应尽量填全这些表格。具体包括首次晤谈表、调查问卷、医师转诊单、项目评估表和营养评估表。

A.1 呼吸康复首次晤谈表

首次晤谈表

姓名：_____   日期：_____

地址：_____   电话：_____

紧急联系人 _____   电话：_____

年龄：_____ 性别：_____ 职业：_____

身高：_____ 体重：_____ 最高学历：_____

婚姻状况：_____ 预先医疗指示：_____

诊断：_____ 保险机构：_____

转诊医师：_____

首诊医师：_____

转诊来源：_____

主诉：_____

既往史

您过去一年由于呼吸问题住院次数 _____

您过去一年由于呼吸问题住院天数 _____

过去一年您由于呼吸困难急诊就诊次数 _____

上次住院时间：_____   出院时间：_____

既往住院情况：_____

您是否参加过呼吸康复项目：_____

您是否有胸部外伤或手术史   是   否

注：引自 courtesy of the Pulmonary Rehabilitation Program at St. Joseph's Hospital and Medical Center, Phoenix, AZ.

续表

类型 _____

您近期有无手术计划　是　否

您是否有影响活动的身体受限问题（如感觉丧失、截肢、卒中、手术、骨折等）_____

您是否合并其他健康问题 _____

心血管疾病 _____

高血压病 _____

糖尿病 _____

胃肠疾病 _____

胃食管反流 / 裂孔疝 _____

骨质疏松症 _____

鼻窦炎 _____

视力或听力问题 _____

其他 _____

曾经有或现在有：

肺气肿 _____　　　　球孢子菌病 _____

哮喘 _____　　　　结核 _____

支气管炎 _____　　　　胸膜炎 _____

肺炎 _____　　　　肺癌 _____

支气管扩张症 _____　　　　鼻窦问题 _____

肺栓塞 _____　　　　其他 _____

肺动脉高压 _____

您有呼吸系统疾病的家族史吗 _____

您抽过烟吗 _____　　种类　咀嚼　吸烟 _____

您现在是否咀嚼 / 吸烟 _____　　您现在或者过去使用烟草多长时间了 _____

你何时停止过咀嚼 / 吸烟 _____

若正在吸烟，您是否有计划戒烟 _____

您是否与吸烟者共同居住 _____

其他药物滥用 _____

您是否接触过有害物质：

　石棉粉尘　　　是　否　　　　油漆烟雾　　　是　否

　棉尘　　　是　否　　　　塑料烟雾　　　是　否

　矿山粉尘　　　是　否　　　　溶剂烟雾　　　是　否

　其他粉尘　　　是　否　　　　其他烟雾　　　是　否

是否饮酒 _____　　饮酒量 _____

过敏史（食物、花粉、药物等）_____

您每年感冒次数 _____

疫苗接种：流感疫苗　　是　否　　　　肺炎疫苗　　是　否

您是否出现过胸痛 _____　　部位 _____

续表

类型 _____　　频率 _____

您是否出现过心脏病发作 _____　　何时 _____

主要症状

您今天有什么症状 _____

您去年有什么症状 _____

您 5 年前有什么症状 _____

您什么时候发现您患有呼吸系统疾病 _____

疾病造成的影响

您能平躺吗，还是需要上半身垫高 _____

　若需要垫高，得多高 _____

您有夜间易醒吗_____　　多长时间一次 _____

　原因 _____

您有脚踝水肿吗_____　　何时 _____

您咳嗽吗 _____　　何时 _____

您有痰吗 _____　　何时 _____

　描述 _____

　您曾有咳出血过吗 _____

MRC 呼吸困难分级

［0］_____ 仅在用力运动时才会出现呼吸困难

［1］_____ 平地快步行走或步行爬小坡时出现呼吸困难

［2］_____ 平地行走时比同龄人慢，需要停下来休息

［3］_____ 在平地行走 100 米左右或数分钟后需要停下来休息

［4］_____ 因严重呼吸困难以至于不能离开家，或在穿衣服、脱衣服时出现呼吸困难

您使用氧疗吗 _____ 使用时间 _____ L/min_____ 频率_____

氧疗装置_____　　类型 _____

　您如何清洁氧疗装置 _____

您有进食困难吗_____　　原因 _____

您有体重增加或体重减轻的困难吗 _____

您最近体重有变化吗 _____

您有特殊饮食吗_____

您能照顾好自己吗 _____

您能照顾好您家庭吗 _____

您运动吗 _____ 若运动，如何运动 _____ 运动频率 _____

您有健身器材吗_____　　类型 _____

您的医师限制您的活动了吗 _____

您有何特殊兴趣或嗜好 _____

您的呼吸困难会妨碍您进行什么想做却无法完成的活动 _____

您的呼吸问题是否影响您的性生活_____

续表

您的呼吸问题是否影响到您亲近的人_____

　如果是，如何影响的_____

尝试达到其他人的期望是否会对您造成什么影响_____

　如何影响_____

您每天都在担心吗，经常 _____　偶尔 _____　几乎从不 _____

您的收入能支付您的费用和需求吗_____

您独居吗_____

您是否有交通工具_____　什么类型_____

您如何为房屋供暖和降温_____

您有宠物吗_____

药物治疗

种类　　　　　　　　　　　　剂量　　　　　　　　　　　　频次

_____

_____

_____

_____

_____

_____

_____

_____

_____

_____

_____

用药依从性：是　否

MDI 使用：_____

装置：是　否　类型_____　是否需要培训：是　否

观察

皮肤颜色_____　皮肤肿胀_____

心理状态_____　精力水平_____

营养状态_____

血压 _____　脉搏 _____　水肿 _____

呼吸（频率、节律、深度）_____

辅助呼吸肌呼吸_____　缩唇呼吸_____

腹式呼吸_____　其他 _____

听诊_____

患者数据

FEV_1_____　FEV_1/FVC_____　动脉血气分析 _____　红细胞 / 红细胞压积 _____

白蛋白 _____　心电图 _____　其他 _____

续表

续表

患者既定目标

请说明您期望通过该康复项目所达到的目标

_____

_____

患者签名_____

预估学习能力

_____ 无基础，学习能力弱   _____ 有基础，学习能力弱

_____ 无基础，学习能力强   _____ 有基础，学习能力强

_____ 仅需全面回顾和强化

动机水平_____

参与者意见：同意 _____ 拒绝 _____

评估人签名_____

A.2 呼吸康复参与者调查问卷

参与者调查问卷

日期：_____ 医师：_____

姓名：_____

地址：_____

城市 / 省：_____ 邮编：_____ 电话：_____

年龄：_____ 出生日期：_____ 婚姻状况：已婚 未婚 丧偶 离异

配偶姓名：_____

社保编号：_____ 医保编号：_____

保险：_____

_____

诊断：_____

居住环境 _____房屋 _____公寓 _____移动房屋 _____合租

         层：_____单 _____多

         入口：_____斜坡 _____楼梯数

家庭成员：_____

（关系 & 姓名）_____

家庭宠物：_____

（种类 & 姓名）：_____

平时日常家务：_____烹饪 _____清洁 _____财务 _____洗衣

         _____出行 _____打扫院子 _____购买生活用品

注：改编自 Pulmonary Rehabilitation Programs at Long Beach Memorial Medical Center, Long Beach, CA, Mt. Diablo Medical Center,Concord, CA, and Union Hospital, Dover, OH.

续表

主要经济来源（姓名和关系）_____

出行 _____ 目前开车 _____ 依靠家庭 _____ 依靠朋友

_____ 使用公共交通工具 _____ 对我来说是个问题

职业史

现在或以前的职业：_____

退休 / 残疾日期：_____

职业暴露：_____ 焊接 _____ 陶器 _____ 石棉 _____ 矿山 / 铸造厂

_____ 气体 / 烟雾 _____ 采石场 _____ 喷砂 _____ 化学制品 _____ 粉尘

教育经历

最高学历：_____

我学习最好的方法是：_____ 解释 _____ 阅读 _____ 视频 / 电视 _____ 电脑 _____ 演示

既往史

请检查适用的内容；如果有家族史，请用 F 标记

_____ 哮喘 _____ 肺结核 _____ 骨折（具体描述）_____

_____ 慢性支气管炎 _____ 糖尿病 _____ 癌症

_____ 肺气肿 _____ 鼻窦疾病 _____ 肺炎

_____ 支气管扩张症 _____ 高血压 _____ 心脏疾病

_____ 骨质疏松症 _____ 关节炎 _____ 结节病

_____ 囊性纤维化 _____ 肺纤维化 _____ 肺不张

过敏史

是否看过过敏专科医师 _____ 是 _____ 否

是否行皮肤过敏原测试 _____ 是 _____ 否

我对以下过敏：

食物_____

药物_____

环境：_____ 粉尘 _____ 霉菌 _____ 花粉 _____ 草 其他：_____

我在接触下列环境刺激物时有不适

_____ 灰尘 _____ 烟雾 _____ 溶剂 _____ 湿度 _____ 香水 / 古龙水

_____ 温度快速变化 _____ 烟草烟雾 _____ 风 其他：_____

疫苗接种史

是否每年都接种流感疫苗 _____ 是 _____ 否

若否，为什么没有接种_____

是否接种肺炎疫苗 _____ 是 _____ 否

接种时间_____

吸烟史

_____ 无吸烟史

_____ 既往吸烟已戒烟

开始吸烟时间：_____ 戒烟时间：_____

　　每天吸烟包数：_____

_____ 目前是吸烟者

　　每天吸烟包数：_____

接触二手烟：_____ 无 _____ 家庭 _____ 工作 _____ 社交场合

呼吸系统疾病史

咳嗽：_____ 是 _____ 否

　　　　_____ 上午 _____ 下午 _____ 白天 _____ 全天

痰液：正常颜色 _____ _____ 黏稠 _____ 稀薄 _____ 中等

　　　每天痰量：_____ 1 茶匙（5 毫升） _____ 1～2 茶匙（5～10 毫升） _____ 1 汤匙（15 毫升）

　　　　　　　_____ 1/4 杯（60 毫升） _____ 1/2 杯（125 毫升） _____ 1 杯（250 毫升）

　　　　　　何时：_____ 上午 _____ 下午 _____ 全天

我采用以下方法帮助排痰

_____ 喝温水 　　　　　　_____ 吸入药物

_____ 气雾剂治疗 　　　　_____ 胸部叩击

_____ 体位引流 　　　　　 _____ 多饮水

咳嗽出血 _____ 是 _____ 否 何时：_____

使用类固醇药物 (如强的松) _____ 是 _____ 否

　使用时间 _____ 末次使用时间 _____ 最大剂量_____

我有以下不适

_____ 胸痛 　　　　_____ 头晕 / 不稳定 　　　_____ 声音嘶哑

_____ 疲劳 　　　　_____ 踝关节肿胀 　　　　 _____ 体重改变

_____ 喘息

　已知触发因素_____

是否曾经在 ICU 使用呼吸机 _____ 是 _____ 否 末次使用时间

我对那次经历印象最深的是_____

_____

我看呼吸科医师的频率（给出时间框架）_____

呼吸系统感染

次数 / 年 _____

常用抗菌药物_____

何时知道我可能感染了_____

因呼吸系统疾病住院

去年住院次数 _____　　前几年住院次数 _____

因为呼吸系统疾病急诊就诊次数

去年就诊次数_____　　前几年就诊次数 _____

呼吸困难

从何时开始出现呼吸困难_____

我呼吸困难何时最重 _____ 凌晨 _____ 上午 _____ 下午 _____ 睡眠时

续表

为了减轻或避免呼吸困难采取以下方法：

_____	停下来休息	_____	使用气雾剂
_____	使用吸入药物	_____	腹式或膈式呼吸
_____	使用风扇或空调	_____	开窗
_____	脱离刺激物	_____	限制我的活动
_____	练习放松技术	_____	避免刺激物
_____	查看空气污染预报	_____	检测峰值流速
_____	缩唇呼吸	_____	避免烟草暴露

饮食史

当前身高：_____　　当前体重：_____

最近体重有变化　_____ 是　_____ 否

增加 _____ 磅　减轻 _____ 磅

多长时间内变化：_____

我觉得体重变化的原因是：_____

我期望体重是 _____ 磅

我的膳食类型是：

_____	没有特殊饮食	_____	低饱和脂肪	_____	溃疡饮食
_____	低盐饮食	_____	热量限制	_____	食管裂孔疝饮食
_____	低胆固醇	_____	糖尿病饮食	_____	其他 _____

我的胃口　_____ 好　_____ 一般　_____ 差

下列饮品我每天的饮用量：

水 _____	苏打水 _____	咖啡 _____
茶 _____	葡萄酒 _____	烈性酒 _____
牛奶 _____	果汁 _____	啤酒 _____

我有困难：咀嚼　_____ 是　_____ 否

　　　　　吞咽　_____ 是　_____ 否

　　　　　消化　_____ 是　_____ 否

我口服维生素　_____ 是　_____ 否

　若是，请列出：_____

睡眠情况

通常就寝时间_____　　通常起床时间_____

白天小睡：次数：_____　　时长：_____

睡眠时使用枕头数量：_____

帮助睡眠的药物／方法：_____

续表

药物名称／规格	每天剂量和频次	服药时间	用药目的	自我评价
例如： 1. 沙丁胺醇	2 喷，每日 4 次	6a.m.，2p.m.，6p.m.，11p.m.	改善呼吸	有效
2. 呋塞米 40mg	1 片，每日 1 次	晨起，通常 6a.m.	降压	

日常生活活动

采用呼吸困难分级来回答以下问题：

分级：0 = 无　1 = 轻度　2 = 中度　3 = 重度　4 = 无法呼吸

　您休息时呼吸困难的程度 _____

　您爬楼梯时呼吸困难的程度 _____

　多少级台阶 _____

　以下活动时呼吸困难的程度

　_____ 吃饭

　_____ 简单的个人照护（如洗脸、梳头）

　_____ 盆浴／淋浴

　_____ 穿衣

　_____ 捡东西或自坐姿／蹲姿站起

　_____ 扫地或吸尘

　_____ 购物

　_____ 洗衣

　_____ 烹饪

　_____ 房子周围散步

　_____ 平地按自己的节奏步行

　_____ 步行 1 个街区

　_____ 与同龄人步行

　_____ 爬小坡

活动／运动史

_____ 是　_____ 否　我正在有目的性的步行每周 ____ 天，每天 ____ 分钟

_____ 是　_____ 否　我做健身操每周 ____ 天

_____ 是　_____ 否　我做有目的性的运动训练

以下情况限制我保持活动

　_____ 呼吸困难　　　　_____ 头晕目眩

续表

_____ 疲劳　　　　　　　_____ 关节问题（具体说明）_____

我有以下健身设备

　_____ 否

　_____ 功率自行车　　　_____ 跑步机　　　　_____ 踏步机

　_____ 游泳池　　　　　_____ 举重　　　　　_____ 其他

设备 / 辅助设备记录

我使用下列物品

　_____ 助行器　　　　　　　　_____ 眼镜

　_____ 轮椅　　　　　　　　　_____ 电动车

　_____ 拐杖　　　　　　　　　_____ 助听器

　_____ 四角拐杖　　　　　　　_____ 其他 _____

呼吸系统家用医疗设备

我使用下列物品　　　　　　　　　　使用频率

_____ 峰流速仪

_____ 压缩雾化器（如 Pulmoaide）　_____

_____ 吸痰器　　　　　　　　　　_____

_____ 呼吸机　　　　　　　　　　_____

_____ 胸部叩击仪器　　　　　　　_____

_____ 阻力呼气正压

_____ 氧疗：_____ 流量　　氧疗系统：_____ 制氧机

　　　　　　　　　　　　　　　　　　_____ 氧气瓶

　　　　　　　　　　　　　　　　　　_____ 液态氧

　　　　　　　　　　　　　　　　　　_____ 脉冲供氧装置

吸氧情况：_____ 持续　_____ 仅在需要时　_____ 仅在睡眠时　_____ 仅在运动时

　　　　　_____ 睡眠和运动时

我更换氧气管

　每 _____ 周　_____ 2 周　_____ 3～4 周　_____ 1～2 月　_____ 哎呀！我不知道需要更换

我的家庭设备供应商是 _____

日常生活

我性格活跃 _____ 是　_____ 否

我现在的兴趣和爱好是 _____

曾经的兴趣和爱好目前无法参与的是 _____

我做的有趣的事情是 _____

我目前的脾气（情绪）是 _____

（如担心、悲伤、不耐烦、失意、沮丧、焦虑、满足、高兴）

导致我这种感觉的原因是 _____

我采用以下方式放松

　_____ 阅读　　　　　　_____ 饮酒　　　　　_____ 其他 _____

续表

_____深呼吸　　　　　_____瑜伽

_____吸烟　　　　　　_____缩唇呼吸

_____看电视　　　　　_____镇静剂

由于我的呼吸系统疾病，最难调整的是_____

_____

我的呼吸系统疾病如何影响我对自己的感觉_____

_____

我完成呼吸康复的目标是_____

_____

A.3　门诊呼吸康复医师转诊单

门诊呼吸康复医师转诊单

姓名：_____　出生日期：_____

诊断：_____

1. 我同意我的患者参加_____门诊呼吸康复项目。

2. 我知道某些诊断数据（如肺功能、6 分钟步行测试、胸部 X 线检查、心电图、心肺运动测试）是必需的，若没有完成，项目主管会要求完成。

3. 我同意为患者提供与呼吸康复有关的咨询。

4. 我同意在患者参与项目期间继续对其进行常规治疗。

医师签名：_____

电话：_____　特别注意事项：

传真：_____

日期：_____

注：经许可引自 St. Francis Hospital and Medical Center, Hartford, CT.

A.4　呼吸康复物理治疗评估单

**呼吸康复物理
治疗评估单**

患者姓名：＿＿＿＿＿＿＿＿＿＿＿＿＿＿＿＿

患者 ID 号：＿＿＿＿＿＿＿＿＿＿＿＿＿＿＿

医师：＿＿＿＿＿＿＿＿＿＿＿＿＿＿＿＿＿

日期：＿＿＿＿＿＿＿＿　开始时间：＿＿＿＿＿　结束时间：＿＿＿＿＿　年龄：＿＿＿　□女　□男

诊断：＿＿＿＿＿＿＿＿＿＿＿＿＿＿＿　　　　发病时间：＿＿＿＿＿＿＿＿

＿＿＿＿＿＿＿＿＿＿＿＿＿＿＿　　　　发病时间：＿＿＿＿＿＿＿＿

＿＿＿＿＿＿＿＿＿＿＿＿＿＿＿　　　　发病时间：＿＿＿＿＿＿＿＿

既往史　□高血压病　　□糖尿病　　□癌症　　□骨质疏松症　　□心脏病　　□骨折　　□手术

□院内 / 院外跌倒史　　□滥用 / 忽略征象

其他：＿＿＿＿＿＿＿＿＿＿＿＿＿＿＿＿＿＿＿＿＿＿＿＿＿＿＿＿＿＿＿＿＿＿＿

＿＿＿＿＿＿＿＿＿＿＿＿＿＿＿＿＿＿＿＿＿＿＿＿＿＿＿＿＿＿＿＿＿＿＿＿＿

目前用药情况：＿＿＿＿＿＿＿＿＿＿＿＿＿＿＿＿＿＿＿＿＿＿＿＿＿＿＿＿＿＿

＿＿＿＿＿＿＿＿＿＿＿＿＿＿＿＿＿＿＿＿＿＿＿＿＿＿＿＿＿＿＿＿＿＿＿＿＿

□骨密度测试：＿＿＿＿＿＿　是否完成运动测试：□是，最大功率：＿＿＿＿　□否，预计时间：＿＿＿＿

呼吸康复史：＿＿＿＿＿＿＿＿＿＿＿＿＿＿＿＿＿＿＿＿＿＿＿＿＿＿＿＿＿＿

＿＿＿＿＿＿＿＿＿＿＿＿＿＿＿＿＿＿＿＿＿＿＿＿＿＿＿＿＿＿＿＿＿＿＿＿＿

家庭运动训练：＿＿＿＿＿＿＿＿＿＿＿＿＿＿＿＿＿＿＿＿＿＿＿＿＿＿＿＿＿＿

精神状态：＿＿＿＿＿＿＿＿＿＿＿＿＿＿＿＿＿＿＿＿＿

社会 / 家庭情况：＿＿＿＿＿＿＿＿＿＿＿＿＿＿＿＿＿＿＿＿＿＿＿＿＿＿＿＿

三个主要的困难：＿＿＿＿＿＿＿＿＿＿＿＿，＿＿＿＿＿＿＿＿＿，＿＿＿＿＿＿＿＿＿

患者目标：＿＿＿＿＿＿＿＿＿＿＿＿＿＿，＿＿＿＿＿＿＿＿，＿＿＿＿＿＿＿＿＿

咳嗽：＿＿＿＿＿＿＿＿＿＿＿＿＿＿＿＿＿＿＿＿＿＿＿＿＿＿＿＿＿＿＿＿＿＿

吸氧情况：休息时：＿＿＿＿＿　使用＿＿＿＿　运动时：＿＿＿＿　使用＿＿＿＿　睡觉时：＿＿＿＿　使用＿＿＿＿

吸烟史：＿＿＿＿＿＿＿＿＿＿＿＿＿＿＿＿＿＿＿＿＿＿＿＿＿＿＿＿＿＿＿＿＿

疼痛

位置：＿＿＿＿＿＿＿＿＿＿＿　持续时间：＿＿＿＿＿＿＿＿＿　性质：＿＿＿＿＿＿＿

目前评分：＿＿＿/10　最好：＿＿＿/10　最差：＿＿＿/10　因…疼痛加重：＿＿＿＿　因…疼痛减轻：＿＿＿＿

水肿：□无　□有　位置：＿＿＿＿＿＿＿＿＿　因…加重＿＿＿＿＿＿＿＿

检查结果

听诊：＿＿＿＿＿＿＿＿＿＿＿＿＿＿＿＿＿＿＿＿＿＿＿＿＿＿＿＿＿＿＿＿＿

呼吸模式：□膈式呼吸：＿＿＿＿＿＿　□辅助呼吸肌参与：＿＿＿＿＿＿　□缩唇呼吸：＿＿＿＿＿

关节活动度：上肢＿＿＿＿＿＿＿＿＿＿　下肢＿＿＿＿＿＿＿＿＿＿

肌力：上肢＿＿＿＿＿＿＿＿＿＿＿　下肢＿＿＿＿＿＿＿＿＿＿

体位 / 皮肤 / 身体特征 / 其他：＿＿＿＿＿＿＿＿＿＿＿＿＿＿＿＿＿＿＿＿＿＿

步态：＿＿＿＿＿＿＿＿＿＿＿＿＿＿＿＿＿＿＿＿＿＿＿＿＿＿＿＿＿＿＿＿＿

足评估：□足内翻　　□正常　　□足外翻　　定制鞋：□是　□否

其他：＿＿＿＿＿＿＿＿＿＿＿＿＿＿＿＿＿＿＿＿＿＿＿＿＿＿＿＿＿＿＿＿＿

注：经许可引自 Duke University Hospital.

续表

患者姓名：_____　　患者标号：_____

注意事项

□误吸

□伤口

□骨质疏松症

□高血压病

□疝

□骨骼肌肉疾病

□心脏病

□糖尿病

□跌倒风险

□其他 _____

问题

□分泌物潴留

□低效性呼吸模式

□关节活动度受限

□姿势异常

□活动减少

□疼痛

□氧饱和度下降

□肌力下降

□精神状态改变

□营养状态改变

□吸烟

□功能水平降低（ADLs 等自我照顾）

□其他 _____

治疗/计划

□咳嗽技术

□振动/呼气正压治疗（Acapella）/振动背心

□体位引流和叩击

□1 天 3 次肺部廓清

□呼吸再训练

□姿势训练

□椅上运动

□冰

□热敷

□经皮神经电刺激

□营养咨询

□戒烟咨询

□一般体能训练

□渐进性移动

□力量训练

□牵伸训练

□居家训练计划

□足部穿脱鞋教育

□转介至门诊物理治疗

特别考虑

□使用枕头/楔形垫地板训练

□伤口保护直到 _____

□避免上身弯曲或旋转

□骨质疏松宣传手册

□每日测量血压

□监测血糖

□训练前　　□训练后

□其他 _____

与患者制订的目标

短期目标：_____ 周内患者达到

1. 6 分钟步行 _____ 米，休息 _____ 次，并用 _____ 辅助设施帮助

2. _____

3. _____

4. _____

长期目标：_____ 周内患者达到

1. _____ 分钟步行 _____ 米，休息 _____ 次，并用 _____ 辅助设施帮助

2. _____

续表

续表

3. _____

4. _____

患者康复潜力：□差　□一般　□好　□特别好

治疗频率：_____　　治疗时间：_____

物理治疗师：_____　　日期：_____

医师医疗保险证明：我负责照顾这个患者。我已经审核了上述治疗方案，并将在接下来的30天内实施。

医师签名：_____　　时间：_____

A.5　能量消耗的代谢水平（METs）

1.5 ~ 2METs

步行 1mph

站立

驾驶汽车

书桌工作或打字

2 ~ 3METs

平地行走 2.5 ~ 3mph

家具除尘，轻家务

做饭

3 ~ 4METs

拖地板

吸尘

熨烫

步行 3mph

高尔夫（电动推车）

推草机

4 ~ 5METs

健身操

户外骑行 6mph

刷油漆

高尔夫球（携带球棒）

打网球（双打）

5 ~ 6METs

平地行走 4mph

花园劳作

溜冰或滑冰 9mph

做木工

6 ~ 7METs

固定式自行车（剧烈活动）

打网球（单打）

铲雪

割草（无动力）

注：一个 MET 是静止时的能量消耗水平，或大约 3.5ml/（kg·min）的耗氧量。

A.6 营养评估表

营养评估

姓名：_____ 日期：_____

身高：_____ 体重：_____

您平时体重 _____

您最近有无体重增加或体重减轻 有 无 多少 _____

多长时间发生的变化 _____ _____

您觉得体重变化的原因是 _____

您发现从您出现呼吸问题后饮食习惯有无改变 _____

若有，描述一下：_____

您有哪些饮食限制

低盐 糖尿病 痛风 溃疡 低脂肪 / 胆固醇 食管裂孔疝 其他 _____

热量摄入：_____

您的胃口如何 _____

您平常就是这样吗 是 否

您补充维生素或矿物质 是 否 名称，剂量和频率

_____

_____

您有食物过敏吗 是 否 是什么 _____

_____

描述您存在的问题：

牙齿问题：_____

吞咽：_____

消化：_____

便秘或腹泻：_____

腹胀：_____

恶心：_____

疲劳：_____

呼吸困难：_____

您饮用的下列饮品量：

	每日	每周	罕见
水	_____	_____	_____
软饮料	_____	_____	_____
果汁	_____	_____	_____
牛奶	_____	_____	_____
咖啡	_____	_____	_____
茶	_____	_____	_____

注：引自 Pulmonary Rehabilitation Program at Mt. Diablo Medical Center, Concord, CA

续表

啤酒　　　　　　_____　_____　_____

葡萄酒　　　　　_____　_____　_____

烈性酒　　　　　_____　_____　_____

咖啡因 / 无咖啡因　_____　_____　_____

医师填写：

% 标准体重 _____　　BMI_____

体重变化：低　中　高

补充_____

实验室指标：白蛋白 _____　胆固醇 _____　其他 _____

药物或营养物相互作用：

_____

_____

观点：

_____

_____

评估和建议：

_____

_____

_____

日期_____　营养师 _____

A.7　慢性呼吸系统疾病患者测试题

	对	错	不确定
1. 膈肌是完成呼吸工作的最主要的肌肉。	1	2	3
2. 肺气肿是一种主要影响气囊（肺泡）的疾病。	1	2	3
3. "缩唇呼吸"可以防止小气道塌陷。	1	2	3
4. 慢性呼吸系统疾病患者可以随时突然停止服用类固醇药物如强的松，没有不良影响。	1	2	3
5. 改变氧气设备上的流速对于慢性呼吸系统疾病患者可能是危险的。	1	2	3
6. 对于慢性呼吸系统疾病患者，每天六顿饭，而不是三顿大餐可以帮助减少进餐时和餐后的呼吸急促。	1	2	3
7. 慢性呼吸系统疾病患者，蛋白质含量高的食物如鱼，是膳食的重要组成部分。	1	2	3
8. 多饮水对痰液没有影响。	1	2	3
9. 慢性呼吸系统疾病患者使用类固醇定量吸入器后应漱口。	1	2	3
10. 建议慢性呼吸系统疾病患者爬楼梯迈步时屏住呼吸。	1	2	3
11. 慢性呼吸系统疾病患者，完成任务的最有效方法是在短时间内快速工作并经常休息。	1	2	3
12. 慢性呼吸系统疾病患者活动中，应在用力时呼气。	1	2	3

续表

	对	错	不确定
13. 慢性呼吸系统疾病患者正在服用抗生素，建议其感觉好些时停止服用。	1	2	3
14. 慢性呼吸系统疾病患者膈式呼吸时建议吸气时腹肌收缩。	1	2	3
15. 建议慢性呼吸系统疾病患者肩部肌肉放松，以减少呼吸所需的氧气量。	1	2	3
16. 支气管扩张剂，如沙丁胺醇可以缓解感染。	1	2	3

注：经许可引自 Y. Schere, L. Schmeider, and S. Shimmell. 1995. "Outpatient instruction for individuals with COPD," Perspectives in Respiratory Nursing 6 (3):3.

A.8 围手术期呼吸康复教育课程和支持小组

围手术期呼吸康复教育课程和支持小组

姓名：＿＿＿＿＿＿＿＿＿＿＿＿＿＿＿

患者 ID 号：＿＿＿＿＿＿＿＿＿＿＿＿＿

教育课程

时间

＿＿＿＿＿＿ 储雾罐 /MDIs
＿＿＿＿＿＿ 呼吸系统疾病
＿＿＿＿＿＿ 血气分析 / 肺功能检查
＿＿＿＿＿＿ 营养
＿＿＿＿＿＿ 家庭设备
＿＿＿＿＿＿ 运动反应
＿＿＿＿＿＿ 尿失禁
＿＿＿＿＿＿ 药物治疗
＿＿＿＿＿＿ 吸入药物列表
＿＿＿＿＿＿ 呼吸系统疾病病理
＿＿＿＿＿＿ 解剖生理学 I
＿＿＿＿＿＿ 解剖生理学 II
＿＿＿＿＿＿ 术前注意事项（仅术前）
＿＿＿＿＿＿ 移植药物（术后）
＿＿＿＿＿＿ 移植注意事项（每月的第一个周一 11：30a.m.）
＿＿＿＿＿＿ 移植药物（术前患者参加，每月的第三个周一）

时间

＿＿＿＿＿＿ 氧疗
＿＿＿＿＿＿ 胸部物理治疗
＿＿＿＿＿＿ Carolina 人体器官获取协会（Carolina Organ Procurement Association）
＿＿＿＿＿＿ 出诊日期
＿＿＿＿＿＿ 骨质疏松症
＿＿＿＿＿＿ 结业课程
＿＿＿＿＿＿ 居家项目
＿＿＿＿＿＿ 结业
＿＿＿＿＿＿ 旅行注意事项
＿＿＿＿＿＿ 选择的话题
＿＿＿＿＿＿ 进度回顾
＿＿＿＿＿＿ ＿＿＿＿＿＿＿＿＿＿＿＿
＿＿＿＿＿＿ ＿＿＿＿＿＿＿＿＿＿＿＿

支持小组

（列出日期）

＿＿＿＿＿＿＿ ＿＿＿＿＿＿＿ ＿＿＿＿＿＿＿ ＿＿＿＿＿＿＿

＿＿＿＿＿＿＿ ＿＿＿＿＿＿＿ ＿＿＿＿＿＿＿ ＿＿＿＿＿＿＿

周一 / 周三 讲座：3：45 ～ 4：30
周二支持小组：加强 2：45 ～ 3：30
术前 3：45 ～ 4：30
周四讲座：2：45 ～ 3：30
周五讲座：2：15
所有讲座在健身中心 Meltzer 举办

注：如果您上次听讲座已经三个月了，则可能需要重复一次。

经许可引自 Duke University Pulmonary Rehabilitation Program.

个体化治疗计划：呼吸康复/红十字会服务

运动训练：参阅 MD 任务

运动量在患者能力范围内逐步增加。

基于 Borg 呼吸困难量表增加强度 3～5 和无不适症状。

个人辅导：有关疾病自我管理策略的教育，包括以下内容。

□休息、活动和 ADLs 时呼吸困难控制技术　□吸入药物和呼吸系统药物
□防止急性加重和管理　□家庭氧疗设备、安全性　□ADLs 管理和节奏控制
□恐慌和抑郁的管理　□营养和体重管理　□戒烟
□居家康复计划和指导　□性行为　□旅行安全　□预立临终医疗指示

患者目标

□呼吸更好　□正确服药　□增加耐力和持久力　□改善胆固醇结果
□体重标准　□症状管理　□控制恐慌/焦虑　□戒烟/维持戒烟
□重返工作　□体重下降 _____ kg　□重拾娱乐/爱好　□其他

诊断

姓名 _____　　日期 _____

□肺炎病史　□呼吸系统疾病急性加重入院
□慢性心力衰竭　□高血压　心脏疾病
□牙科 _____　□胃质疏松症 _____
□神经系统 _____
□GERD　其他胃肠道疾病
□糖尿病　□血糖仪　□处方 _____
□抑郁　□焦虑　□处方　□失眠　□心理辅导 _____
□OSA　□CPAP/BiPAP　□处方
□手术史 _____
临床说明 _____

问题/目标	计划	首次评估 第一节 日期/缩写 _____	再评估 节 _____ 日期/缩写 _____	再评估 节 _____ 日期/缩写 _____	末次评估 节 _____ 日期/缩写 _____
康复护士或康复住院医师教育 问题 □自我管理知识缺乏 □呼吸困难控制无效 目标 □与医疗团队有效合作，预防和管理疾病相关损伤	教育内容：康复护士或康复医师培训 住院医师培训 □疾病概述 □呼吸策略、休息、运动、ADLs 和恐慌时呼吸困难控制 □呼吸用药 □预防急性加重和管理 □恐慌控制　□分泌物清除 □旅行　□性行为 □居家康复计划 □预立临终医疗指示	□疾病自我管理措施知识缺乏， □呼吸困难控制差， 学习障碍 □言语　□听力 □视力 □读写能力 □认知 _____ □难学习	□展示疾病自我管理措施策略 □休息、ADLs 和运动时呼吸困难控制 □按指导用药 □有效松动分泌物 □展示焦虑和抑郁管理策略	□展示疾病自我管理策略 □休息、ADLs 和运动时呼吸困难控制 □按指导用药 □有效松动分泌物 □展示焦虑和抑郁管理策略	□展示疾病自我管理策略 □休息、ADLs 和运动时呼吸困难控制 □按指导用药 □有效松动分泌物 □展示焦虑和抑郁管理策略

低氧血症问题 □低氧血症 □无家庭氧疗 □无便携式供氧系统 □需要供氧设备推荐 □氧气使用 / 安全性知识缺乏 **目标** □低氧血症管理 □便携式供氧系统 □使用氧安全	最初 SpO_2________ FiO_2________ 便携 O_2________ 固定 O_2________ DME________	□休息和运动时监测 SpO_2 □为患者及医师推荐吸氧浓度 □帮助患者联系 DME 者给予家庭氧疗 □便携式吸氧 □氧气使用安全性培训 □供氧设备使用安全性培训	□演示休息和运动时氧疗知识 □演示使用氧安全性知识 □氧疗处方 □家庭氧疗处方 □便携式氧疗处方	□演示休息和运动时氧疗知识 □演示使用氧安全性知识 □氧疗处方 □家庭氧疗处方 □便携式氧疗处方	□演示休息和运动时氧疗知识 □演示使用氧安全性知识 □氧疗处方 □家庭氧疗处方 □便携式氧疗处方
社会心理评估 / 管理问题 □抑郁 □焦虑 □恐慌 □无效应对 □生活质量下降 **目标** □提高社会心理应对措施 □表达应对措施 □积极治疗抑郁以提高 QOL	抑郁 □自我报告 □抑郁自评量表 得分 ________ □愤怒 □焦虑 □压力 □恐慌 □生活质量下降 □ QOL 得分 ______ 药物治疗 ________ □转介 MD 咨询	说明 □评估结果 □运动训练的益处 □放松技术 □压力管理 □目前用药 □接受咨询 □推荐咨询 □推荐医师随访 □适应策略训练	□压力和抑郁的管理 □进行干预 □转介咨询 □展示应对策略	□压力和抑郁的管理 □进行干预 □达到目标 □进展 □未进展 □转介咨询	□压力和抑郁的管理 □进行干预 □达到目标 □进展 □未进展 □转介咨询

注：GERD，胃食管反流病；OSA，阻塞性睡眠呼吸暂停；CPAP，持续气道正压；BiPAP，双水平气道压；ADLs，日常生活活动。DME，耐用医疗设备；SpO_2，脉搏血氧饱和度法测量的动脉血氧饱和度；QOL，生活质量；MD，医师；FiO_2，吸氧浓度。

续表

问题/目标	首次评估 第一节 日期/缩写___	计划	再评估 节___ 日期/缩写___	再评估 节___ 日期/缩写___	末次评估 节___ 日期/缩写___
日常生活活动问题 □ ADLs 受限管理 □ 爬楼时害怕和（或）严重呼吸困难 □ 通过呼吸困难控制达到 ADLs 管理 **目标** □ 通过呼吸困难控制达到 ADLs 管理	□ ADL 受限管理 □ 爬楼时害怕和（或）严重呼吸困难 □ 需要 OT 评估 □ 需要辅助设备	说明 □ 通过调整节奏和呼吸困难控制提高 ADLs □ OT 评估 □ 辅助设备评估、推荐和资源 □ 爬楼时呼吸困难控制/节奏调整训练	□ 通过呼吸困难控制管理 ADLs □ 依照 OT 建议 □ 使用辅助设备 □ 达到目标 □ 进展 □ 未进展	□ 通过呼吸困难控制管理 ADLs □ 依照 OT 建议 □ 使用辅助设备 □ 达到目标 □ 进展 □ 未进展	□ 通过呼吸困难控制管理 ADLs □ 依照 OT 建议 □ 使用辅助设备 □ 达到目标 □ 进展 □ 未进展
营养和体重管理 **问题** □ 超重 □ 恶病质 □ 骨质疏松症 □ 缺乏维生素 D/钙 □ 运动在体重控制中的作用 □ 口服泼尼松时的体重控制 基线体重___ 基线身高___ 基线 BMI___ 基线腰围___ **目标** □ BMI 21～25 □ 每周减重 0.5～1kg □ 防止进一步体重下降 □ 腰围：女性＜90cm，男性＜98cm	以下内容的管理知识识缺乏 □ 超重 □ 恶病质 □ 骨质疏松症 □ 缺乏维生素 D/钙 以下要点理解不足 □ 运动在体重控制中的作用 □ 口服泼尼松时的体重控制 体重___ BMI___	□ 咨询注册营养师 □ 测量 BMI 或腰围以确定目标体重和体重控制措施 □ 健康教育课程（营养策略、营养补充剂的作用，与体重管理） □ 再教育：需要持续监测 体重___ □ 食物日志 □ 体育运动日志 体重___ BMI___ 腰围___	□ BMI 21～25 □ 体重每周下降 0.5～1kg □ 体重稳定 □ 腰围：女性＜90cm；男性＜98cm 体重___ BMI___ 腰围___ □ 达到目标 □ 进展 □ 未进展 □ 转介到结构化体重管理项目	□ BMI 21～25 □ 体重每周下降 0.5～1kg □ 体重稳定 □ 腰围：女性＜90cm；男性＜98cm 体重___ BMI___ 腰围___ □ 达到目标 □ 进展 □ 未进展 □ 转介到结构化体重管理项目___	□ BMI 21～25 □ 体重每周下降 0.5～1kg □ 体重稳定 □ 腰围：女性＜90cm；男性＜98cm 体重___ BMI___ 腰围___ □ 达到目标 □ 进展 □ 未进展 □ 转介到结构化体重管理项目___

注：BMI, 身体质量指数；DT, 作业治疗师。

患者治疗计划：呼吸康复

问题/目标	首次评估 第一节 日期/缩写___	计划	再评估___ 30天/日期___ 节___ 日期/缩写___	再评估___ 60天/日期___ 节___ 日期/缩写___	末次评估___ 90天/日期___ 节___ 日期/缩写___
药物治疗 问题 □用药依从性差 目标 □遵照医嘱用药	□患者报告___%按医嘱用药	□回顾医嘱药目的、用药时间表、副作用和依从性的重要性	□回顾药物列表 □100%遵嘱用药 □达到目标 □约___% □未达标	□回顾药物列表 □100%遵嘱用药 □达到目标 □约___% □未达标	□回顾药物列表 □100%遵嘱用药 □达到目标 □约___% □未达标，见DC总结
吸入药物 问题 □吸入药物使用错误 目标 □MDI、DPI、雾化器使用方法/时间正确	患者演示正确使用方法 MDI：□是 □否 □不适用 DPI：□是 □否 □不适用 雾化器：□是 □否 □不适用 □何时更换MDI	指导正确使用方法 □MDI □DPI □雾化器 □反馈演示吸入药物使用	患者演示正确使用方法 MDI：□是 □否 □重新指导 DPI：□是 □否 □重新指导 雾化器：□是 □否 □重新指导	患者演示正确使用方法 MDI：□是 □否 □重新指导 DPI：□是 □否 □重新指导 雾化器：□是 □否 □重新指导	患者演示正确使用方法 MDI：□是 □否 □见DC总结 DPI：□是 □否 □见DC总结 雾化器：□是 □否 □见DC总结
分泌物清除 问题 □分泌物清除无效 目标 □PT演示有效咳嗽，有效分泌物清除	患者报告 □无咳嗽 □无痰的咳嗽 □有痰的咳嗽 □有痰的咳嗽每日小于5毫升 □有痰的咳嗽每日大于5毫升 □鼻塞	指导 □止咳 □CPT □PEP振荡装置 □VEST □运动在分泌物清除中的作用 □NS鼻喷雾	患者演示正确的 有效咳嗽：□是 □否 □重新指导 CPT：□是 □否 □重新指导 装置：□是 □否 □重新指导 NS鼻喷雾 痰液管理：□改善 □无变化	患者演示正确的 有效咳嗽：□是 □否 □重新指导 CPT：□是 □否 □重新指导 装置：□是 □否 □重新指导 NS鼻喷雾 痰液管理：□改善 □无变化	患者演示正确的 有效咳嗽：□是 □否 □见DC总结 CPT：□是 □否 □见DC总结 装置：□是 □否 □见DC总结 NS鼻喷雾 痰液管理：□改善 □无变化

注：PT，物理治疗师；MDI，定量吸入器；DPI，干粉吸入器。

续表

问题/目标	首次评估 第一节 日期/缩写___	计划	再评估 30天/日期___ 节___ 日期/缩写___	再评估 60天/日期___ 节___ 日期/缩写___	末次评估 90天/日期___ 节___ 日期/缩写___
知识缺乏 问题 □呼吸道感染预防/管理 目标 □PT讲述感染的症状/体征，识别和预防感染的方法	患者报告 □罕见呼吸系统感染 □0~1次/年呼吸系统感染 感染 □>1次/年呼吸系统感染 □过去12个月住院___次 □呼吸设备清洁不足	建议 □补水 □手卫生 □评估痰液 □何时呼叫医师 □s/sx报告：脓性痰、呼吸困难加重、疲劳加重 □接种流感疫苗、肺炎疫苗 □呼吸设备清洁	患者演示 补水：□是 □否 □重新指导 手卫生：□是 □否 重新指导 评估痰液：□是 □否 重新指导 表达何时呼叫医师：□否 □重新指导 □呼吸设备清洁	患者演示 补水：□是 □否 □重新指导 手卫生：□是 □否 新指导 评估痰液：□是 □否 □重新指导 表达何时呼叫医师：□否 □是 □重新指导	患者演示 补水：□是 □否 □见DC总结 手卫生：□是 □否 □见DC总结 评估痰液：□是 □否 □见DC总结 表达何时呼叫医师：□是 □否 □见DC总结
运动和健身 问题 □体能下降 □没有规律运动 □运动指导和安全性知识缺乏 目标 □有氧运动30~60分钟×9周 □呼吸康复：2~3次/周 □抗阻运动：2~3次/周	目前运动水平 类型___ 频率___ 持续时间___ □静坐少动或<3次/周，持续20分钟 □运动障碍 初始MET水平___ THR___	□总结患者的优点和运动计划的核心内容 □回顾如何评估和监测呼吸困难水平 □回顾运动强度 □回顾运动安全性 指南 □回顾家庭训练指导 □Borg：3~4/10	有氧运动 30~60分钟，3~7次/周 THR___ □达到目标 □进展 □未进展 □Borg___ MET水平___ 时间___分钟 家庭训练 方法___ 频率___次/周 时间___分钟	有氧运动 30~60分钟 3~7次/周 THR___ □达到目标 □进展 □未进展 □Borg___ MET水平___ 时间___分钟 家庭训练 方法___ 频率___次/周 时间___分钟	有氧运动 30~60分钟 3~7次/周 THR___ □达到目标 □进展 □进一步跟进，见DC总结 □Borg___ MET水平___ 时间___分钟 家庭训练 方法___ 频率___次/周 时间___分钟

续表

饮食管理	糖尿病：□是 □否	□配置血糖仪	N/A	N/A	N/A	N/A
问题	类型 _____	□参加饮食管理教育课程	□非空腹血糖80～240mg/dl（4.4～13mmol/L）	□非空腹血糖80～240mg/dl（4.4～13mmol/L）	□非空腹血糖80～240mg/dl（4.4～13mmol/L）	□非空腹血糖80～240mg/dl（4.4～13mmol/L）
□非空腹血糖	□血糖水平 _____	□非空腹血糖80～240mg/dl（4.4～13mmol/L）	□HbA1c＜7%，HbA1c _____	□HbA1c＜7%，HbA1c _____	□HbA1c＜7%，HbA1c _____	□HbA1c＜7%，HbA1c _____
□＜80mg/dl（4.4mmol/L）	□家庭自我监测血糖	□回顾高血糖症和低血糖症状/体征	□达到目标	□达到目标	□达到目标	□达到目标
□＞240mg/dl（13mmol/L）	□是 □否	□RD咨询/指导appt	□进展	□进展	□进展	□进展
□饮食管理知识缺乏	频率 _____	□患者运动前后监测血糖	□未进展	□未进展	□未进展	□进一步跟进，见DC总结
目标	□HbA1c＜7%，HbA1c _____					
□非空腹血糖80～240mg/dl（4.4～13mmol/L）						
□HbA1c＜7%						
□饮食自我管理						

医师签名		医疗主管 MD	
MD初审	MD跟进回顾	MD回顾	
□评估治疗结果	□继续目前计划	□继续目前计划	
□批准运动计划	□有以下调整 _____	□有以下调整 _____	
□按以下调整运动计划 _____	MD签名 _____	MD签名 _____	
□按患者需求/能力制订训练计划和目标	日期 _____ 时间 _____	日期 _____ 时间 _____	
□患者相关的特别预防措施	终审		
MD签名 _____	□结局评估		
日期 _____ 时间 _____	MD签名 _____		
签章 _____	日期 _____		

注：MET，递增运动测试；THR，靶心率；DM，糖尿病；饮食管理；HbA1c，糖化血红蛋白。

_____ 是一名 _____ 岁女性，在医师的指导下参加了呼吸康复项目，以通过运动和教育来优化身体和社会表现性及自主性，进而增强力量和耐力，并更好地控制呼吸困难。

主要诊断：COPD（496）；发病日期：_____

收集患者的以下信息。

吸烟史：有吸烟史，包年：_____ 戒烟：_____

既往史：心血管疾病　胃肠道疾病　糖尿病　口腔疾病　精神疾病

手术史：

　过去 12 个月因呼吸系统疾病住院：N/A　　　　过去 12 个月因呼吸系统疾病急诊就诊：N/A

　过去 12 个月呼吸系统感染：N/A

　了解感染的表现：N/A　　　　　　预防 Y/N　　　管理 Y/N

目前吸入药物

　短效 β_2 受体激动剂：N/A

　长效 β_2 受体激动剂：N/A

　短效抗胆碱能药物：N/A

　长效抗胆碱能药物：N/A

　吸入性糖皮质激素：N/A

　吸入性糖皮质激素和长效 β_2 受体激动剂复合制剂：N/A

　装置：N/A　　　　鹅口疮：N/A

目前口服呼吸系统药物：N/A

呼吸设备

　手持式雾化装置：N/A　　　药物溶液：N/A　　　设备清洁：N/A

　峰流速仪：N/A　　　□ Flutter N/A　　　□ Acapella N/A　　　□ Vest N/A

　氧疗：N/A　　　via N/A　　　L/pm：N/A　　　输送系统：集中

　家庭供应商：N/A

预立临终医疗指示：N/A　　　提供信息：N/A　　　谁有副本：N/A，N/A 和 N/A

过敏史

　药物：

　环境：N/A　　　家中宠物：_____

　食物：

疫苗接种：每年接种流感疫苗　Y/N　　　接种肺炎疫苗　Y/N

咳嗽：N/A　　　鼻塞 Y/N　　　PND Y/N　　　鼻窦疼痛 Y/N

痰液

　颜色：N/A　　　黏稠度：N/A　　　量 / 天：N/A

是否需要分泌物清除培训 Y/N　鼻塞管理 Y/N

目前身高：_____　目前体重：_____　1 年前体重：_____

睡眠障碍：N/A　　　时长（小时）：N/A　　　夜间醒：N/A　　　枕头：N/A

BIPAP 或 CPAP：N/A　　　家庭供应商：N/A

活动辅助设备：无　　　跌倒：N/A　　　平衡：N/A　　　家中楼梯：

日常生活活动

　沐浴　　　无障碍 0/10　　　吸尘　　　无障碍 0/10

　如厕　　　无障碍 0/10　　　举起物体　　　无障碍 0/10

穿衣	无障碍 0/10	洗衣	无障碍 0/10
烹饪	无障碍 0/10	性行为	无障碍 0/10
进食	无障碍 0/10	购物	无障碍 0/10
清洗餐具	无障碍 0/10	运动 /N/A	无障碍 0/10
弯腰	无障碍 0/10	爱好	无障碍 0/10
打扫	无障碍 0/10	推 / 拉	无障碍 0/10
台阶 / 楼梯	无障碍 0/10		

家庭运动计划：N/A　　设备：N/A

居住情况：房子有无斜坡或楼梯

出行：目前驾车

职业史：工作暴露　N/A　N/A

正常退休

教育史：小学

学习方式：□视觉　□听觉　□动觉

学习障碍：N/A

病史：N/A，N/A，N/A，N/A 和 N/A

语言障碍：N/A　主要语言：N/A　第二语言：N/A

文化障碍 ＿＿＿＿＿＿

障碍：□听力　□视力　□认知

家庭中影响康复治疗的因素 ＿＿＿＿＿＿

医师 / 情感或经济缺乏或忽视

符合残疾条件 N/A　已获得 N/A　已申请 N/A

恐慌控制：培训恐慌控制、放松技术、针对恐慌的呼吸困难控制无障碍

疼痛评估

疼痛：0/10　程度：＿＿＿＿＿＿　性质：＿＿＿＿＿＿

　位置：＿＿＿＿＿＿　管理：＿＿＿＿＿＿

肺功能结果 ＿＿＿＿＿＿＿＿＿＿＿＿＿＿＿＿＿＿＿

　□阻塞　□限制　N/A 弥散下降

运动测试 V/s：见运动记录

室内空气 SaO_2＿＿＿＿＿％ ,＿＿＿＿＿L/pm，吸氧浓度时 SaO_2＿＿＿＿％ ；N/A 水肿；

呼吸时使用辅助呼吸肌无障碍；呼吸音

患者目标

□呼吸更好	□正确理解和使用药物
□增加身体耐力	□控制咳嗽
□戒烟	□减少依赖他人
□有精力和我的家人及朋友相处	□减少住院和急诊就诊次数
□轻松进行日常生活活动和步行	□减重
□减少对我的状况担忧和恐慌	□其他目标：＿＿＿＿＿＿＿

康复册护士签名 ＿＿＿＿＿＿＿＿＿＿＿＿＿＿＿＿＿＿＿＿＿＿＿＿＿＿＿＿＿＿＿

日期：＿＿＿＿＿＿　　时间：＿＿＿＿＿＿　　分钟：＿＿＿＿＿＿

附录 **B**

美国胸科学会／欧洲呼吸学会声明：呼吸康复基本概念和进展

以下是 ATS/ERS 关于呼吸康复基本概念和进展的声明的一部分。有关本附录中引用的完整参考，请参阅本文末列出的来源。网络资源提供了在线全文的链接。

ATS 和 ERS 的官方声明于 2013 年 6 月获得 ATS 董事会的批准，并分别于 2013 年 1 月和 2013 年 2 月获得 ERS 科学和执行委员会的批准。

摘要

背景：呼吸康复是公认的治疗慢性呼吸系统疾病的核心内容。自 2006 年 ATS/ERS 发表关于呼吸康复的声明以来，我们对其疗效和应用领域的认识有了长足的进步。

目的：本声明的目的是更新 2006 年的文件，包括对呼吸康复的新定义，并强调该领域的基本概念和重大进展。

方法：代表 ATS 呼吸康复大会和 ERS 科学小组 01.02"康复和慢性病"的多学科专家委员会通过小组共识确定了此次更新的总体范围。由具有相关临床和科学专业知识的委员会成员进行了重点领域文献综述。所有成员均同意本声明的最终内容。

结果：声明提出了呼吸康复的最新定义，并展示了有关呼吸康复科学性和应用性的新数据，包括其在 COPD 急性加重患者及其他慢性呼吸系统疾病患者中的有效性。声明还强调了呼吸康复在慢性疾病管理中的重要作用。此外，还讨论了健康行为改变在优化结果和维持获益中的作用。

结论：自 2006 年以来，呼吸康复的科学性和应用性的显著发展为其在更多慢性呼吸系统疾病患者中应用有效性方面提供了进一步的支持。

概述

呼吸康复已被明确证明可减轻 COPD 患者的呼吸困难，增加运动能力并提高生活质量[1]。该声明详述了自 2006 年声明发表以来呼吸康复概念的科学演变历程，是呼吸康复领域 46 位国际专家的共识。

根据目前的见识，最新的 ATS 和 ERS 定义呼吸康复为："建立在患者全面评估基础上的综合治疗方案，随后为患者量身定制的疗法，包括但不限于运动训练、教育和行为改变，旨在改善慢性呼吸系统疾病患者的身体和心理状况，并增加患者对改善健康行为的长期依从性。"

自从上一声明以来，我们现在更加全面地了解了 COPD 的复杂性，其多系统表现及常见的合并症。因此，需要采用综合治疗原则优化对这些复杂患者的管理[2]。如今，呼吸康复被认为是该过程的核心组成部分（图 1）[3]。健康行为的改变对于优化和维持慢性呼吸系统疾病干预带来的获益至关重要，而呼吸康复已率先实施了实现该目标的策略。

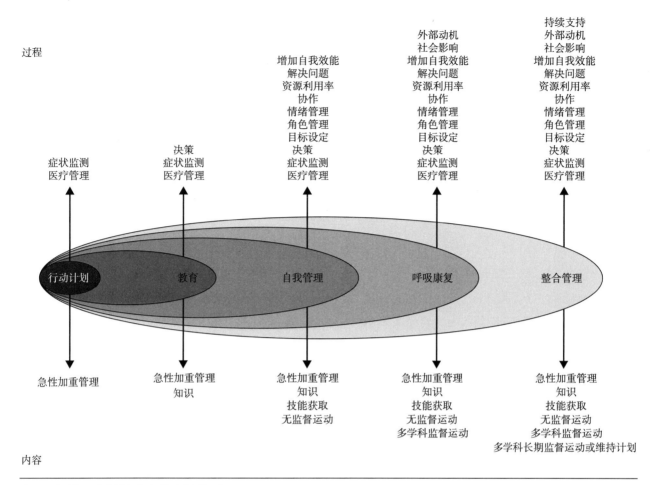

过程

图 1　慢性阻塞性肺疾病的支持范围

注：经许可引自 Z. Zoumot, S. Jordan, and N.S. Hopkinson, "Emphysema: Time to Say Farewell to Therapeutic Nihilism," Thorax 69, no. 11 (2014): 973–975.

本声明讨论的呼吸康复的重要进展包括以下内容。

• 越来越多的证据表明，作为呼吸康复一部分的运动训练，如间歇训练、力量训练、上肢训练和经皮神经肌肉电刺激等，已经得到广泛应用，并带来了显著获益。

• 已证明呼吸康复可以改善非 COPD 慢性呼吸系统疾病患者（如 ILD、支气管扩张症、CF、哮喘、肺动脉高压、肺癌、肺减容术和肺移植）的症状、运动耐力和生活质量。

• 对于轻度气流受限的有症状的 COPD 患者，参与呼吸康复后，其症状、运动耐力和生活质量方面的改善与更严重气流受限患者的获益相似。

• 在 COPD 急性加重期住院治疗后不久提供呼吸康复在临床上是有效的、安全的，并可减少再住院率。

• 为急性或严重疾病患者进行运动康复可以降低功能下降的程度并加快康复速度。

• 事实证明，合适的居家运动训练可以有效减轻 COPD 患者的呼吸困难和增加运动表现。

• 目前正在通过技术调整和试验支持呼吸康复领域的运动训练、教育、病情加重管理和体育锻炼。

• 结局评估的范围需扩大，应包括评估 COPD 相关的知识和自我效能，上下肢肌肉功能、平衡和身体活动。

• 焦虑和抑郁症状在呼吸康复的人群中普遍存在，可能会影响结局，并且可以通过呼吸康复这种干预措施得到缓解。

将来，我们认为有必要增加呼吸康复的适用性和可及性，通过行为改变以优化和维持结局，并逐步完善这一干预措施，满足复杂患者的独特需求。

介绍

自 2006 年 ATS/ERS 发表关于呼吸康复的声明以来 [1]，这种干预以多种方式取得了进展。第一，我们对诸如 COPD 之类的慢性呼吸系统疾病的病理生理学的认识已经提高。现在，我们更加充分地认识到 COPD 的复杂性，其多系统表现以及常见的合并症。第二，呼吸康复的科学性和应用性不断得到发展。例如，现在有证据表明，在 COPD 急性加重期住院并立即开始或住院后不久开始呼吸康复对患者都是有效的。第三，由于综合治疗方案已被视为应对慢性呼吸疾病的最佳方法，因此呼吸康复已成为该标准治疗的重要组成部分。最后，认识到健康行为的改变对于优化和维持慢性呼吸系统疾病干预带来的获益至关重要，呼吸康复已率先制订了提高自我效能的策略，从而采取健康的生活方式来减少疾病的影响。

我们更新 ATS/ERS 呼吸康复声明的目的是介绍该领域的最新进展和概念。通过这样做，我们希望证明呼吸康复在慢性呼吸系统疾病患者中的有效性和适用性。该声明主要针对 COPD，因为 COPD 患者是转诊至呼吸康复最主要人群 [4]，并且现有的许多科学研究也都是这一领域。另外，声明也详细讨论了基于运动的呼吸康复对非 COPD 的慢性呼吸系统患者的影响。我们希望通过这个声明，大家可以越来越认识到呼吸康复在慢性呼吸系统疾病患者综合治疗中的关键作用。

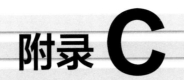

附录 C

呼吸康复专业人员的
临床能力指南

网络资源中提供了浏览全文立场声明的链接。

临床能力	知识	技能 / 能力
患者评估 与管理	●呼吸系统解剖学、生理学和病理生理学 ●呼吸系统疾病危险因素 ●呼吸系统疾病评估、诊断测试和检查，包括肺功能、COPD 的多维分期（如 BODE 指数） ●常见合并症 ●急性加重因素 ●患者个体的需求，治疗期望和文化结构 ●患者准备开始行为改变 ●推荐所有有症状的、活动受限或通过其他医疗手段无法治愈的慢性呼吸系统疾病患者参与呼吸康复 ●当前呼吸康复的医保报销标准 ●呼吸康复禁忌证，如严重的骨骼和关节状况、不稳定的心脏状况和严重的认知障碍 ●运动和治疗方案应适合年龄、身材大小和身体发育情况 ●量身定制康复干预措施，满足特定患者有关潜在呼吸系统疾病、身体限制和合并症的需求 ●限制或影响身体活动、症状管理和生活质量的常见合并症包括代谢异常、肌肉骨骼疾病、心血管疾病、神经肌肉疾病、精神病和情绪异常或其他状况	●获取病史、查看病历（包括合并症）、实验室 / 影像学数据、肺功能数据、吸烟史和问卷数据 ●以呼吸困难为中心的症状史——呼吸困难的严重程度、发作的原因、缓解的原因 ●体格检查，包括生命体征及呼吸和心血管系统 ●严格评估肺功能、动脉血气和其他相关实验室 / 影像学数据 ●记录患者的喜好和目标 ●与患者一起制订个体化治疗计划，并制订合理、重要且可衡量的患者目标 ●通过共同的决策，以互动方式就治疗计划向患者 / 家人进行沟通并提供咨询 ●将个体化治疗计划和进度报告记录并传达给转诊医疗人员和多学科团队的其他成员 ●通过评估项目前后预先设定的结局指标来量化患者的结局 ●当临床情况发生变化时及时调整治疗目标 ●在当前的呼吸康复指南中确定和应用纳入和排除标准 ●与医疗主管和（或）转诊医师沟通有关纳入或排除标准的问题 ●审核呼吸康复的医保报销标准，包括特定的第三方支付者，并能够将此信息传达给患者 ●使用适合年龄的教育和治疗方案 ●评估患有阻塞性、限制性和血管性肺病，肺移植和其他外科肺干预的患者 ●使用肺功能测定数据准确分类阻塞性肺疾病患者

续表

临床能力	知识	技能／能力
患者评估与管理	●戒烟评估 ●营养评估	●确定个别患者的运动限制（包括呼吸系统、肌肉骨骼系统、心血管系统及有症状的运动限制） ●采取适当措施降低有跌倒风险的患者（如肌肉骨骼系统或神经系统疾病或肺动脉高压患者）的跌倒风险 ●对有运动诱发的缺氧风险的患者（如 ILD 患者）给予高流量氧气吸入 ●就患者的障碍和潜在风险与医疗主管和其他医疗人员进行有效沟通
呼吸困难评估和管理	●呼吸困难评估方面（如主观感受、情感苦恼、症状影响或负担） ●测量工具（如 mMRC、改良版 Borg 量表、UCSD-SOBQ、BDI/TDI、CRQ） ●呼吸困难的常见描述［如做功／用力增加（呼吸需要更大力气）、胸部紧缩感和空气／吸气不满意］ ●呼吸策略 ●呼吸困难的药物／心理治疗 ●呼吸困难的治疗选择 　－呼吸康复 　－辅助供氧 　－药物治疗（如支气管扩张剂和阿片类药物） 　－非药物方法（如呼吸再训练、缩唇呼吸、迎面的冷空气及无创通气） 　－认知行为疗法 　－呼吸系统疾病患者呼吸困难的原因和生理学机制：神经生理机制、呼吸困难、通气受限、呼吸气体交换异常、外周肌肉功能障碍、心脏功能障碍或以上任意组合	●正确使用有效和可靠的方法评估呼吸困难 ●使用改良的 Borg 量表评估运动中的呼吸困难发作／变化 ●使用呼吸困难的常见指标严格评估患者的主观呼吸困难感受 ●示范有效的呼吸策略（如缩唇呼吸、延长呼气时间和膈式呼吸）来指导患者 ●指导患者运动过程中的技术掌握 ●根据已知的生理机制和特定疾病过程的病理生理影响，给予患者个体化呼吸困难的病因评估和指导
氧气治疗评估、管理和滴定	●脉搏血氧仪的局限性和用途 ●动脉血气解释 ●运动和活动诱发的低氧血症 ●制订 LTOT 的标准 ●氧气接口设备 ●氧疗患者教育	●脉搏血氧仪 ●确定适当的传感器位置以提供稳定的读数 ●当无法获得准确的读数或需要更详尽的信息时（如高碳酸血症）进行替代测试（如 ABG） ●制订长期的氧气治疗处方 ●应用氧气治疗使 SpO_2 高于 88％～ 90％或根据医师的建议选择治疗方法 ●根据运动方式的变化和强度的增加或减少，在需要时滴定流量设置并调整输送装置 ●进行氧疗评估 ●睡眠氧疗处方（来自转诊医师）

续表

临床能力	知识	技能 / 能力
氧气治疗评估、管理和滴定		• 与医疗人员和供应商合作，选择最佳的氧气输送系统，以保证充足的氧气供应，并减少对患者个人自由和生活质量的整体影响 • 评估输送系统以确保家庭活动和运动时充足的氧气供应 • 为患者提供书面氧疗处方，并培训日常活动和运动时氧气使用 • 在适当的时候，指导患者进行自我血氧饱和度测定 • 增进患者对氧气疗法的用途、益处和风险的了解 • 实施改变生活方式的疗法时，为患者提供情感支持
协作型自我管理	• 行为改变 • 自我效能 • COPD 急性加重 • 规律运动和活动的重要性，运动和活动的障碍 • 用药依从性，包括吸入技术 • 临终讨论和预立临终医疗指示，包括姑息和临终关怀	• 训练技巧以促进自我效能和健康行为的改变（即增长患者知识、目标设定、问题解决和共同决策制订） • 旨在预防、及早识别和治疗 COPD 急性加重的实践策略（即行动计划） • 解决动机问题 • 重视家庭和社区体力活动 • 调整教学以适应个体需求和局限性
依从性	• 运动 / 体力活动 • 营养咨询 • 药物和氧气的使用 • 戒烟	• 识别学习障碍 • 强调运动为什么很重要，识别运动的障碍及如何克服这些障碍 • 强化药物 / 氧气疗法并练习吸入技术 • 戒烟咨询并提供资源 • 减重策略 • 增重策略
药物疗法	• 用于治疗 COPD/ 其他气道疾病患者的药物种类，包括 β 受体激动剂（短效和长效）、抗胆碱能药（短效和长效）、糖皮质激素（如口服和吸入）、磷酸二酯酶 4 抑制剂、抗生素及联合疗法 • 用于治疗其他慢性呼吸系统疾病（如 ILD、肺血管疾病和肺移植后）的药物种类，包括抗炎药、免疫抑制剂和肺动脉血管扩张药 • 各种类型药物的适应证、禁忌证、副作用 • 各种类型的分泌物清除技术（如体位引流、胸部物理治疗，咳嗽技术和机械装置的使用）及各种技术的适应证、禁忌证、副作用 • 呼吸技术的类型（如缩唇呼吸和膈式呼吸）以及这些技术的适应证、禁忌证、副作用 • 能量节省技术 • 对治疗计划中变化或改变需求的理解	• 演示如何正确使用药物装置（如气雾剂、MDI 和 DPI），分泌物清除技术（如体位引流、胸部物理治疗、控制咳嗽技术，以及移动和固定机械装置的使用）和呼吸技巧（如缩唇呼吸和膈式呼吸）

续表

临床能力	知识	技能 / 能力
非 COPD 疾病	• 哮喘、气道高反应性和运动引起的支气管痉挛 • 与运动有关的恐惧和焦虑 • 运动前热身活动和运动后整理活动的重要性 • 峰值流量监测的重要性 • 囊性纤维化 / 支气管扩张症 • 分泌物清除的重要性 • 患者的交叉感染及感染控制 • 运动出汗时盐和水分流失 • 肺移植 • 移植前与移植后呼吸康复的区别 • 不同类型的 ILD，包括 IPF、结节病、石棉沉着病、硅肺、尘肺、肺炎、药物性肺病、结缔组织病、过敏性肺炎、ARDS 和闭塞性细支气管炎 • 肺动脉高压 • 肺动脉高压引起症状的解剖学和生理学基础 • 如果患者出现症状，请停止运动 • 肺手术患者避免等长运动、超负荷举重和 Valsalva 动作的原因 • 肺癌治疗（手术、化学疗法、放射疗法）	• 处方前、运动前的热身活动 • 手卫生 • 患者运动时保持至少 1m 间距 • 补充 NaCl 和液体 • 分泌物清除技术，包括咳嗽控制、体位引流、叩拍、振动、振动背心和呼气末正压装置，flutter 和 oscillatory 气道振荡装置以促进气道分泌物清除，呼吸肌训练装置和技术及支气管扩张剂 • 适当辅助供氧 • 能量节省 • 辅助供氧以维持 $SpO_2 > 90\%$ • 指导肺动脉高压患者避免运动和活动时 Valsalva 动作
运动测试	• 使用场地测试（6MWT、往返步行测试）评估结局 • 使用标准化的、一致的规则和鼓励用语 • 已发布的规则指南 • 心肺运动测试 • 将运动测试结果应用到运动处方制订中	• 按照 ATS 标准进行 6MWT • 按照已发布的标准进行往返步行测试 • 对所选合适患者进行症状限制性 CPET • 适当监测心率、血压、自觉疲劳程度、呼吸困难、SpO_2 • 根据运动测试结果制订运动处方
运动训练	• 对运动的正常和异常生理反应 • 限制呼吸系统疾病患者运动耐量的特定病理生理因素 • 呼吸系统疾病患者运动训练的生理基础 • 基于测试、合并症和呼吸系统疾病特异性的原则制订运动处方 • 运动训练的安全性和预防措施 • 日常生活的功能和活动 • 监测工具和运动时氧气管理	• 识别运动耐量减低的症状和体征 • 确定特定合并症的运动限制，包括原发性高血压和肺动脉高压、糖尿病、充血性心力衰竭、肥胖症、骨质疏松症和肌肉骨骼异常 • 制订个体化的有效运动处方，包括耐力、力量和柔韧性训练（适当时使用间歇训练） • 随着个人反应发生变化，准确给予解释并将评估数据整合到运动处方中 • 适当修改疼痛患者的运动计划 • 针对因患者指标（如血气）而导致运动限制的患者，采取适当措施来修改运动计划 • 利用平衡和步态功能测试的结果以确保步行安全 • 在运动训练中充分利用监测工具和数据解释

续表

临床能力	知识	技能 / 能力
社会心理管理	• 呼吸系统疾病对情绪功能的影响，抑郁和焦虑的症状尤为显著 • 呼吸系统疾病对社会关系（包括家人和朋友）和生活质量的影响 • 呼吸系统疾病和精神痛苦影响认知功能，尤其是记忆力和解决问题的能力 • 社会经济因素（如工作状况、收入水平、学历和可获取的医疗服务）对患者身体功能的影响 • 社会心理因素影响健康行为（如吸烟、饮食和运动）的依从性 • 药物治疗心理困扰 • 可利用的机构 / 社区资源（如心理学家、社会工作者）以满足社会心理需求 • 一些患者的长期计划需求，包括预立临终医疗指示、姑息治疗和临终关怀	• 转介到机构 / 社区资源来解决社会心理困扰或项目组无法解决的认知问题 • 转诊给精神卫生专家，应进行筛查，以发现严重的精神疾病 • 在项目结束时评估和报告社会心理功能的结局
戒烟	• 烟草成瘾的心理和生理行为 • 吸烟对慢性呼吸系统疾病的影响 • 为烟草预防 / 戒烟目标制订指导 • 二手烟是慢性呼吸系统疾病危险因素 • 行为改变策略对戒烟的影响 • 可利用的机构 / 社区资源（如心理学家、社会工作者和社区戒烟计划）以支持戒烟 • 辅助戒烟药物的作用、风险和益处	• 促进戒烟和坚持长期不吸烟的行为干预 • 在呼吸康复项目结束时评估并报告戒烟结局
患者和项目人员的应急反应	• 如何识别和治疗危及生命的情况或副作用和不良事件 • 对变化的症状和体征采取适当的应急措施 • 休息或运动时感觉呼吸困难的变化 • 参与者的意见 / 主诉 • 意外事件，如跌倒 • 扭伤和骨折 • 擦伤 • 周围神经病变 • 肌力下降	• 熟悉患者症状发作到紧急情况解决这一整个过程的应对方法，包括医疗急救原则和程序等 • 所有员工均应获得 BLS 认证 • 正确使用 AED、简易呼吸器和氧气 • 对突然出现的症状和体征（如胸痛）的适当应急程序 • 为紧急救援人员描述事件的发生地点、到达地点的方式、出口或房间号 • 确定所有应急救护设备和用品的位置 • 参加模拟紧急培训 / 实践 • 让患者停止运动并采取舒适的呼吸姿势

临床能力	知识	技能/能力
患者和项目人员的应急反应	● 平衡不良 ● 缺乏或不当使用助行器 ● 可能的颈部/头部受伤	● 肺部听诊并计数呼吸频率 ● 鼓励患者使用缩唇呼吸和恐慌控制技术 ● 让患者使用速效支气管扩张剂 ● 根据需要给予氧气 ● 监测心率、血压和呼吸困难程度 ● 在适当的时候终止患者运动 ● 终止运动和休息后评估症状 ● 使用跌倒预防措施，包括使用入院时使用的标准筛查工具，对患者进行跌倒预防技术和增强平衡的策略培训 ● 通过密切监测高危患者来预防跌倒（如在跑步机上进行一对一监测并进行坐位训练以提高安全性） ● 使用助行器以提高安全性 ● 转诊至合适的医疗人员给予平衡和（或）预防跌倒的治疗 ● 评估发生跌倒的原因（如设备故障或上下设备时出现意外） ● 评估事件的严重性，采取相应的措施
标准预防	● 手卫生和一般预防措施 ● 采取适当措施防止耐甲氧西林的金黄色葡萄球菌和艰难梭菌的传播 ● 对水痘、带状疱疹患者采取适当预防措施 ● 工作人员进行流感和水痘、带状疱疹疫苗接种的重要性 ● 对于有CF患者（如感染抗生素耐药的洋葱假单胞菌）的康复环境中其他患者采取特殊预防措施 ● 结核病的症状和体征及评估和隔离的适当措施	● 演示正确的手卫生方法 ● 使用前擦拭（或指导患者擦拭）运动器材 ● 对水痘、带状疱疹患者采取适当的措施，指导患者覆盖病变，并且除非病变已结痂，否则患者不得参加康复 ● CF患者应与其他患者保持大于1m的距离进行运动并避免咳嗽、咳痰

注：ABG，动脉血气分析；AED，自动体外心脏除颤器；ARDS，成人急性呼吸窘迫综合征；BLS，基本生命支持；BODE，体重指数、气流阻塞程度、呼吸困难和运动能力；COPD，慢性阻塞性肺疾病；ILD，间质性肺疾病；CF，囊性纤维化；MDI，定量吸入器；DPI，干粉吸入器；LTOT，长期家庭氧疗；NaCl，氯化钠；PR，呼吸康复；RR，呼吸频率；SpO$_2$，脉搏血氧饱和度；6MWT，6分钟步行测试。

经许可引自 E.G. Collins et al., "Clinical Competency Guidelines for Pulmonary Rehabilitation Professionals: Position Statement of The American Association of Cardio– vascular and Pulmonary Rehabilitation," Journal of Cardiopulmonary Rehabilitation and Prevention 34, no. 5 (2014): 291–302.

典型的呼吸康复设施示例与每周 2 天、3 天和 5 天的呼吸康复项目示例

本附录提供了一个呼吸康复设施的示例，包括可能的各个领域的描述，以及呼吸康复项目中可能包含的活动的详细示例。

呼吸康复设施示例

设施区域

- 等候或接待区域。
- 呼吸康复行政管理办公室。
- 呼吸康复项目协调员办公室。
- 储存室。
- 教室。
- 健身室。

区域介绍

- 呼吸康复等待或接待区域：
  - 设备包括书桌、计算机、患者椅子、员工设备和用品及公用电话。
- 呼吸康复教室：
  - 设备包括适合呼吸康复训练的患者笔记本和用品、桌子、椅子、白板和 VCR。
- 健身室：
  - 设备包括适合进行呼吸康复运动训练的设备（如室内水平地面跑道、跑步机、固定自行车、划船机、踏步机、跑台、室内运动区和体重称），以及血压袖带、听诊器、氧源、脉搏血氧仪和急救设备。

每周 2 天、3 天和 5 天的呼吸康复项目示例

工作人员可以根据这些示例来创建特定的项目。

经典的每周 2 天，持续 8 周的门诊呼吸康复时间表 *

第一周：营养和呼吸评估	
预约日期 _____	预约时间 _____

第二周：周二 1:30p.m.	周四 1:30p.m.
1:30～2:30 项目内容；呼吸系统疾病教育课程	1:30～2:30 呼吸再训练和吸入药物使用
2:30～4:00 监督下运动	2:30～4:00 监督下运动

第三周：周二 1:30p.m.	周四 1:30p.m.
1:30～2:30 呼吸系统用药	1:30～2:30 用药（第 2 部分）或复习
2:30～4:00 监督下运动	2:30～4:00 监督下运动

第四周：周二 1:30p.m.	周四 1:30p.m.
1:30～2:30 食物、肺及它们的相互关系	1:30～2:30 这些测试是做什么用的？
2:30～4:00 监督下运动	2:30～4:00 监督下运动

第五周：周二 1:30p.m.	周四 1:30p.m.
1:30～2:30 精力节省	1:30～2:30 预防感染
2:30～4:00 监督下运动和台阶训练	2:30～4:00 监督下运动和台阶训练

第六周：周二 1:30p.m.	周四 1:30p.m.
1:30～2:30 增强免疫系统和放松技巧	1:30～2:00 放松和控制恐慌
2:30～4:00 监督下运动和台阶训练	2:00～2:45 与呼吸系统疾病共存
	2:45～4:00 监督下运动

第七周：周二 1:30p.m.	周四 1:30p.m.
1:30～2:30 社区资源	6 分钟步行测试 *
2:30～4:00 监督下运动	1:30～2:30 运动训练的益处
	2:45～4:00 监督下运动

第八周：周二 1:30p.m.	周四 1:30p.m.
1:30～2:00 把呼吸康复带回家	1:30～2:00 项目评估和结课
2:00～3:30 监督下运动	2:00～3:30 监督下运动

注：* 确保每次运动之间有 5～10 分钟的休息时间。

每周 3 天呼吸康复项目

- 周一、周三、周五，2 小时制。
- 报到：10 分钟。
- 热身活动和呼吸再训练：10 分钟。
- 重量训练和牵伸训练：20 分钟。
- 有氧运动（在跑步机或水平地面上运动）：20 分钟。
- 踏车训练［仅上肢或下肢功率自行车，或上下肢联合功率自行车（患者可以选择其中一种），或进行总计 20 分钟的组合］：20 分钟。
- 整理活动：10 分钟。
- 患者教育：30 分钟。
- 确保每次活动之间有 5 ～ 10 分钟的休息时间。

每周 5 天呼吸康复项目

- 周一至周五，4 小时制。
- 报道：10 分钟。
- 循环重量训练：20 分钟。
- 气道廓清（包括胸部物理治疗，雾化器、吸入器使用说明或呼吸再训练）：30 分钟。
- 垫上运动（呼吸再训练、肌肉锻炼、牵伸训练）：60 分钟。
- 有氧运动（在跑步机或水平地面上运动）：30 分钟。
- 踏车训练［仅上肢或下肢功率自行车，或上下肢联合功率自行车（患者可以选择其中一种自行车），或进行总计 30 分钟的组合］：30 分钟。
- 患者教育：60 分钟。
- 确保每次活动之间有 5 ～ 10 分钟的休息时间。

附录 E

推荐的其他呼吸康复指南摘要

英国胸科学会推荐指南

1. 不论吸烟状况如何，COPD 患者均应接受呼吸康复治疗。推荐等级：D。

2. 慢性呼吸系统疾病患者，无论是否存在稳定的心血管疾病，都应接受呼吸康复治疗。推荐等级：D。

3. 在家中 MRC 呼吸困难评分为 5 的患者不宜常规接受监督下的呼吸康复治疗。推荐等级：D。

4. 呼吸康复项目应接受至少每周 2 次的监督。推荐等级：D。

5. 推荐进行 6 ～ 12 周的呼吸康复项目。推荐等级：A。

6. 对于 COPD 患者，推荐进行监督下的呼吸康复项目。推荐等级：A。

7. 如果考虑为 COPD 患者制订结构化的家庭康复计划，需要仔细考虑以下重要因素：提供远程支持和监督的机制，家庭运动训练的设备及患者选择。推荐等级：B。

8. COPD 急性加重期住院患者应在出院后 1 个月内进行呼吸康复。推荐等级：A。

9. 不推荐将吸气肌训练（IMT）作为呼吸康复的常规辅助手段。推荐等级：B。

10. 目前不推荐使用任何特定的激素补充剂或营养补充剂作为呼吸康复的常规辅助手段。推荐等级：B。

11. 患有呼吸困难而影响其日常生活活动的非囊性纤维化支气管扩张症患者应可以进入并考虑进行呼吸康复。推荐等级：D。

12. 不推荐将哮喘患者常规转诊进行呼吸康复。推荐等级：D。

13. 完成呼吸康复疗程 1 年以上的患者应考虑重复呼吸康复。应该讨论可能的益处，并推荐愿意接受治疗的患者转诊。推荐等级：B。

14. 对于生理衰退加速的患者，或者如果在更短的时间范围内获得的额外益处在临床上有价值，则应考虑更早进行呼吸康复。推荐等级：D。

15. 应鼓励所有完成呼吸康复的患者在项目之后继续进行运动。推荐等级：A。

注：经许可引自 C.E. Bolton et al.,"British Thoracic Society Guideline on Pulmonary Rehabilitation in Adults," Thorax 68 (2013): ii1-ii30.

加拿大胸科学会推荐指南

1. 在非医院（社区或家庭）或在医院，与患者相关的呼吸康复治疗结局方面没有差异。强烈推荐所有 COPD 患者无论采用何种方案均应参加呼吸康复项目。推荐等级：1A。

2. 有氧运动和抗阻训练联合，在改善耐力和功能能力上优于单独有氧训练。尽管有氧运动是呼吸康复的基础，但推荐对 COPD 患者同时进行有氧运动和抗阻训练。推荐等级：2B。

3. 推荐为 COPD 患者提供更长的呼吸康复项目，持续时间超过 6～8 周。推荐等级：2B。

4. 强烈推荐患有中度、重度和极重度 COPD 患者参加呼吸康复。推荐等级：1C。

5. 男性和女性均可从呼吸康复获益。因此，强烈推荐男性 COPD 患者和女性 COPD 患者都应接受呼吸康复治疗。推荐等级：1C。

6. 强烈推荐 COPD 患者在 AECOPD 后 1 个月内进行呼吸康复治疗，因为有证据表明，与常规治疗相比，呼吸康复治疗后，患者呼吸困难、运动耐力和健康相关的生活质量均得到了改善。推荐等级：1B。

7. 推荐在 AECOPD 后 1 个月内进行呼吸康复治疗，推荐另一原因是，有证据表明与常规治疗相比，康复治疗患者再住院率和死亡率均降低。推荐等级：2C。

注：经许可引自 D.D. Marciniuk et al., "Optimizing Pulmonary Rehabilitation in Chronic Obstructive Pulmonary Disease–Practical Issues: A Canadian Thoracic Society Clinical Practice Guideline," Canadian Respiratory Journal 17, no. 4 (2010): 159–168.

美国胸科学会和欧洲呼吸学会推荐指南

1. 越来越多的证据表明，作为呼吸康复一部分的运动训练，如间歇训练、力量训练、上肢训练和经皮神经肌肉电刺激等，已经得到广泛应用，并带来了显著获益。

2. 已证明呼吸康复可以改善非 COPD 慢性呼吸系统疾病患者（如 ILD、支气管扩张症、CF、哮喘、肺动脉高压、肺癌、肺减容术和肺移植）的症状、运动耐力和生活质量。

3. 对于轻度气流受限的有症状 COPD 患者，参与呼吸康复后，其症状、运动耐力和生活质量方面的改善与更严重气流受限的患者获益相似。

4. 在 COPD 急性加重期住院治疗后不久提供呼吸康复在临床上是有效的、安全的，并可减少再住院率。

5. 为急性或严重疾病患者进行运动康复可以减少功能下降的程度并加快康复速度。

6. 事实证明，合适的居家运动训练可以有效减轻 COPD 患者的呼吸困难和增加运动表现。

7. 目前正在通过技术调整和试验支持呼吸康复领域的运动训练、教育、病情加重管理和体育锻炼。

8. 结局评估的范围需扩大，应包括评估 COPD 相关的知识和自我效能、上下肢肌肉功能、平衡和身体活动。

9. 焦虑和抑郁症状在呼吸康复的人群中普遍存在，可能会影响结局，并且可以通过呼吸康复这种干预措施得到缓解。

注：引自 M.A. Spruit et al., "An Official American Thoracic Society/European Respiratory Society Statement: Key Concepts and Advances in Pulmonary Rehabilitation," American Journal of Respiratory Critical Care Medicine Vol 188, no. 8 (2013): 1011–1027. 文件网址：www.thoracic.org/statements/resources /copd/PRExecutive_Summary2013.pdf

澳大利亚／新西兰呼吸康复学会推荐指南

1a.COPD 患者应接受呼吸康复治疗（强推荐，中等质量证据）。

1b. 呼吸康复应该在 COPD 急性加重出院 2 周内开始进行（弱推荐，中等质量证据）。

2. 中至重度 COPD 患者（稳定期或急性加重好转出院后）应接受呼吸康复治疗，以减少急性加重住院次数（强推荐，中低等质量证据）。

3a. 应向 COPD 患者提供以家庭为基础的呼吸康复，作为常规治疗的替代选择（弱推荐，中低等质量证据）。

3b. 应向 COPD 患者提供以家庭为基础的呼吸康复，作为以医院为基础的呼吸康复的替代选择，定期与患者联系，提高康复活动的参与度和连续性（弱推荐，中低等质量证据）。

3c. 应向 COPD 患者提供以社区为基础的呼吸康复，作为常规治疗的替代选择，应与以医院为基础的呼吸康复项目有相同的频率和强度（弱推荐，中等质量证据）。

4. 轻度 COPD 患者（根据症状判定）也应接受呼吸康复治疗（弱推荐，中低等质量证据）。

5. 由于缺乏循证医学证据，与标准 8 周呼吸康复项目相比，更长时间的呼吸康复项目是否更有效这一问题，专家小组没有能够形成推荐意见。

6a. 为了确定维持运动训练计划的最佳模式，还需要进行进一步的研究（"研究中"推荐）。

6b. 每月或更少频率的监督下的维持计划不足以维持呼吸康复获益，因此不应提供这种建议（弱推荐，低等质量证据）。

7. 无论是否有结构化多学科小组教育计划，均应为所有 COPD 患者提供呼吸康复治疗（弱推荐，中低质量证据）。

8. 对于运动诱发的氧饱和度下降的 COPD 患者，需要进一步研究以明确训练过程中的给氧方式，以减少给氧效果的不确定性（"研究中"推荐）。

9a. 支气管扩张症患者需要进行呼吸康复治疗（弱推荐，低质量证据）。

9b. 间质性肺疾病患者需要进行呼吸康复治疗（弱推荐，低质量证据）。

9c. 肺动脉高压患者需要进行呼吸康复治疗（弱推荐，低质量证据）。

注：经许可引自 J.A. Alison et al., "Australian and New Zealand Pulmonary Rehabilitation Guidelines," Respirology 22, no. 4 (2017); 800–819.

参考文献

第1章

1. Spruit MA, Singh SJ, Garvey C, ZuWallack R, Nici L, Rochester C, Hill K, Holland AE, Lareau SC, Man WDC, Pitta F, Sewell L, Raskin J, Bourbeau J, Crouch R, Franssen FME, Casaburi R, Vercoulen JH, Vogiatzis I, Gosselink R, Clini EM, Effing TW, Maltais F, Van der Palen J, Troosters T, Janssen DJA, Collins E, Garcia-Aymerich J, Brooks D, Fahy BF, Puhan MA, Hoogendoorn M, Garrod R, Schols AMJ, Carlin B, Benzo R, Meek P, Morgan M, Rutten-van Mölken MPMH, Ries AL, Make B, Goldstein RS, Dowson CA, Brozek JL, Donner CF, and Wouters EFM; on behalf of the ATS/ERS Task Force on Pulmonary Rehabilitation. An Official American Thoracic Society/European Respiratory Society Statement: Key Concepts and Advances in Pulmonary Rehabilitation. *Am J Respir Crit Care Med.* 2013;188(8):e13–e64.
2. Ries AL, et al. Pulmonary rehabilitation: joint ACCP/AACVPR evidence-based clinical practice guidelines. *Chest.* 2007;131(5 suppl):4S–42S.
3. Global Initiative for Chronic Obstructive Lung Disease. https://goldcopd.org.
4. Grone O, Garcia-Barbero M. Integrated care. A position paper of the WHO European office for integrated health care ser-vices. *Internat J Integrated Care.* 2001;1:1–15.
5. Sin DD, Anthonisen NR, Soriano JB, Agusti AG. Mortality in COPD: role of comorbidities. *Eur Resp J.* 2006;28:1245–1257.
6. Casas A, Troosters T, Garcia-Aymerich J, Roca J, Hernández C, Alonso C, del Pozo F, de Toledo P, Antó JM, Rodríguez-Roisín R, Decramer M. Integrated care prevents hospitalisations for exacerbations in COPD patients. *Eur Respir J.* 2006;28:123–130.
7. Puhan MA, Gimeno-Santos E, Cates CJ, Troosters T. Pulmonary rehabilitation following exacerbations of chronic obstructive pulmonary disease. *Cochrane DB Syst Rev.* 2009;21(1):CD005305.
8. Hodgkin JE, Balchum OJ, Kass I, et al. Chronic obstructive pulmonary diseases: current concepts in diagnosis and comprehensive care. *JAMA.* 1975;232:1243–1260.
9. Sahn SA, Nett LM, Petty TL. Ten year follow-up of a comprehensive rehabilitation program for severe COPD. *Chest.* 1980;77:311–314.
10. Bebout DE, Hodgkin JE, Zorn EG, et al. Clinical and physiological outcomes of a university-hospital pulmonary rehabilitation program. *Respir Care.* 1983;28:1468.
11. Ries AL. The scientific basis for pulmonary rehabilitation. *J Cardiovasc Pulm Rehab* 10: 418–441.
12. Casaburi R, Patessio A, Ioli F, Zanaboni S, Donner CF, Wasserman K. Reductions in lactic acidosis and ventilation as a result of exercise training in patient with obstructive lung disease. *Am Rev Respir Dis.* 1991;143:9–18.
13. Maltais F, Simard AA, Simard C, Jobin J, Desgagnés P, LeBlanc P. Oxidative capacity of the skeletal muscle and lactic acid kinetics during exercise in normal subjects and in patients with COPD. *Am J Respir Crit Care Med.* 1996;153:288–293.
14. Maltais F, LeBlanc P, Simard C, et al. Skeletal muscle adaptation to endurance training in patients with chronic obstructive pulmonary disease. *Am J Respir Crit Care Med.* 1996;154:442–447.
15. Porszasz J, Emtner M, Goto S, Somfay A, Whipp BJ, Casaburi R. Exercise training decreases ventilatory requirements and exercise-induced hyperinflation at submaximal intensities in patients with COPD. *Chest.* 2005;128:2025–2034.
16. Reardon J, Awad E, Normandin E, Vale F, Clark B, ZuWallack RL. The effect of comprehensive outpatient pulmonary rehabilitation on dyspnea. *Chest.* 1994;105:1046–1052.
17. O'Donnell DE, McGuire M, Samis L, Webb KA. General exercise training improves ventilatory and peripheral muscle strength and endurance in chronic airflow limitation. *Am J Respir Crit Care Med.* 1998;157:1489–1497.
18. Goldstein RS, Gort EH, Stubbing D, Avendano MA, Guyatt GH. Randomised controlled trial of respiratory rehabilitation. *Lancet.* 1994;344:1394–1397.
19. Ries AL, Kaplan RM, Limberg TM, Prewitt LM. Effects of pulmonary rehabilitation on physiologic and psychosocial outcomes in patients with chronic obstructive pulmonary disease. *Ann Intern Med.* 1995;122:823–832.
20. National Emphysema Treatment Trial Research Group. A randomized trial comparing lung-volume-reduction surgery with medical therapy for severe emphysema. *New Engl J Med.* 2003;348:2059–2073.
21. Ries AL, Make BJ, Shing ML, et al. The effects of pulmonary rehabilitation in the National Emphysema Treatment Trial. *Chest.* 2005;128:3799–3809.
22. ACCP/AACVPR Pulmonary Rehabilitation Guidelines Panel. Pulmonary rehabilitation: joint ACCP/AACVPR evidence-based guidelines. *Chest.* 1997;112:1363–1396.
23. Griffiths TL, Burr ML, Campbell IA, et al. Results at 1 year of outpatient multidisciplinary pulmonary rehabilitation: a randomised controlled trial. *Lancet.* 2000;29:362–369.
24. California Pulmonary Rehabilitation Collaborative Group. Effects of pulmonary rehabilitation on dyspnea, quality of life and health care costs in California. *J Cardiopulm Rehabil.* 2004;24:52–62.
25. Raskin J, Spiegler P, McCusker C, et al. The effect of pulmonary rehabilitation on healthcare utilization in chronic obstructive pulmonary disease: the Northeast Pulmonary Rehabilitation Consortium. *J Cardiopulm Rehabil.* 2006;26:231–236.
26. Bourbeau J, Julien M, Maltais F, et al. Reduction of hospital utilization in patients with chronic obstructive pulmonary disease: a disease-specific self-management intervention. *Arch Intern Med.* 2003;163:585–591.
27. Medicare program: changes to the hospital outpatient prospective payment system and CY 2010 payment rates. *Fed Regist.* 2009; 74(223):60566–60574. 42 CFR § § 410, 416, 419. 13.
28. Camp PG, Hernandez P, Bourbeau J, Kirkham A, Debigare R, Stickland MK, Goodridge D, Marciniuk DD, Road JD, Bhutani M, Dechman G. Pulmonary rehabilitation in Canada: a report from the Canadian Thoracic Society COPD Clinical Assembly. *Can Respir J.* 2015;22(3):147–152.
29. Alison JA, McKeough ZJ, Johnston K, McNamara RJ, Spencer LM, Jenkins SC, Hill CJ, McDonald VM, Frith P, Cafarella P, Brooke M, Cameron-Tucker HL, Candy S, Cecins N, Chan ASL, Dale M, Dowman LM, Granger C, Halloran S, Jung P, Lee A, Leung R, Matulik T, Osadnik C, Roberts M, Walsh J, Wootton S, Holland AE. On behalf of the Lung Foundation Australia and the

Thoracic Society of Australia and New Zealand. Australian and New Zealand Pulmonary Rehabilitation Guidelines. *Respirology.* 2017;22:800–819.

30. Nishi SP, Zhang W, Kuo YF, Sharma G. Pulmonary rehabilitation utilization in older adults with chronic obstructive pulmonary disease, 2003 to 2012. *J Cardiopulm Rehab Prev.* 2016;36(5):375–382.

31. Camp PG, et al. Pulmonary rehabilitation in Canada.

32. Marciniuk DD, Brooks D, Butcher S, Debigare R, et al. Optimizing pulmonary rehabilitation in chronic obstructive pulmonary disease–practical issues: A Canadian Thoracic Society Clinical Practice Guideline. Can Respir J. *July/August* 2010;17(4):159–168.

33. Nakazawa A, Cox NS, Holland AE. Current best practice in rehabilitation in interstitial lung disease. *Ther Adv Respir Dis.* 2017;11(2):115–128

34. Guell MR, Cejudo P, Ortego F, Puy MC, et al. Benefits of a long-term maintenance pulmonary rehabilitation program for patients with COPD. *Ann Am Thorac Soc.* 2017;195:622–629.

第 2 章

1. Spruit MA, Singh SJ, Garvey C, et al. An official American Thoracic Society/European Respiratory Society statement: Key concepts and advances in pulmonary rehabilitation. *Am J Respir Crit Care Med.* 2013;188(8):e13–e64.

2. Rochester CL, Fairburn C, Crouch RH. Pulmonary rehabilitation for respiratory disorders other than chronic obstructive pulmonary disease. *Clin Chest Med.* 2014;35(2):369–389.

3. McCarthy B, Casey D, Devane D, Murphy K, Murphy E, Lacasse Y. Pulmonary rehabilitation for chronic obstructive pulmonary disease. *Cochrane DB Syst Rev.* 2015;(2):CD003793.

4. Global Initiative for Chronic Obstructive Lung Disease. *Global Strategy for the Diagnosis, Management, and Prevention of Chronic Obstructive Pulmonary Disease 2017 Report.* https://goldcopd.org/gold–2017–global–strategy–diagnosis–management–prevention–copd/∧

5. Fried L, Tangen C, Walston J, Newman A, Hirsch C, Gottdiener J, Seeman T, Tracy R, Kop W, Burke G, McBurnie M. Frailty in older adults: evidence for a phenotype. *J Gerontol.* 2001;56(3):M146–M157.

6. Maddocks M, Kon SSC, Canavan JL, et al. Physical frailty and pulmonary rehabilitation in COPD: a prospective cohort study. *Thorax.* 2016;71(11):988–995.

7. Sahin H, Naz I, Varol Y, Aksel N, Tuksavul F, Ozsoz A. Is a pulmonary rehabilitation program effective in COPD patients with chronic hypercapnic failure? *Expert Rev Respir Med.* 2016;10(5):593–598.

8. Wedzicha JA, Miravitlles M, Hurst JR, et al. Management of COPD exacerbations: a European Respiratory Society/American Thoracic Society guideline. *Eur Respir J.* 2017;49(3):1600791.

9. *CDC 033 Asthma surveillance data.* www.cdc.gov/asthma/asthmadata.htm.

10. Carson KV, Chandratilleke MG, Picot J, Brinn MP, Esterman AJ, Smith BJ. Physical training for asthma. *Cochrane DB Syst Rev.* 2013;(9):CD001116.

11. Alexander BM, Petren EK, Rizvi S, et al. *Annual Data Report 2015. Cyst Fibrosis Foundation Patient Registry.* 2016:1–94. www.cff.org/Our-Research/CF-Patient-Registry/2015-Patient-Registry-Annual-Data-Report.pdf.

12. Yankaskas JR, Marshall BC, Sufian B, Simon RH, Rodman D. Cystic fibrosis adult care: consensus conference report. *Chest.* 2004;125(1 Suppl.).

13. Radtke T, Nolan SJ, Hebestreit H, Kriemler S. Physical exercise training for cystic fibrosis. *Cochrane DB Syst Rev.* 2015;(6):CD002768.

14. Newall C, Stockley RA, Hill SL. Exercise training and inspiratory muscle training in patients with bronchiectasis. *Thorax.* 2005;

60:943–948.

15. Huppmann P, Sczepanski B, Boensch M, et al. Effects of inpatient pulmonary rehabilitation in patients with interstitial lung disease. *Eur Respir J.* 2013;42(2):444–453.

16. Dowman L, Hill CJ, Holland AE. Pulmonary rehabilitation for interstitial lung disease (review). *Cochrane DB Syst Rev Pulm.* 2014;(10):1–53.

17. Raghu G, Collard HR, Egan JJ, et al. An official ATS/ERS/JRS/ALAT statement: Idiopathic pulmonary fibrosis: evidence–based guidelines for diagnosis and management. *Am J Respir Crit Care Med.* 2011;183(6):788–824.

18. Morisset J, Bube BP, Garvey C, et al. The unmet educational needs of patients with interstitial lung disease. Setting the stage for tailored pulmonary rehabilitation. *Ann Am Thorac Soc.* 2016;13(7):1026–1033.

19. Morris NR, Kermeen FD, Holland AE. Exercise–based rehabilitation programmes for pulmonary hypertension. *Cochrane DB Syst Rev.* 2017;2017(1).

20. Galie N, Corris PA, Frost A, et al. Updated treatment algorithm of pulmonary arterial hypertension. *J Am Coll Cardiol.* 2013;62:D60–D72.

21. Li M, Mathur S, Chowdhury NA, et al. Pulmonary rehabilitation in lung transplant candidates. *J Heart Lung Transplant.* 2013;32.

22. Dierich M, Tecklenburg A, Fuehner T, et al. The influence of clinical course after lung transplantation on rehabilitation success. *Transpl Int.* 2013;26:322–330.

23. Rochester CL. Pulmonary rehabilitation for patients who undergo lung–volume–reduction surgery or lung transplantation. *Respir Care.* 2008;53(9):1196–1202.

24. Jones LW, Peddle CJ, Eves ND, et al. Effects of presurgical exercise training on cardiorespiratory fitness among patients undergoing thoracic surgery for malignant lung lesions. *Cancer.* 2007;110(3):590–598.

25. Franssen FME, Rochester CL. Comorbidities in patients with COPD and pulmonary rehabilitation: do they matter? *Eur Respir Rev.* 2014;23(131):131–141.

26. King CS, Nathan SD. Idiopathic pulmonary fibrosis: effects and optimal management of comorbidities. *Lancet Respir Med.* 2017;5(1):72–84.

27. Tashkin DP, Murray RP. Smoking cessation in chronic obstructive pulmonary disease. *Respir Med.* 2009;103(7):963–974.

28. Siu AL. U.S. Preventive Services Task Force. Behavioral and pharmacotherapy interventions for tobacco smoking cessation in adults, including pregnant women: U.S. Preventive Services Task Force recommendation statement. *Ann Intern Med.* 2015;163:622–634.

29. Van Eerd EAM, Van der Meer RM, Van Schayck OCP, et al. Smoking cessation for people with chronic obstructive pulmonary disease. *Cochrane DB Syst Rev.* 2016;8:1–76.

30. Pires–Yfantouda R, Absalom G, Clemens F. Smoking cessation interventions for COPD: a review of the Literature. *Respir Care.* 2013;58(11):1955–1962.

31. World Health Organization. Adherence to long–term therapies: evidence for action. 2003. http://apps.who.int/iris/bitstream/handle/10665/42682/9241545992.pdf.

32. Blackstock FC, ZuWallack R, Nici L, Lareau S. Why don't our patients with chronic obstructive pulmonary disease listen to us? The enigma of nonadherence. *Ann Am Thorac Soc.* 2016;13(3):317–323.

33. Spruit MA, Vercoulen JH, Sprangers MA, Wouters EF. Fatigue in COPD: an important yet ignored symptom. *Lancet Resp Med.* 2017;5(7):542–544.

34. Atkins CP, Gilbert D, Brockwell GD, Wilson RS. Fatigue in sarcoidosis and idiopathic pulmonary fibrosis: differences in character and severity between disease. *Sarcoidosis Vasc Diffuse Lung Dis.* 2016;33(2):130–138.

35. Sasaki H, Kasagi F, et al. Grip strength predicts cause–specific mortality in middle–aged and elderly persons. *Am J Medicine.*

2007;120:337–342.

36.Cortopassi F, Celli B, et al. Longitudinal changes in handgrip strength, hyperinflation, and 6–minute walk distance in patients with COPD and a control group. *Chest*. 2015;148(4):986–994.

37.Soler X, Gaio E, Powell FL, et al. High prevalence of obstructive sleep apnea in patients with moderate to severe chronic obstructive pulmonary disease. *Ann Am Thorac Soc*. 2015;12(8):1219–1225.

38.Schiza S, Mermigkis C, Margaritopoulos GA, et al. Idiopathic pulmonary fibrosis and sleep disorders: no longer strangers in the night. *Eur Respir Rev*. 2015;24(136):327–339.

39.Collins EG, Bauldoff G, Carlin B, et al. Clinical competency guidelines for pulmonary rehabilitation professionals: position statement of the American Association of Cardiovascular and Pulmonary Rehabilitation. *J Cardiopulm Rehabil Prev*. 2014;34(5):291–302.

40.Villa A, Lui A, Limberg T, Larsen C, Baylon M, Mohney A, Soler X, Ries A. Pulmonary rehabilitation corrects oxygen prescriptions in chronic lung disease patients. Abstract 1148485. *Resp Care*. 2011;1692.

41.eCFR Code of Federal Regulations Title 42: Public 410.47 Pulmonary rehabilitation program: conditions for coverage. www. gpo.gov/fdsys/granule/CFR–2010–title42–vol2/CFR–2010– title42–vol2–sec410–47.

42.Popa–Velea O. Psychological intervention–a critical element of rehabilitation in chronic pulmonary disease. *J Med Life*. 2014;7(2):274–281.

43.Celli BR, Cote CG, Marin JM, et al. The body–mass index, airflow obstruction, dyspnea, and exercise capacity index in chronic obstructive pulmonary disease. *N Engl J Med*. 2004;350(10):1005–1012.

44.Cote CG, Celli BR. Pulmonary rehabilitation and the BODE index in COPD. *Eur Respir J*. 2005;26(4):630–636.

45.Jones PW, Harding G, Berry P, et al. Development and first validation of the COPD Assessment Test. *Eur Respir J*. 2009;34: 648e54.

46.Hurst JR, Vestbo J, Anzueto A, et al. Susceptibility to exacerbation in chronic obstructive pulmonary disease. *N Engl J Med*. 2010; 363(12):1128–1138.

第 3 章

1.Spruit MA, Singh SJ, Garvey C, et al. An official American Thoracic Society/European Respiratory Society statement: key concepts and advances in pulmonary rehabilitation. *Am J Respir Crit Care Med*. 2013;188:13–64.

2.Nici L, Donner C, Wouters E, et al. American Thoracic Society/ European Respiratory Society statement on pulmonary rehabilitation. *Am J Respir Crit Care Med*. 2006;173:1390–1413.

3.Casaburi R, Porszasz J, Burns MR, Carithers ER, Chang RS, Cooper CB. Physiologic benefits of exercise training in rehabilitation of patients with severe chronic obstructive pulmonary disease. *Am J Respir Crit Care Med*. 1997;5:1541–1551.

4.O'Shea SD, Taylor NF, Paratz J. Peripheral muscle strength training in COPD–a systematic review. *Chest*. 2004;126:903–914.

5.Kongsgaard M, Backer V, Jorgensen K, Kjaer M, Beyer N. Heavy resistance training increases muscle size, strength and physical function in elderly male COPD patients. *Respir Med*. 2004; 98:1000–1007.

6.Kofod LM, Dossing M, Steentoft J, Kristensen MT. Resistance training with ankle weight cuffs is feasible in patients with acute exacerbation of COPD. *J Cardiopulm Rehabil Prev*. 2017;37:49–56.

7.Phillips WT, Benton MJ, Wagner CL, Riley C. The effect of a single set resistance training on strength and functional fitness in pulmonary rehabilitation patients. *J Cardiopulm Rehabil*. 2006;26:330–337.

8.Spruit MA, Gosselink R, Troosters T, De Paepe K, Decramer M. Resistance versus endurance training in patients with COPD and peripheral muscle weakness. *Eur Respir J*. 2002;19:1072–1078.

9.Zambom–Ferraresi F, Cebollero P, Gorostiaga EM, et al. Effects of combined resistance and endurance training versus resistance training alone on strength, exercise capacity, and quality of life in patients with COPD. *J Cardiopulm Rehabil Prev*. 2015;35:446–453.

10.Iepsen UW, Jorgensen KJ, Ringbaek T, Hansen H, Skrubbeltrang C, Lange P. A systematic review of resistance training versus endurance training in COPD. *J Cardiopulm Rehabil Prev*. 2015;35: 163–172.

11.Mador MJ, Bozkanat E, Aggarwal A, Shaffer NP, Kufel TJ. Endurance and strength training in patients with COPD. *Chest*. 2004;125:2036–2045.

12.Kenn K, Gloeckl R, Behr J. Pulmonary rehabilitation in patients with idiopathic pulmonary fibrosis-a review. *Respiration*. 2013; 86(2):89–99.

13.Holland A, Hill C. Physical training for interstitial lung disease. *Cochrane DB Syst Rev*. 2008;4:CD006322.

14.Dowman L, Hill CJ, Holland AE. Pulmonary rehabilitation for interstitial lung disease. *Cochrane DB Syst Rev*. 2014;10:CD006322.

15.Huppmann P, Sczepanski B, Boensch M, et al. Effects of inpatient pulmonary rehabilitation in patients with interstitial lung disease. *Eur Respir J*. 2013;42(2):444–453.

16.American College of Sports Medicine. *ACSM's Guidelines for Exercise Testing and Prescription*. 10th ed. Philadelphia: Wolters Kluwer/Lippincott Williams & Wilkins; 2018:118, 123, 125, 251–261.

17.Bolton CE, Bevan–Smith EF, Blakey JD, et al. British Thoracic Society guideline on pulmonary rehabilitation in adults. *Thorax*. 2013;68:ii1–ii30.

18.Maltais F, Decramer M, Casaburi R, et al. An official American Thoracic Society/European Respiratory Society statement: update on limb muscle dysfunction in chronic obstructive pulmonary disease. *Am J Respir Crit Care Med*. 2014;189(9):e15–e62.

19.Singer J, Yelin EH, Katz PP, et al. Respiratory and skeletal muscle strength in chronic obstructive pulmonary disease: impact on exercise capacity and lower extremity function. *J Cardiopulm Rehab Prev*. 2011;31:111–119.

20.Gea J, Pascual S, Casadevall C, Orozco–Levi M, Barreiro E. Muscle dysfunction in chronic obstructive pulmonary disease: update on causes and biological findings. *Thorac Dis*. 2015;7(10):e418–e438.

21.Casaburi R. Skeletal muscle dysfunction in chronic obstructive pulmonary disease. *Med Sci Sports Exerc*. 2001;33:S662–S670.

22.Gosselink R, Troosters T, Decramer M. Peripheral muscle weakness contributes to exercise limitation in COPD. *Am J Respir Crit Care Med*. 1996;153:976–980.

23.Crouch R. Physical and respiratory therapy for the medical and surgical patient. In: Hodgkin JE, Celli BR, Connors GL, eds. *Pulmonary Rehabilitation: Guidelines to Success*. 4th ed. St. Louis: Mosby/Elsevier; 2009:154–179.

24.Dean E. Optimizing outcomes: relating interventions to an individual's needs. In: Frownfelter D, Dean E, eds. *Cardiovascular and Pulmonary Physical Therapy: Evidence and Practice*. 4th ed. St. Louis: Mosby/Elsevier; 2006:247–261.

25.Gibbons RJ, Balady GJ, Bricker JT, et al. ACC/AHA 2002 guideline update for exercise testing: summary article. A report of the American College of Cardiology/American Heart Association Task Force on Practice Guidelines Committee to update the 1997 exercise testing guidelines. *J Am Coll Cardiol*. 2002;40(8):1531–1540.

26.American Thoracic Society/American College of Chest Physicians. ATS/ACCP statement on cardiopulmonary exercise testing. *Am J Respir Crit Care Med*. 2003;167:211–277.

27.Mezzani A. Cardiopulmonary exercise testing: basics of methodology and measurements. *Ann Am Thorac Soc*. 2017;14:S3–S11.

28.ZuWallack RL, Haggerty MC. Clinically meaningful outcomes in patients with chronic obstructive pulmonary disease. *Am J Med.* 2004;117(12A):49S–59S

29. American Association of Cardiovascular and Pulmonary Rehabilitation. *Guidelines for Pulmonary Rehabilitation Programs.* 4th ed. Champaign, IL: Human Kinetics; 2011.

30. Chatterjee AB, Rissmiller RW, Meade K, Paladenech C, Confort J, Adair NE, Haponik EF, Chin R. Reproducibility of the 6–minute walk test for ambulatory oxygen prescription. *Respiration.* 2010;79:121–127.

31. Ringbaek TJ, Broendum E, Hemmingsen L, Lybeck K, Nielsen D, Andersen C, Lange P. Rehabilitation of patients with chronic obstructive pulmonary disease: exercise twice a week is not sufficient! *Respir Med.* 2000;94:150–154.

32. Cahalin LP. Pulmonary evaluation. In: DeTurk WE, Cahalin LP, eds. *Cardiovascular and Pulmonary Physical Therapy: An Evidence-Based Approach.* New York: McGraw–Hill; 2004:221–272.

33. American Thoracic Society Committee on Pulmonary Function Standards. Guidelines for methacholine and exercise challenge testing, 1999. *Am J Respir Crit Care Med.* 2000;161:309–329.

34. Australian Lung Foundation and Australian Physiotherapy Association. Six–minute walk test. Pulmonary Rehabilitation Toolkit. www.pulmonaryrehab.com.au.

35. Holland AE, Spruit MA, Troosters T, Puhan MA, Pepin V, Saey D, McCormack MC, Carlin BW, Sciurba FC, Pitta F, et al. An official European Respiratory Society/American Thoracic Society technical standard: field walking tests in chronic respiratory disease. *Eur Respir J.* 2014;44:1428–1446.

36. Singh SJ, Puhan MA, Andrianopoulos V, et al. An official systematic review of the European Respiratory Society/American Thoracic Society: measurement properties of field walking tests in chronic respiratory disease. *Eur Respir J.* 2014;44:1447–1478.

37. Garvey C, Bauldoff, G. Teneback C, Collins E, Donesky D, Eichenauer K, Buckley M. AACVPR Pulmonary Rehabilitation Outcome Toolkit. www.aacvpr.org/Member–Center/Pulmonary–Rehab–Outcomes–Resource–Guide 2017.

38. Crisafulli E, Beneventi C, Bortolotti V, Kidonias N, Fabbri LM, Chetta A, et al. Energy expenditure at rest and during walking in patients with chronic respiratory failure: a prospective two–phase case–control study. *PLoS ONE.* 2011;6(8):e23770.

39. Enright PL. The six–minute walk test. *Respir Care.* 2003;48(8):783–785.

40. Sciurba F, Criner GJ, Lee SM, Mohsenifar Z, Shade D, Slivka W, Wise RA. Six–minute walk distance in chronic obstructive pulmonary disease: reproducibility and effect of walking course layout and length. *Am J Respir Crit Care Med.* 2003;167:1522–1527.

41. Puhan MA, Mador MJ, Held U, Goldstein R, Guyatt GH, et al. Interpretation of treatment changes in 6–minute walk distance in patients with COPD. *Eur Respir J.* 2008;32:637–643.

42. Singh SJ, Morgan MDL, Scott S, et al., Development of a shuttle walking test of disability in patients with chronic airways obstruction. *Thorax.* 1992;47:1019–1024.

43. Hill K, Dolmage T, Woon L, Counts D, Goldstein, Brook D. A simple method to derive speed for the endurance shut–tle walk test. *Respir Med.* 2012;12:1665–1670.

44. Fletcher GF, Ades PA, Kligfield P, et al. Exercise standards for testing and training: a scientific statement from the American Heart Association. *Circulation.* 2013;128(8):873–934.

45. Arena R, Guazzi M, Myeers J, Grinnen D, Forman DE, Lavie CJ. Cardiopulmonary exercise testing in the assessment of pulmonary hypertension. *Expert Rev Respir Med.* 2011;2:281–293.

46. Myers J, Forman DE, Balady GJ, et al. Supervision of exercise testing by nonphysicians–a scientific statement from the American heart Association. *Circulation.* 2014;130:1014–1027.

47. Smith G, Reyes JT, Russell JL, Humpi T. Safety of maximal cardiopulmonary exercise testing in pediatric patients with pulmonary hypertension. *Chest.* 2009;135(5):1209–1214.

48. Arena R, Lavie CJ, Milani RV, Myers J, Guazzi M. Cardiopulmonary exercise testing in patients with pulmonary arterial hypertension: an evidence–based review. *J Heart Lung Transplant.* 2102;2:159–173.

49. Collins EG, Bauldoff G, Carlin B, et al. Clinical competency guidelines for pulmonary rehabilitation professionals. J *Cardiopulm Rehabil.* 2014;34:291–302.

50. Kortianou EA, Nasis IG, Spetsioti ST, Daskalakis AM, Vogiatzis I. Effectiveness of interval exercise training in patients with COPD. *Cardiopulm Phys Ther J.* 2010;3:12–19.

51. Langer D, Hendricks E, Burtin C, et al. A clinical practice guideline for physiotherapists treating patients with chronic obstructive lung disease based on a systematic review of available evidence. *Clin Rehabil.* 2009;23(5):445–462.

52. Ries AL, Bauldoff GS, Carlin BW, et al. Pulmonary rehabilitation: joint ACCP/AACVPR evidence–based clinical practice guidelines. *Chest.* 2007;131:4S–42S.

53. Carson KV, Chandratilleke MG, Picot J, Brinn MP, Esterman AJ, Smith BJ. Physical training for asthma. *Cochrane DB Syst Rev.* 2013:CD001116.

54. Morton AR, Fitch KD. Australian association for exercise and sports science position statement on exercise and asthma. *J Sci Med Sport.* 2011;14:312–316.

55. Gimenez M, Servera E, Vergara P, Bach JR, Polu JM. Endurance training in patients with chronic obstructive pulmonary disease: a comparison of high versus moderate intensity. *Arch Phys Med Rehabil.* 2000;81:102–109.

56. Vogiatzis I, Terzis G, Nanas S, Stratakos G, Simoes DCM, Georgiadou O, Zakynthinos S, Roussos C. Skeletal muscle adaptations to interval training in patients with advanced COPD. *Chest.* 2005;128:3838–3845.

57. Maltais F, LeBlanc P, Jobin J, et al. Intensity of training and physiologic adaptation in patient with chronic obstructive pulmonary disease. *Am J Respir Crit Care Med.* 1997;155:555–561.

58. Casaburi R, Patessio A, Ioli F, et al. Reductions in exercise lactic acidosis and ventilation as a result of exercise training in patients with obstructive lung disease. *Am Rev Respir Dis.* 1991;143:9–18.

59. Coppoolse R, Schols AM, Baarends EM, Mostert R, Akkermans MA, Janssen PP, Wouters EF. Interval versus continuous training in patients with severe COPD: a randomized clinical trial. *Eur Respir J.* 1999;14:258–263.

60. Ries AL, Kaplan RM, Limberg TM, Prewitt LM. Effects of pulmonary rehabilitation on physiologic and psychosocial outcomes in patients with chronic obstructive pulmonary disease. *Ann Intern Med.* 1995;122(11):823–832.

61. Datta D, ZuWallack R. High versus low intensity exercise training in pulmonary rehabilitation: is more better? *Chron Respir Dis.* 2004;1:143–149.

62. Ries AL, Make BJ, Lee SM, Krasna MJ, Bartels M, Crouch R, Fishman AP. The effects of pulmonary rehabilitation in the National Emphysema Treatment Trial. *Chest.* 2005;128(6):3799–3809.

63. Puente–Maestu L, Sanz ML, Sanz P, Cubillo JM, Mayol J, Casaburi R. Comparison of effects of supervised versus self–monitored training programs in patients with chronic obstructive pulmonary disease. *Eur Respir J.* 2000;15:517–525.

64. Lacasse Y, Martin S, Lasserson TJ, Goldstein RS. Meta–analysis of respiratory rehabilitation in chronic obstructive pulmonary disease: a Cochrane systematic review. *Eura Medicophys.* 2007;43:475–485.

65. Plankeel JF, McMullen B, MacIntyre NR. Exercise outcomes after pulmonary rehabilitation depend on the initial mechanism of exercise limitation among non–oxygen–dependent COPD patients. *Chest.* 2005;127:110–116.

66. Bailey SP, Brown L, Bailey EK. Lack of relationship between functional and perceived quality of life outcomes following pulmonary rehabilitation. *Cardiopulm Phys Ther J.* 2008;19(1):3–10.

67. Hassanein SE, Narsavage GL. The dose effect of pulmonary

rehabilitation on physical activity, perceived exertion, and quality of life. *J Cardiopulm Rehabil Prev.* 2009;29:255–260.

68. Guell M–R, Cejudo P, Ortega F, et al. Benefits of long–term pulmonary rehabilitation maintenance program in severe COPD patients: 3 year follow–up. *Amer J Respir Crit Care Med.* 2017;5: 622–629.

69. Strijbos JH, Postma DS, Van Altena R, et al. A comparison between an outpatient hospital–based pulmonary rehabilitation program and a home–care pulmonary rehabilitation program in patients with COPD: a follow–up of 18 months. *Chest.* 1996; 109:366–372.

70. Wijkstra PJ, Van der Mark TW, Kraan J, et al. Long–term effects of home rehabilitation on physical performance in chronic obstructive pulmonary disease. *Am J Respir Crit Care Med.* 1996; 153:1234–1241.

71. Griffiths TL, Burr ML, Campbell IA, et al. Results at 1 year of outpatient multidisciplinary pulmonary rehabilitation: a randomised controlled trial. *Lancet.* 2000;355:362–368.

72. Neunhauserer D, Steidle–Kloc E, Weiss G, et al. Supplemental oxygen during high–intensity exercise training in nonhypoxemic chronic obstructive pulmonary disease. *Am J Med.* 2016;11:1185–1193.

73. Guell R, Casan P, Belda J, et al. Long–term effects of outpatient rehabilitation of COPD: a randomized trial. *Chest.* 2000;117:976–983.

74. Centers for Disease Control and Prevention. Falls among older adults: an overview. www.cdc.gov/–HomeandRecreationalSafety/ Falls/adultfalls.html.

75. Verrill D, Barton C, Beasley W, Lippard WM. The effects of short– and long–term pulmonary rehabilitation on functional capacity, perceived dyspnea, and quality of life. *Chest.* 2005;128: 673–683.

76. Berry MJ, Rejeski WJ, Adair NE, et al. A randomized, controlled trial comparing long–term and short–term exercise in patients with chronic obstructive pulmonary disease. *J Cardiopulm Rehabil.* 2003;23:60–68.

77. Ochmann U, Jorres RA, Nowak D. Long–term efficacy of pulmonary rehabilitation–a state of the art review. *J Cardiopulm Rehabil Prev.* 2012;32:117–126.

78. Pitta F, Troosters T, Probst VS, Langer D, Decramer M, Gosselink R. Are patients with COPD more active after pulmonary rehabilitation? *Chest.* 2008;134:273–280.

79. Troosters T, Casaburi R, Gosselink R, Decramer M. Pulmonary rehabilitation in chronic obstructive pulmonary disease. *Am J Respir Crit Care Med.* 2005;172:19–38.

80. Punzal PA, Ries AL, Kaplan RM, Prewitt LM. Maximum intensity exercise training in patients with chronic obstructive pulmonary disease. *Chest.* 1991;100:618–623.

81. Troosters T, Gosselink R, Langer D, Decramer M. Pulmonary rehabilitation in chronic obstructive pulmonary disease. *Respir Med: COPD Update.* 2007;3:57–64.

82. Beauchamp MK, Janaudis–Ferreira T, Goldstein RS, Brooks D. Optimal duration of pulmonary rehabilitation for individuals with chronic obstructive lung disease–a systematic review. *Chron Respir Dis.* 2011;8:129–140.

83. Rossi G, Florini F, Romagnoli M, Bellantone T, Lucic S, Lugli D, Clini E. Length and clinical effectiveness of pulmonary rehabilitation in outpatients with chronic airway obstruction. *Chest.* 2005;127:105–109.

84. Dowman L, Hill CJ, Holland AE. Pulmonary rehabilitation for interstitial lung disease. *Cochrane DB Syst Rev.* 2014;10:CD006322.

85. Protas EJ. The aging patient. In: Frownfelter D, Dean EJ, eds. *Cardiovascular and Pulmonary Physical Therapy: Evidence and Practice.* 4th ed. St. Louis: Mosby/Elsevier; 2006:685–693.

86. Lotters F, Van Tol B, Kwakkel G, et al. Effects of controlled inspiratory muscle training in patients with COPD: a meta–analysis. *Eur Respir J.* 2002;20:570–576.

87. Rodrigues J, Watchie J. Cardiovascular and pulmonary physical therapy treatment. In: Watchie J, ed. *Cardiovascular and Pulmonary Physical Therapy: A Clinical Manual.* 2nd ed. St. Louis: Saunders/Elsevier; 2010:298–341.

88. Porto EF, Castro AA, Velloso M, Nascimento O, Dal Maso F, Jardim JR. Exercises using the upper limbs hyperinflate COPD patients more than exercises using the lower limbs at the same metabolic demand. *Monaldi Arch Chest Dis.* 2009;71:21–26.

89. Costi S, Crisafulli E, Antoni FD, Beneventi C, Fabbri LM, Clini EM. Effects of unsupported upper extremity exercise training in patients with COPD: a randomized clinical trial. *Chest.* 2009;136:387–395.

90. Biskobing DM. COPD and osteoporosis. *Chest.* 2002;12:609–620.

91. Borg G. Perceived exertion as an indicator of somatic stress. *Scand J Rehab Med.* 1970;2:92–98.

92. Borg G. Psychophysical bases of perceived exertion. *Med Sci Sports Exerc.* 1982;14:377–381.

93. Borg G. Psychophysical scaling with applications in physical work and the perception of exertion. *Scand J Work Environ Health.* 1990; (Suppl 1):55–58.

94. Gift AG, Narsavage G. Validity of the numerical rating scale as a measure of dyspnea. *Am J Crit Care.* 1998;3:200–204

95. Zanini A, Aiello M, Adamo D, et al. Estimation of minimal clinically important difference in EQ–5D visual analog scale score after pulmonary rehabilitation in subjects with COPD. *Respir Care.* 2015;60:88–95.

96. Crisafuli E, Clini EM. Measures of dyspnea in pulmonary rehabilitation. *Multidiscip Respir Med.* 2010;5:202–210.

97. Ries AL, Farrow JT, Clausen JL. Pulmonary function tests cannot predict exercise–induced hypoxemia in chronic obstructive pulmonary disease. *Chest.* 1988;93:454–459.

98. Nocturnal Oxygen Therapy Trial Group. Continuous or nocturnal oxygen therapy in hypoxemic chronic obstructive lung disease: a clinical trial. *Ann Intern Med.* 1980;93:391–398.

99. American Thoracic Society and European Respiratory Society Task Force, Standards for the Diagnosis and Management of Patients with COPD. *Eur Respir J.* 2004:23:932–946.

100. Emtner M, Porszasz J, Burns M, et al. Benefits of supplemental oxygen in exercise training in non–hypoxemic COPD patients. *Am J Respir Crit Care Med.* 2003;168:1034–1042.

101. Puhan MA, Schunemann HJ, Frey M, et al. Value of supplemental interventions to enhance the effectiveness of physical exercise during respiratory rehabilitation in COPD: a systematic review. *Respir Res.* 2004;5:25.

102. Jarosch I, Gloeckl R, Damm E, Schwedhelm AL, Buhrow D, Jerrentrup A, Spruit MA, Kenn K. Short–term effects of supplemental oxygen on 6–minute walk test outcomes in COPD patients: a randomized, placebo–controlled, single–blind, crossover trial. *Chest.* 2017;151:795–803.

103. Roig M, Eng JJ, MacIntyre DL, Road JD, Reid WD. Deficits in muscle strength, mass, quality, and mobility in people with chronic obstructive pulmonary disease. *J Cardiopulm Rehabil.* 2011;31:120–124.

104. Robertson RJ, Goss FL, Dube J, et al. Validation of the adult OMNI scale of perceived exertion for cycle ergometer exercise. *Med Sci Sports Exerc.* 2004;36(1):102–108.

105. Utter AC, Robertson RJ, Green JM, Suminski RR, McAnulty SR, Nieman DC. Validation of the adult OMNI scale of perceived exertion for walking/running exercise. *Med Sci Sports Exerc.* 2004; 36(10):1776–1780.

106. Garvey C, Bayles MP, Hamm LF. Pulmonary rehabilitation exercise prescription in chronic obstructive pulmonary disease: review of selected guidelines. *J Cardiopulm Rehabil.* 2016;36:75–83.

107. Kaelin ME, Swank A, Adams KJ, Barnard KL, Berning J, Green A. Cardiopulmonary responses, muscle soreness responses, muscle soreness, and injury during the one repetition maximum assessment in pulmonary rehabilitation patients. *J Cardiopulm Rehabil.* 1999;6:366–372.

108.American College of Sports Medicine. Progression models in resistance training for healthy adults–position stand. *Med Sci Sports Exerc.* 2009;41:687–708.

109.Williams MA, Haskell WL, Ades PA, et al. Resistance exercise in individuals with and without cardiovascular disease: 2007 update: a scientific statement from the American Heart Association Council on Clinical Cardiology and Council on Nutrition, Physical Activity, and Metabolism. *Circulation.* 2007;116:572–584.

110.Bellet RN, Francis RL, Jacob JS, et al. Timed up and go tests in cardiac rehabilitation. *J Cardiopulm Rehabil Prev.* 2013;33:99–105.

111.Jones CJ, Rikli RE. Measuring functional fitness of older adults. J *Act Aging.* 2002:2:24–30.

112.Miotto JM, Chodzko–Zaijko WJ, Reich JL, Supler MM. Reliability and validity of the Fullerton Functional Fitness Test: an independent replication study. *J Aging Phys Activ.* 1999;7:339–353.

113.Smith WN, Gianluca DR, Adams JB, et al. Simple equations to predict concentric lower–body muscular power in older adults using the 30–second chair–rise test: a pilot study. *Clin Interven Aging.* 2010;5:173–180.

114.Takeda K, Kawasaki Y, Yoshida K, et al. The 6–minute pegboard and ring test is correlated with upper extremity activity of daily living in chronic obstructive pulmonary disease. *Intern J COPD.* 2013;8:347–351.

115.Gee MA, Redfern MS, Furman JM, Whitney SL, Wrisley DM, Marchetti GF. Clinical measurement of sit–to–stand performance in people with balance disorders: validity of data for the five–times–sit–to–stand test. *Phys Ther.* 2005;85:1034–1045.

116.Rikli RE, Jones CJ. Functional fitness normative scores for community–residing older adults, ages 60–94. *J Aging Phys Activ.* 1999;7:162–181.

117.Bohannon RW. Reference values for extremity muscle strength obtained by hand–held dynamometry from adults aged 20 to 79 years. *Arch Phys Med Rehabil.* 1997;78:26–32.

118.Mroszczyk–McDonald A, Savage PD, Ades PA. Handgrip strength in cardiac rehabilitation. *J Cardiopulm Rehabil Prev.* 2007;27:298–302.

119.Shechtman O, Mann WC, Justiss MD, Tomita M. Grip strength in the frail elderly. *Am J Phys Med Rehabil.* 2004;83:819–826.

120.Rantanen T, Guralnik JM, Foley D, et al. Midlife handgrip strength as a predictor of old age disability. *JAMA.* 1999;281:558–560.

121.Rantanen T, Volpato S, Ferrucci L, Heikkinen E, Fried LP, Guralnik JM. Handgrip strength and cause–specific and total mortality in older disabled women: exploring the mechanism. *J Am Geriatr Soc.* 2003;51:636–641.

122.Harris C, Wattles AP, DeBeliso M, Sevene–Adams PG, Berning JM, and Adams KJ. The seated medicine ball throw as a test of upper body power in older adults. *J Strength Cond Res.* 2011;25:2344–2348.

123.Signorile JF, Sandler DJ, Ma F, et al. The gallon jug shelf transfer test: an instrument to evaluate deteriorating function in older adults. *J Aging Phys Act.* 2007;15:56–74.

124.Raub JA. Psychophysiologic effects of hatha yoga on musculoskeletal and cardiopulmonary function: a literature review. *J Altern Complement Med.* 2002;8(6):797–812.

125.Zafrir B. Exercise training and rehabilitation in pulmonary arterial hypertension. *J Cardiopulm Rehabil Prev.* 2013;33:263–273.

126.Robles P, Araujo T, Brooks D, et al. Cardiorespiratory responses to short bouts of resistance training exercises in individuals with chronic obstructive pulmonary disease–a comparison of exercise intensities. *J Cardiopulm Rehabil Prev.* 2017;37:356–362.

127.Probst VS, Troosters T, Pitta F, Decramer M, Gosselink R. Cardiopulmonary stress during exercise training in patients with COPD. *Eur Respir J.* 2006;27:1110–1118.

128.Kuehne T, Yilmaz S, Steendijk P. Magnetic resonance imaging analysis of right ventricular pressure–volume loops: in vivo validation and clinical application in patients with pulmonary hypertension. *Circulation.* 2004;110:2010–2016.

129.Sun XG, Hansen JE, Oudiz RJ, Wasserman K. Exercise pathophysiology in patients with primary pulmonary hypertension. *Circulation.* 2001;104:429–435.

130.Naeije R, Vanderpool R, Dhakal BP, Saggar R, Saggar R, Vachiéry J–L, Lewis GD. Exercise–induced pulmonary hypertension: physiological basis and methodological concerns. *Am J Respir Crit Care Med.* 2013;187:576–583.

131.Galiè N, Corris P, Frost F, Girgis R, Granton J, et al. Updated treatment algorithm of pulmonary arterial hypertension. *J Am Col Card.* 2013;62:25.

132.Mereles D, Ehlken N, Kreuscher S, Ghofrani S, Hoeper M, et al. Exercise and respiratory training improve exercise capacity and quality of life in patients with severe chronic pulmonary hypertension. *Circulation.* 2006;114:1482–1489.

133.Weinstein AA, Chin LMK, Keyser RE, et al. Effect of aerobic exercise training on fatigue and physical activity in patients with pulmonary arterial hypertension. Respir Med. 2013;107:778–784.

134.Chan L, Chin LM, Kennedy M, et al. Benefits of intensive treadmill exercise training on cardiorespiratory function and quality of life in patients with pulmonary hypertension. *Chest.* 2013;143:333–343.

135.Morris NR, Kermeen FD, Holland AE. Exercise–based rehabilitation programmes for pulmonary hypertension. *Cochrane DB Syst Rev.* 2017;1:CD011285.

136.Pandey A, Garg S, Khunger M, Garg S, Kumbhani DJ, Chin KM, Berry JD. Efficacy and safety of exercise training in chronic pulmonary hypertension: systematic review and meta–analysis. *Circ Heart Fail.* 2015;8:1032–1043.

137.Desai SA, Channick RN. Exercise in patients with pulmonary arterial hypertension. J Cardiopulm Rehabil Prev. 2008;28:12–16.

138.Astrand PO, Rodahl K. *Textbook of Work Physiology: Physiological Bases of Exercise.* New York: McGraw Hill; 1977:456.

139.Garvey C, Tiep B, Carter R, et al. Severe exercise–induced hypoxemia. *Respir Care.* 2012;7:1154–1160.

140.Aubier M, Murciano D, Fournier M, Milic–Emili J, Pariente R, Derenne JP. Central respiratory drive in acute respiratory failure of patients with chronic obstructive pulmonary disease. *Am Rev Respir Dis.* 1980;122:191–199.

141.Sassoon CSH, Hassell KT, Mahutte CK. Hyperoxic–induced hypercapnia in stable chronic obstructive pulmonary disease. *Am Rev Respir Dis.* 1987;135:907–911.

142.Austin MA, Wills KE, Blizzard L, Walters EH, Wood–Baker R. Effect of high flow oxygen on mortality in chronic obstructive pulmonary disease patients in prehospital setting: randomised controlled trial. *BMJ.* 2010;341:C562.

143.Wagner PD, Dantzker DR, Dueck R, Clausen JL, West JB. Ventilation–perfusion inequality in chronic obstructive pulmonary disease. *J Clin Invest.* 1977;59(2):203–226.

144.Hopkins SR. Exercise induced arterial hypoxemia: the role of ventilation–perfusion inequality and pulmonary diffusion limitation. *Adv Exp Med Biol.* 2006;588:17–30.

145.Wang T, Kernstine K, Tiep B, Venkataraman K, Horak D, Barnett M. Intrapulmonary shunting through tumor causing refractory hypoxemia. ATS Clinical Cases 2007. www.thoracic.org/professionals/clinical–resources/clinical–cases/–intrapulmonary–shunting–through–tumor–causing–refractory–hypoxemia.php.

146.Chetty KG, Dick C, McGovern J, Conroy RM, Mahutte CK. Refractory hypoxemia due to intrapulmonary shunting associated with bronchioloalveolar carcinoma. *Chest.* 1997;111:1120–1121.

147.Carter R. The physiologic principles of oxygen delivery. In: Tiep BL, ed. *Portable Oxygen Therapy: Including Oxygen Conserving*

Methodology. Mount Kisco, NY: Futura; 1991:81–124.

148. Maltais F, Bourbeau J, Shapiro S, et al. Chronic Obstructive Pulmonary Disease Axis of Respiratory Health Network; Fonds de Recherche en Santé du Québec. Effects of home-based pulmonary rehabilitation in patients with chronic obstructive pulmonary disease: a randomized trial. *Ann Intern Med.* 2008;149:869–878.

149. Güell M, de Lucas P, Gáldiz J, et al. Home vs. hospital-based pulmonary rehabilitation for patients with chronic obstructive pulmonary disease: a Spanish multicenter trial. *Arch Bronconeumol.* 2008;44:512–518.

150. Fernández A, Pascual J, Ferrando C, et al. Home-based pulmonary rehabilitation in very severe COPD: is it safe and useful? *J Cardiopulm Rehabil Prev.* 2009;29:325–331.

151. Smith A. Older adults and technology use. Pew Research Center. www.pewinternet.org/2014/04/03/older-adults-and-technology-use/.

152. Burkow T, Vognild L, Johnsen E, Risberg M, Bratvold A, Breivik E, et al. Comprehensive pulmonary rehabilitation in home-based online groups: a mixed method pilot study in COPD. *BMC Res Notes.* 2015;10(8):766.

153. Vorrink SN, Kort HS, Troosters T, Zanen P, Lammers JJ. Efficacy of an mHealth intervention to stimulate physical activity in COPD patients after pulmonary rehabilitation. *Eur Respir J.* 2016;48(4):1019–1029.

154. Smith A. Older adults and technology use. Pew Research Center. www.pewinternet.org/2014/04/03/older-adults-and-technology-use/.

155. Probst V, TroostersT, Coosemans I, et al. Mechanisms of improvement in exercise capacity using a rollator in patients with COPD. *Chest.* 2004;126:1102–110.

156. Breyer M, Breyer-Kohansal R, Funk G, Dornhofer N, Spruit M, Wouters E, et al. Nordic walking improves daily physical activities in COPD: a randomised controlled trial. *Respir Res.* 2010;11:112.

157. Pierson DJ. Thomas L Petty's lessons for the respiratory care clinician of today. *Respir Care* 59. 2014 (8):1287–1301.

158. O'Donnell D. Hyperinflation, dyspnea, and exercise intolerance in chronic obstructive pulmonary disease. *Proc Am Thorac Soc.* 2006;3:180–184.

159. Garvey C, Singer JP, Bruun AM, Soong A, Rigler J, Hays S. Moving pulmonary rehabilitation into the home. *J Cardiopulm Rehabil Prev.* 2018;38(1):8–16.

160. Mazzuca S. Does patient education in chronic disease have therapeutic value? *J Chronic Dis* 1982;35:521–529.

161. Bischoff E, Hamd D, Sedeno M, et al. Effects of written action plan adherence on COPD exacerbation recovery. *Thorax.* 2011;66: 26–31.

162. Rice K, Dewan N, Bloomfield H, et al. Disease management program for chronic obstructive pulmonary disease: a randomized controlled trial. *Am J Respir Crit Care Med* 2010;182:890–896.

163. Effing T, Monninkhof E, Van der Valk P, et al. Self management education for patients with chronic obstructive pulmonary disease. *Cochrane DB Syst Rev.* 2007;4:CD002990.

164. Trappenburg J, Monninkhof E, Bourbeau J, et al. Effect of an action plan with ongoing support by a case manag-er on exacerbation-related outcome in patients with COPD: a multicentre randomised controlled trial. *Thorax.* 2011;66:977–984.

165. Effing T, Kerstjens H, Van der Valk P, Zielhuis G, et al. (Cost)-effectiveness of self-treatment of exacerbations on the severity of exacerbations in patients with COPD: the COPE II Study. *Thorax.* 2009;64:956–962.

166. Camillo CA, Osadnik CR, Van Remoortel H, Burtin C, Janssens W, Troosters T. Effect of "add-on" interventions on exercise training in individuals with COPD: a systematic review. *ERJ Open Res.* 2016;2:1. www.ncbi.nlm.nih.gov/pubmed/27730178.

第 4 章

1. McCarthy B, Casey D, Devane D, et al. Pulmonary rehabilitation for chronic obstructive pulmonary disease. *Cochrane DB Syst Rev.* 2015;2(Art):CD003793.

2. Bourbeau J, Lavoie KL, Sedeno M. Comprehensive self-management strategies. *Semin Respir Crit Care Med.* 2015;36:630–638.

3. Zwerink M, Brusse-Keizer M, Van der Valk PD, Zielhuis GA, Monninkhof EM, Van der Palen J, Frith PA, Effing T. Self management for patients with chronic obstructive pulmonary disease. *Cochrane DB Syst Rev.* 2014;3(Art):CD002990.

4. Global Initiative for Chronic Obstructive Lung Disease. Global strategy for the diagnosis, management, and prevention of chronic obstructive pulmonary disease. 2017 Report. http://goldcopd.org.

5. Jolly K, Majothi S, Sitch AJ, et al. Self-management of health care behaviors for COPD: a systematic review and meta-analysis. *Int J COPD.* 2016;11:305–326.

6. Blackmore C, Johnson-Warrington VL, Williams JEA, et al. Development of a training program to support health care professionals to deliver the SPACE for COPD self-management program. *Int J COPD.* 2017;12:1669–1681.

7. Dritsaki M, Johnson-Warrington V, Mitchell K, et al. An economic evaluation of a self-management programme of activity, coping and education for patients with chronic obstructive pulmonary disease. *Chron Respir Dis.* 2016;13(1):48–56.

8. Blackstock FC, ZuWallack R, Nici L, Lareau SC. Why don't our patients with chronic obstructive pulmonary disease listen to us? The enigma of nonadherence. *Ann Am Thorac Soc.* 2016; 13(3):317–323.

9. Benzo RP, Abascal-Bolado B, Dulohery MM. Self-management and quality of life in chronic obstructive pulmonary disease (COPD): the mediating effects of positive affect. *Patient Educ Couns.* 2016;99(4);617–623.

10. Cabral LF, D'Elia T, Marins D, et al. Pursed lip breathing improves exercise tolerance in COPD: a randomized crossover study. *Euro J Phys Rehabil Med.* 2015;51(1):79–88.

11. Spruit MA, Singh SJ, Garvey C, et al. An official American Thoracic Society/European Respiratory Society statement: key concepts and advances in pulmonary rehabilitation. *Am J Respir Crit Care Med.* 2013;188(8):e13–e64.

12. Kon SS, Canavan CK, Man WD. Pulmonary rehabilitation and acute exacerbations of COPD. *Expert Rev Respir Med.* 2012;6(5):523–531.

13. Heffner JE, Fahy B, Hilling L, et al. Attitudes regarding advance directives among patients in pulmonary rehabilitation. *Am J Respir Crit Care Med.* 1996;154:1735–1740.

第 5 章

1. Collins EG, Bauldoff G, Carlin B, Crouch R, Emery CF, Garvey C, et al. Clinical competency guidelines for pulmonary rehabilitation professionals: position statement of the American Association of Cardiovascular and Pulmonary Rehabilitation. *J Cardiopulm Rehabil Prev.* 2014;34(5):291–302.

2. CFR 42 CFR § 410.47 Pulmonary rehabilitation program: conditions for coverage.

3. Stage KB, Middelboe T, Stage TB, Sørensen CH. Depression in COPD-management and quality of life considerations. *Int J Chron Obstruct Pulmon Dis.* 2006;1(3):315–320.

4. Spruit M, Sing S, Garvey C, ZuWallack R, Nici L, Rochester C, Hill K, Holland A, Lareau S, Man D, et al. An official American Thoracic Society/ European Respiratory Society statement: key concepts and advances in pulmonary rehabilitation. *Am J Respir Crit Care Med.* 2013;188:e13–e64.

5. Yohannes A, Willgoss T, Baldwin R, Connolly M. Depression and anxiety in chronic heart failure and chronic obstructive disease: prevalence, relevance, clinical implications and management principles. *Int J Geriatr Psychiatry.* 2010;25:1209–1221.

6. Kunik M, Roundy K, Veazey C, et al. Surprisingly high prevalence of anxiety and depression in chronic breathing disorders. *Chest*. 2005;127:1205–1211.

7. Ouellette DR, Lavoie KL. Recognition, diagnosis, and treatment of cognitive and psychiatric disorders in patients with COPD. *Int J Chron Obstruct Pulmon Dis*. 2017;12:639–650.

8. Holland AE, Fiore JF, Bell EC, Goh N, Westall G, Symons, K, et al. Dyspnoea and comorbidity contribute to anxiety and depression in interstitial lung disease. *Respirology*. 2014;19(8):1215–1221.

9. Harzheim D, Klose H, Pinado FP, Ehlken N, Nagel C, Fischer C, et al. Anxiety and depression disorders in patients with pulmonary arterial hypertension and chronic thromboembolic pulmonary hypertension. *Resp Res*. 2013;14(1):104.

10. Olveira C, Olveira G, Gaspar I, Dorado A, Cruz I, Soriguer F, et al. Depression and anxiety symptoms in bronchiectasis: associations with health–related quality of life. *Qual Life Res*. 2013;22(3):597–605.

11. American Psychiatric Association. *Diagnostic and statistical manual of mental disorders: DSM–5*. Washington, DC: American Psychiatric Association; 2013.

12. Spruit MA, Watkins ML, Edwards LD, Vestbo J, Calverley PMA, et al. Determinants of poor 6–min walking distance in patients with COPD: the ECLIPSE cohort. *Respir Med*. 2010;104:849–857.

13. Dimatteo M, Lepper H, Croghan T. Depression is a risk factor for noncompliance with medical treatment: meta–analysis of the effects of anxiety and depression and adherence. *Arch Intern Med*. 2000;160:2101–2107.

14. Kim HF, Kunik ME, Molinari VA, et al. Functional impairment in COPD patients: the impact of anxiety and depression. *Psychosomatics*. 2000;41:461–465.

15. Keating A, Lee A, Holland A. What prevents people with chronic obstructive pulmonary disease from attending pulmonary rehabilitation? A systematic review. *Chr Respir Dis*. 2011;8:89–99.

16. Busch AM, Scott–Sheldon LA, Pierce J, Chattillion EA, Cunningham K, Buckley ML, et al. Depressed mood predicts pulmonary rehabilitation completion among women, but not men. *Resp Med*. 2014;108(7):1007–1013.

17. Ng TP, Niti M, Tan WC, Cao Z, Ong KC, Eng P. Depressive symptoms and chronic obstructive pulmonary disease: effect on mortality, hospital readmission, symptom burden, functional status, and quality of life. *Arch Intern Med*. 2007;167(1):60–67.

18. Fan VS, Ramsey SD, Giardino ND, et al. Sex, depression, and risk of hospitalization and mortality in chronic obstructive pulmonary disease. *Arch Intern Med*. 2007;(21):2345–2253.

19. Beck A, Steer R, Brown G. *Manual for the Beck Depression Inventory–II: A Comprehensive Review*. San Antonio, TX: Psychological Corporation; 1996.

20. Kroenke K, Spitzer R. The PHQ–9: a new diagnostic and severity measure. *Psychc Annals*. 2002;32:509–521.

21. Zigmond AS, Snaith RP. The hospital anxiety and depression scale. *Acta Psychiatr Scand*. 1983;67(6):361–370.

22. Eichenauer K, Feltz G, Wilson J, Brookings J. Measuring psychosocial risk factors in cardiac rehabilitation: validation of the psychosocial risk factor survey. *J Cardiopulm Rehabil Prev*. 2010;30:309–318.

23. Smarr, K, Keefer, A. Measures of depression and depressive symptoms: Beck Depression Inventory II (BDI–II), Center for Epidemiological Studies Depression Scale (CES–D), Geriatric Depression Scale (GDS), Hospital Anxiety and Depression Scale (HADS), and Patient Health Questionnaire (PHQ–9). *Arthrit Care Res*. 2011;63:S454–S466.

24. American Association of Cardiovascular and Pulmonary Rehabilitation. Outcomes Resource Guide. Available at www.aacvpr.org/Member–Center/Pulmonary–Rehab–Outcomes–Resource–Guide.

25. Posner K, Brown GK, Stanley B, Brent DA, Yershova KV, Oquendo MA, et al. The Columbia–Suicide Severity Rating Scale: initial validity and internal consistency findings from three multisite studies with adolescents and adults. Am J Psych. 2011;168(12):1266–1277. www.cssrs.columbia.edu.

26. Department of Veterans Affairs. *VA Suicide Risk Assessment Guide*. 2017. www.mentalhealth.va.gov/docs/–VA029AssessmentGuide.pdf.

27. Joint Commission. *Joint Commission Sentinel Event Alert*. 2016;56. www.jointcommission.org/assets/1/18/SEA_–56_Suicide.pdf.

28. Janssen DJ, Spruit MA, Leue C, Gijsen C, Hameleers H, Schols JM, Ciro Network, et al. Symptoms of anxiety and depression in COPD patients entering pulmonary rehabilitation. *Chr Respir Dis*. 2010;7(3):147–157.

29. Livermore N, Sharpe L, McKenzie D. Panic attacks and panic disorder in chronic obstructive pulmonary disease: a cognitive behavioral perspective. *Resp Med*. 2010;104:1246–1253.

30. Giardino ND, Curtis JL, Andrei AC, Fan VS, Benditt JO, Lyubkin M, et al. Anxiety is associated with diminished exercise performance and quality of life in severe emphysema: a cross–sectional study. *Resp Res*. 2010;11(1):29.

31. Gudmundsson G, Gislason T, Janson C, Lindberg E, Hallin R, Ulrik CS, et al. Risk factors for rehospitalisation in COPD: role of health status, anxiety and depression. *Eur Respir J*. 2005;26(3):414–419.

32. Ries AL. Position paper of the American Association of Cardiovascular and Pulmonary Rehabilitation: scientific basis of pulmonary rehabilitation. *J Cardiopulm Rehabil*. 1990;10:418–441.

33. Beck A, Epstein N, Brown G, Steer R. An inventory for measuring clinical anxiety: psychometric properties. *J Consult Clin Psychol*. 1988;56:893–897.

34. Spitzer R, Kroenke K, Williams J, Lowe B. A brief measure for assessing generalized anxiety disorder: the GAD–7. *Arch Intern Med*. 2006;166:1092–1097.

35. Jackson B, Kubzansky LD, Cohen S, Jacobs DR Jr, Wright RJ; CARDIA study investigators. Does harboring hostility hurt? Associations between hostility and pulmonary function in the Coronary Artery Risk Development in (Young) Adults (CARDIA) study. *Health Psychol*. 2007;26(3):333–340.

36. Kubzansky LD, Sparrow D, Jackson B, Cohen S, Weiss ST, Wright RJ. Angry breathing: a prospective study of hostility and lung function in the Normative Aging Study. *Thorax*. 2006;61(10):863–868.

37. Spielberger, CD. *Manual for the State–Trait Anger Expression Inventory–II (STAXI–2)*. Odessa, FL: Psychological Assessment Resources; 1999.

38. Marino P, Sirey JA, Raue PJ, Alexopoulos GS. Impact of social support and self–efficacy on functioning in depressed older adults with chronic obstructive pulmonary disease. *Int J Chr Obstr Pulm Dis*. 2008;3(4):713–718.

39. Grodner S, Prewitt LM, Jaworsk BA, Myers R, Kaplan RM, Ries AL. The impact of social support in pulmonary rehabilitation of patients with chronic obstructive pulmonary disease. *Ann Behav Med*. 1996;18(3):139–145.

40. RAND Corporation. Social support survey instrument. 2017. www.rand.org/health/surveys_tools/mos/social––support/survey–instrument.html.

41. Berkman LF, Enhancing Recovery in Coronary Heart Disease Patients investigators (ENRICHD). Effects of treating depression and low perceived social support on clinical events after myocardial infarction: the Enhancing Recovery in Coronary Heart Disease Patients (ENRICHD) randomized trial. *JAMA*. 2003;289:3106–3116.

42. Köseoğlu N, Köseoğlu H, Ceylan E, Cimrin HA, Özalevli S, Esen A. Erectile dysfunction prevalence and sexual function status in patients with chronic obstructive pulmonary disease. *J Urology*. 2005;174(1):249–252.

43. Dias M, Oliveira MJ, Oliveira P, Ladeira I, Lima R, Guimarães M. Does any association exist between chronic obstructive pulmonary disease and erectile dysfunction? The DECODED study. *Revista*

Portuguesa de Pneumologia (English ed.). 2017.

44. Kaptein AA, Van Klink RC, De Kok F, Scharloo M, Snoei L, Broadbent E, et al. Sexuality in patients with asthma and COPD. *Resp Med.* 2008;102(2):198–204.

45. Vincent EE, Singh SJ. Addressing the sexual health of patients with COPD: the needs of the patient and implications for health care professionals. *Chr Resp Dis.* 2007;4(2):111–115.

46. Nici L, Donner C, Wouters E, Zuwallack R, Ambrosino N, Bourbeau J, et al. American Thoracic Society/European Respiratory Society statement on pulmonary rehabilitation. *Am J Respir Crit Care Med.* 2006;173(12):1390–1413.

47. Eekhof J, Van Selm J, Tombrock CG, Hoogslag G, Kaptein A. De seksualiteitsbeleving van oudere patiënten met COPD [Sexual experiences of elderly patients with COPD]. *Huisarts Wet.* 1991;34:527–530

48. Vennix P. NISSO-schalen: Vragenlijsten voor de man en voor de vrouw [NISSO-scales: questionnaires for the man and for the woman]. NISSO, Netherlands Institute for Social Sexuality Research, Zeist, the Netherlands (1985).

49. Traphagen N, Tian Z, Allen-Gipson D. Chronic ethanol exposure: pathogenesis of pulmonary disease and dysfunction. *Biomolecules.* 2015;5(4):2840–2853

50. Singh G, Zhang W, Kuo YF, Sharma G. Association of psychological disorders with 30-day readmission rates in patients with COPD. *Chest.* 2016;149(4):905–915.

51. Hijjawi SB, Abu Minshar M, Sharma G. Chronic obstructive pulmonary disease exacerbation: a single-center perspective on hospital readmissions. *Postgrad Med.* 2015;127(4):343–348.

52. Yadavilli R, Collins A, Ding WY, Garner N, Williams J, Burhan H. Hospital readmissions with exacerbation of obstructive pulmonary disease in illicit drug smokers. *Lung.* 2014;192(5):669–673.

53. Safa M, Boroujerdi FG, Talischi F, Masjedi MR. Relationship of coping styles with suicidal behavior in hospitalized asthma and chronic obstructive pulmonary disease patients: substance abusers versus non- substance abusers. *Tanaffos.* 2014;13(3):23–30.

54. Rapsey CM, Lim CC, Al-Hamzawi A, Alonso J, Bruffaerts R, Caldas-de-Almeida JM, Florescu S, De Girolamo G, Hu C, Kessler RC, Kovess-Masfety V, Levinson D, Medina-Mora ME, Murphy S, Ono Y, Piazza M, Posada-Villa J, ten Have M, Wojtyniak B, Scott KM. Associations between DSM-IV mental disorders and subsequent COPD diagnosis. *J Psychosom Res.* 2015;79(5):333–339.

55. Vetrano DL, Bianchini E, Onder G, Cricelli I, Cricelli C, Bernabei R, Bettoncelli G, Lapi F. Poor adherence to chronic obstructive pulmonary disease medications in primary care: role of age, disease burden and polypharmacy. *Geriatr Gerontol Int.* 2017;17(12):2500–2506.

56. Ewing JA. Detecting alcoholism: the CAGE questionnaire. *JAMA.* 1984;252(14):1905–1907.

57. Brown RL, Rounds LA. Conjoint screening questionnaires for alcohol and other drug abuse: criterion validity in a primary care practice. *Wisc Med J.* 1995;94(3):135–140.

58. Saunders JB, Aasland OG, Babor TF, De la Fuente JR, Grant M. Development of the alcohol use disorders identification test (AUDIT): WHO collaborative project on early detection of persons with harmful alcohol consumption-II. *Addiction.* 1993;88(6):791–804.

59. Incalzi AR, Gemma A, et al. Chronic obstructive pulmonary disease: an original model of cognitive decline. *Am Rev Respir Dis.* 1993;148:418–424.

60. Kozora E, Filley CM, et al. Cognitive functioning in patients with chronic obstructive pulmonary disease and mild hypoxemia compared with patients with mild Alzheimer disease and normal controls. *Neuropsych Neuropsychol Behav Neurol.* 1999;12:178–183.

61. Dodd JW, Getov SV, Jones PW. Cognitive function in COPD. *EurResp J.* 2010;35(4):913–922.

62. Hung WW, Wisnivesky JP, Siu AL, Ross JS. Cognitive decline among patients with chronic obstructive pulmonary disease. *Am J Respir Crit Care Med.* 2009;180(2):134–137.

63. Incalzi RA, Corsonello A, Trojano L, et al. Cognitive training is ineffective in hypoxemic COPD: a six-month randomized controlled trial. *Rejuvenation Res.* 2008;11:239–250.

64. Roberts R, Knopman DS. Classification and epidemiology of MCI. *ClinGeri Med.* 2013;29(4).

65. Grant I, Heaton RK, McSweeny AJ, Adams KM, Timms RM. Neuropsychologic findings in hypoxemic chronic obstructive pulmonary disease. *Arch Int Med.* 1982;142(8):1470–1476.

66. Kizilbash A, Venderploeg R, Curtiss G. The effects of depression and anxiety on memory performance. *Arch Clin Neuropsychol.* 2002;17:57–67.

67. Bremner J, Narayan M, Anderson E, Staib L, Miller H, Charney D. Hippocampal volume reduction in major depression. *Am J Psychiatry.* 2000;157:115–117.

68. Kozora E, Tran ZV, Make B. Neurobehavioral improvement after brief rehabilitation in patients with chronic obstructive pulmonary disease. *J Cardio Pulm Rehabil.* 2002;22:426–430.

69. Khatri P, Blumenthal J, Babyak M, Craighead W, Herman S, Baldewisz, T. Effects of exercise training on cognitive functioning among depressed older men and women. *J Aging Phys Act.* 2001;9:43–57.

70. Kramer A, Hanh S, Cohen N, McAuley E, Scalf P, Erickson, K. Aging, fitness and neurocognitive function. *Nature.* 1999; 40006743:418–419.

71. Schou L, Østergaard B, Rasmussen LS, Rydahl-Hansen S, Phanareth K. Cognitive dysfunction in patients with chronic obstructive pulmonary disease-a systematic review. *Resp Med.* 2012; 106(8):1071–1081.

72. Cleutjens F, Spruit MA, Ponds R, et al. Cognitive functioning in obstructive lung disease: results from the United Kingdom biobank. *J Am Med Dir Assoc.* 2014;15:214–219.

73. Nasreddine Z, Phillips N, Bédirian V, et al. The Montreal Cognitive Assessment, MoCA: a brief screening tool for mild cognitive impairment. *J Am Geriat Soc.* 2005;53:695–699.

74. Folstein M, Folstein S, McHugh P. Mini-mental state: A practical method for grading the cognitive state of patients for the clinician. *J Psychiatr Res.* 1975;12:189–198.

75. Blackstock FC, ZuWallack R, Nici L, Lareau SC. Why don't our patients with chronic obstructive pulmonary disease listen to us? The enigma of nonadherence. *Ann Am Thorac Soc.* 2016;13(3):317–323.

76. George J, Kong D, Thoman R, Stewart K. Factors associated with medication nonadherence in patients with COPD. *Chest.* 2005;128:3198–3204.

77. Young P, Dewse M, Fergusson W, Kolbe J. Respiratory rehabilitation in chronic obstructive pulmonary disease: predictors of nonadherence. *Eur Respir J.* 1999;13:855–859.

78. Oates GR, Hamby BW, Stepanikova I, Knight SJ, Bhatt SP, Hitchcock J, et al. Social determinants of adherence to pulmonary rehabilitation for chronic obstructive pulmonary disease. *COPD: J Chr Obstr Pulm Dis.* 2017;11:1–8.

79. Vogelmeier CF, Criner GJ, Martinez FJ, Anzueto A, Barnes PJ, Bourbeau J, et al. Global Strategy for the diagnosis, management and prevention of chronic obstructive lung disease 2017 report. *Respirology.* 2017;22(3):575–601.

80. Schuch FB, Vancampfort D, Richards J, Rosenbaum S, Ward PB, Stubbs B. Exercise as a treatment for depression: a meta-analysis adjusting for publication bias. *J Psychiatr Res.* 2016;77:42–51.

81. Emery C. Neuropsychiatric function in chronic lung disease: the role of pulmonary rehabilitation. *Resp Care.* 2008;53:1208–1216.

82. Bornstein DA, Borkovec TD. *Progressive Muscle Relaxation: A Manual for the Helping Professions.* Champaign, IL: Research Press; 1973.

83. Farver-Vestergaard I, Jacobsen D, Zachariae R. Efficacy of psychosocial interventions on psychological and physical health outcomes in chronic obstructive pulmonary disease: a systematic

review and meta-analysis. *Psychother Psychomat*. 2015;84:37-50.

84. von Leupoldt A, Fritzsche A, Trueba AF, Meuret AE, Ritz, T. Behavioral medicine approaches to chronic obstructive pulmonary disease. *Ann Behavi Med*. 2012;44(1):52-65.

85. Beck AT, Rush AJ, Shaw BF, Emery G. *Cognitive Therapy of Depression*. New York: Guilford; 1979.

86. Abramowitz JS, Deacon BJ, Whiteside SPH. *Exposure Therapy for Anxiety: Principles and Practice*. New York: Guilford; 2011.

87. Vozoris NT, Fischer HD, Wang X, Anderson GM, Bell CM, Gershon AS, Stephenson AL, Gill SS, Rochon PA. Benzodiazepine use among older adults with chronic obstructive pulmonary disease: a population-based cohort study. *Drugs Aging*. 2013;30(3):183-192.

88. Griffin CE, Kaye AM, Bueno FR, Kaye AD. Benzodiazepine pharmacology and central nervous system-mediated effects. *Ochsner J*. 2013;13(2):214-223.

89. George CF, Bayliff CD. Management of insomnia in patients with chronic obstructive pulmonary disease. *Drugs*. 2003;63:379.

90. Ensrud KE, Blackwell TL, Mangione CM, Bowman PJ, Whooley MA, Bauer DC, Schwartz AV, Hanlon JT, Nevitt MC, for the Study of Osteoporotic Fractures Research Group. Central nervous system-active medications and risk for falls in older women. *J Am Geriat Soc*. 2002;50:1629-1637.

91. Miller WR, Rollnick S. *Motivational Interviewing: Preparing People for Change*. New York: Guilford; 2002.

92. Rubak S, Sandbæk A, Lauritzen T, Christensen B. Motivational interviewing: a systematic review and meta-analysis. *Br J Gen Pract*. 2005;55(513):305-312.

93. O'Halloran P, Blackstock F, Shields N, Holland A, Iles R, Kingsley M, Bernhardt J, Lanin N, Morris M, Taylor N. Motivational interviewing to increase physical activity in people with chronic health conditions: a systematic review and meta--analysis. *Clin Rehabil*. 2014;28:1159-1171.

94. Benzo R, Vickers K, Ernst D, Tucker S, McEvoy C, Lorig K. Development and feasibility of a self-management intervention for chronic obstructive pulmonary disease delivered with motivational interviewing strategies. *Journal of Cardiopulmonary Rehabilitation and Prevention*. 2013;33:113-122.

95. Miller WR, Rollnick S. Ten things that motivational interviewing is not. *Behav Cogn Psychoth*. 2009;37(2):129-140.

96. McGinnis JM, Foege WH. Actual causes of death in the United States. *JAMA*. 1993;270:2207-2212.

97. US Department of Health and Human Services. *The Health Consequences of Smoking-50 Years of Progress: A Report of the Surgeon General*. 2014.

98. Centers for Disease Control and Prevention. Annual smoking-attributable mortality, years of potential life lost, and productivity losses-United States, 1997-2001. *MMWR*. 2005;54:625-628.

99. Quickstats: Percentage of adults who ever used an e-cigarette and percentage who currently use e-cigarettes, by age. National Health Interview Survey, United States, 2016.

100. Patnode CP, Henderson JT, Thompson JH, Senger CA, Fortmann SP, Whitlock EP. *Behavioral Counseling and Pharmacotherapy Interventions for Tobacco Cessation in Adults, Including Pregnant Women: A Review of Reviews for the U.S. Preventive Services Task Force*. Evidence Synthesis No. 134. AHRQ Publication No. 14-05200-EF-1. Rockville, MD: Agency for Healthcare Research and Quality; 2015.

101. Doll R, Peto R, Boreham J, Sutherland I. Mortality in relation to smoking: 50 years' observations on male British doctors. *BMJ*. 2004;328:1519.

102. Garcia-Rodrigueza O, et al. Probability and predictors of relapse to smoking: results of the National Epidemiologic Survey on Alcohol and Related Conditions (NESARC). *Drug Alcohol Depen*. 2013;132:470-485

103. National Institute of Drug Abuse. Fagerstrom test for nicotine dependence. https://cde.drugabuse.gov/instrument/d7c0b0f5-b865-e4de-e040-bb89ad43202b. 2017.

104. Niaura R, Abrams DB. Smoking cessation: progress, priorities, and prospectus. *J Consult Clin Psychol*. 2002;70(3):494.

105. Fiore MC, Jaen CR, Baker T, Bailey WC, Benowitz NL, Curry S, et al. Treating tobacco use and dependence: 2008 update. Rockville, MD: US Department of Health and Human Services.

第 6 章

1. Schols AM, Ferreira IM, Franssen FM, et al. Nutritional assessment and therapy in COPD: a European Respiratory Society statement. *Eur Respir J*, 2014;44:1504-1520.

2. Maltais F, Decramer M, Casaburi R, et al. An official American Thoracic Society/European Respiratory Society statement: update on limb muscle dysfunction in chronic obstructive pulmonary disease. *Am J Respir Crit Care Med*. 2014;189:e15-e62.

3. Schols AM, Soeters PB, Dingemans AM, Mostert R, Frantzen PJ, Wouters EF. Prevalence and characteristics of nutritional depletion in patients with stable COPD eligible for pulmonary rehabilitation. *Am Rev Respir Dis*. 1993;147:1151-1156.

4. Filley GF, Beckwitt HJ, Reeves JT, et al. Chronic obstructive bronchopulmonary disease. II. Oxygen transport in two clinical types. *Am J Med*. 1968;44:26-38.

5. Goris AH, Vermeeren MA, Wouters EF, Schols AM, Westerterp KR. Energy balance in depleted ambulatory patients with chronic obstructive pulmonary disease: the effect of physical activity and oral nutritional supplementation. *Br J Nutr*. 2003;89(5):725-731.

6. Schols AM, Soeters PB, Mostert R, Saris WH, Wouters EF. Energy balance in chronic obstructive pulmonary disease. *Am Rev Respir Dis*. 1991;143(6):1248-1252.

7. Kao CC, Hsu JW, Bandi V, Hanania NA, Kheradmand F, Jahoor F. Resting energy expenditure and protein turnover are increased in patients with severe chronic obstructive pulmonary disease. *Metabolism*. 2011;60(10):1449-1455.

8. Engelen MP, Deutz NE, Wouters EF, Schols AM. Enhanced levels of whole-body protein turnover in patients with chronic obstructive pulmonary disease. *Am J Respir Crit Care Med*. 2000;162(4 part 1):1488-1492.

9. Baarends EM, Schols AM, Akkermans MA, et al. Decreased mechanical efficiency in clinically stable patients with COPD. *Thorax*. 1997;52:981-986.

10. Baarends EM, Schols AM, Pannemans DL, et al. Total free living energy expenditure in patients with severe chronic obstructive pulmonary disease. *Am J Respir Crit Care Med*. 1997;155:549-554.

11. Kim V, Kretschman DM, Sternberg AL, et al. Weight gain after lung reduction surgery is related to improved lung function and ventilatory efficiency. *Am J Respir Crit Care Med*. 2012;186:1109-1116.

12. Wouters EFM. Chronic obstructive pulmonary disease: systemic effects of COPD. *Thorax*. 2002;57:1067-1070.

13. Landbo C, Prescott E, Lange P, et al. Prognostic value of nutritional status in chronic obstructive pulmonary disease. *Am J Respir Crit Care Med*. 1999;160:1856-1861.

14. Lainscak M, von Haehling S, Doehner W, et al. Body mass index and prognosis in patients hospitalized with acute exacerbation of chronic obstructive pulmonary disease. *J Cachexia Sarcopenia Muscle*. 2011;2:81-86.

15. Van den Borst B, Gosker HR, Koster A, et al. The influence of abdominal visceral fat on inflammatory pathways and mortality risk in obstructive lung disease. *Am J Clin Nutr*. 2012;96:516-526.

16. Schols AM, Broekhuizen R, Weling-Scheepers CW, Wouters EF. Body composition and mortality in chronic obstructive pulmonary disease. *Am J Clin Nutr*. 2005;82:53-59.

17. Kao CC, Hsu JW, Bandi V, Hanania NA, Kheradmand F, Jahoor F. Resting energy expenditure and protein turnover are increased in patients with severe chronic obstructive pulmonary disease. *Metabolism*. 2011;60(10):1449-1455.

18. Engelen MP, Deutz NE, Wouters EF, Schols AM. Enhanced levels of whole-body protein turnover in patients with chronic

obstructive pulmonary disease. *Am J Respir Crit Care Med*. 2000; 162(4 part 1):1488–1492.

19. Rutten EP, Franssen FM, Engelen MP, Wouters EF, Deutz NE, Schols AM. Greater whole–body myofibrillar protein breakdown in cachectic patients with chronic obstructive pulmonary disease. *Am J Clin Nutr*. 2006;83(4):829–834.

20. Remels AH, Schrauwen P, Broekhuizen R, et al. Peroxisome proliferator–activated receptor expression is reduced in skeletal muscle in COPD. *Eur Respir J*. 2007;30(2):245–252.

21. Engelen MP, Wouters EF, Deutz NE, Menheere PP, Schols AM. Factors contributing to alterations in skeletal muscle and plasma amino acid profiles in patients with COPD. *Am J Clin Nutr*. 2000; 72(6):1480–1487.

22. Haegens A, Schols AM, Van Essen AL, Van Loon LJ, Langen RC. Leucine induces myofibrillar protein accretion in cultured skeletal muscle through mTOR dependent and independent control of myosin heavy chain mRNA levels. *Mol Nutr Food Res*. 2012;56(5):741–752.

23. Engelen MP, De Castro CL, Rutten EP, Wouters EF, Schols AM, Deutz NE. Enhanced anabolic response to milk protein sip feeding in elderly subjects with COPD is associated with a reduced splanchnic extraction of multiple amino acids. *Clin Nutr*. 2012;31(5):616–624.

24. Rutten, E. Issues related to obesity in COPD. Nutritional Support in Pulmonary Disease Module 38.2. Online publication of Life Long Learning (LLL) Programme in Clinical Nutrition and Metabolism; 2017. ESPEN. http://lllnutrition.com/mod_lll/–TOPIC38/m382.pdf.

25. Sin DD, Jones RL, Man SF. Obesity is a risk factor for dyspnea but not for airflow obstruction. *ArchInt Med*. 2002;162(13):1477–1481.

26. Cecere LM, Littman AJ, Slatore CG, et al. Obesity and COPD: associated symptoms, health–related quality of life, and medication use. *COPD*. 2011;8(4):275–284.

27. Ramachandran K, McCusker C, Connors M, ZuWallack R, Lahiri B. The influence of obesity on pulmonary rehabilitation outcomes in patients with COPD. *Chron Respir Dis*. 2008;5(4):205–209.

28. Leone N, Courbon D, Thomas F, et al. Lung function impairment and metabolic syndrome: the critical role of abdominal obesity. *Am J Respir Crit Care Med*. 2009;179(6):509–516.

29. Chailleux E, Laaban JP, Veale D. Prognostic value of nutritional depletion in patients with COPD treated by long–term oxygen therapy: data from the ANTADIR observatory. *Chest*. 2003;123(5):1460–1466.

30. Ora J, Laveneziana P, Ofir D, Deesomchok A, Webb KA, O'Donnell DE. Combined effects of obesity and COPD on dyspnea and exercise tolerance. *Am J Respir Crit Care Med*. 2009; 180(10):964–971.

31. Kalantar–Zadeh K, Horwich TB, Oreopoulos A, et al. Risk factor paradox in wasting diseases. *Curr Opin Clin Nutr Metab Care*. 2007;10(4):433–442.

32. Hanson C, Rutten EP, Woutes EF, and Rennard S. Diet and vitamin D as risk factors for lung impairment and COPD. *Translat Res*. 2013;162(4):219–236.

33. McKeever TM, Lewis SA, Smit HA, Burney P, Cassano PA, Britton J. A multivariate analysis of serum nutrient levels and lung function. *Respir Res*. 2008;9:67.

34. Schunemann HJ, Grant BJ, Freudenheim JL, et al. The relation of serum levels of antioxidant vitamins C and E, retinol and carotenoids with pulmonary function in the general population. *Am J Respir Crit Care Med*. 2001;163(5):1246–1255.

35. Rautalahti M, Virtamo J, Haukka J, et al. The effect of alphatocopherol and beta–carotene supplementation on COPD symptoms. *Am J Respir Crit Care Med*. 1997;156:1447–1452.

36. Shaheen SO, Jameson KA, Robinson SM, et al. Relationship of vitamin D status to adult lung function and COPD. *Thorax*. 2011;66:692–698.

37. Kukuljan S, Nowson CA, Sanders K, Daly RM. Effects of resistance exercise and fortified milk on skeletal muscle mass, muscle size, and functional performance in middle–aged and older men: an 18–mo randomized controlled trial. *J Appl Physiol*. 2009;107:1864–1873.

38. Janssens W, Bouillon R, Claes B, Carremans C, Lehouck A, Buysschaert I, Coolen J, Mathieu C, Decramer M, Lambrechts D. Vitamin D deficiency is highly prevalent in COPD and correlates with variants in the vitamin D–binding gene. *Thorax*. 2010;65:215–220.

39. Romme EA, Rutten EP, Smeenk FW, Spruit MA, Menheere PP, Wouters EF. Vitamin D status is associated with bone mineral density and functional exercise capacity in patients with chronic obstructive pulmonary disease. *Ann Med*. 2012;45(1):91–96.

40. Lange NE, Sparrow D, Vokonas P, Litonjua AA. Vitamin D deficiency, smoking, and lung function in the normative aging study. *Am J Respir Crit Care Med*. 2012;186(7):616–621.

41. Kasper DL. *Harrison's Principles of Internal Medicine*. 19th ed. New York: McGraw-Hill; 2015.

42. Silverberg DS, Mor R, Weu MT, et al. Anemia and iron deficiency in COPD patients: prevalence and the effects of correction of the anemia with erythropoiesis stimulating agents and intravenous iron. *BMC Pulm Med*. 2014;14:24.

43. Van de Bool C, Mattijssen–Verdonschot C, Van Melick PPMJ, Spruit MA, Franssen FME, Wouters EFM, Schols A, Rutten EP. Quality of dietary intake in relation to body composition in patients with chronic obstructive pulmonary disease eligible for pulmonary rehabilitation. *Eur J Clin Nutr*. 2014;68(2):159–165.

44. Keranis E, Makris D, Rodopoulou P, et al. Impact of dietary shift to higher–antioxidant foods in COPD: a randomised trial. *Eur Respir J*. 2010;36(4):774–780.

45. Shaheen SO, Jameson KA, Syddall HE, et al. The relationship of dietary patterns with adult lung function and COPD. *Eur Respir J*. 2010;36:277–284.

46. Varraso R, Fung TT, Hu FB, et al. Prospective study of dietary patterns and chronic obstructive pulmonary disease among US men. *Thorax*. 2007;62:786–791.

47. Varraso R, Fung TT, Barr RG, et al. Prospective study of dietary patterns and chronic obstructive pulmonary disease among US women. *Am J Clin Nutr*. 2007;86:488–495.

48. Kaluza J, Larsson SC, Orsini N, Linden A, Wolk A. Fruit and vegetable consumption and risk of COPD: a prospective cohort study of men. *Thorax*. 2017;72(6):500–509.

49. Shalit N, Tierney A, Holland A, Miller B, Norris N, King S. Factors that influence dietary intake in adults with stable COPD. *Nutr Diet*. 2016;73:455–462.

50. Hronek M, Kovarik M, Aimova P, Koblizek V, Pavlikova L, Salajka F, Zadak Z. Skinfold anthropometry–the accurate method for fat free mass measurement in COPD. *COPD*. 2013;10:597–603.

51. Holley E, Thompson D. *Fitness Professionals Handbook*. 7th ed. Champaign, IL: Human Kinetics; 2016.

52. Heber D, Ingles S, Ashley JM, Maxwell MH, Lyons RF, Elashoff RM. Clinical detection of sarcopenic obesity by bioelectrical impedance analysis. *Am J Clin Nutr*. 1996;64:472S–477S.

53. Schutz Y, Kyle UU, Prichard C. Fat–free mass index and fat mass index percentiles in Caucasians aged 18–98 years. *Int J Obesity*. 2002;26(7):953–960.

54. Durnin JV, Womersley J. Body fat assessed from total body density and its estimation from skinfold thickness: mea–surements on 481 men and women aged from 16 to 72 years. *Br J Nutr*. 1974;32(1):77–97.

55. Jackson AS, Pollock ML. Generalized equations for predicting body density of men. *Br J Nutr*. 1978;40:497–504.

56. Jackson AS, Pollock ML, Ward A. Generalized equations for predicting body density of women. *Med Sci Sports Exerc*. 1980;12:175–181.

57. Nevill AN, Metsios GS, Jackson AS, Wang J, Thornton J, Gallagher D. Can we use the Jackson and Pollock equations to

predict body density/fat of obese individuals in the 21st century? *Int J Body Compos Res.* 2008;6(3):114–121.

58. Cruz–Jentoft AJ, Baeyens JP, Bauer JM, et al. Sarcopenia: European consensus on definition and diagnosis: report of the European Working Group on Sarcopenia in Older People. *Age Ageing.* 2010;39(4):412–423.

59. Grodner M, Long S, DeYoung S. Nutrition in patient care. In: DeYoung S. *Foundations and Clinical Applications of Nutrition: A Nursing Approach.* 3rd ed. St. Louis, MO: Elsevier Health Sciences; 2004:406–407.

60. Kasper DL. *Harrison's Principles of Internal Medicine.* 19th ed. New York: McGraw–Hill; 2015.

61. Kim KM, Jang HC, Lim S. Differences among skeletal muscle mass indices derived from height–, weight–, and body mass index–adjusted models in assessing sarcopenia. *Korean J of Int Med.* 2016;31(4):643–650.

62. Calder, P, Laniano A, Lonnqvist F, Muscaritoll M, Ohlander M, Schols A. Targeted medical nutrition for cachexia in chronic obstructive pulmonary disease: a randomized, controlled trial. J *Cachexia Sarcopen.* 2018;9(1):28–40.

63. Atkins JL, Whincup PH, Morris RW, Lennon LT, Papacosta O, Wannamethee SG. Sarcopenic obesity and risk of cardiovascular disease and mortality: a population–based cohort study of older men. *J Am Geriatr Soc.* 2014;62:253– 260.

64. Schols, AM. Nutritional advances in patients with respiratory diseases. *Eur Respir Rev.* 2015;24:17–22.

65. Thompson FE, Subar AF. Dietary assessment methodology. In: Coulston AM, Boushey C. *Nutrition in Prevention and Treatment of Disease.* San Diego: Academic Press; 2008:5–41.

66. Root M, Housera SM, Anderson JB, Dawson R. Healthy Eating Index 2005 and selected macronutrients are correlated with improved lung function in humans. *Nutr Res.* 2014;34(4):277–284.

67. Schwingshackl L, Hoffman G. Diet quality as assessed by the Healthy Eating Index, the Alternate Healthy Eating Index, the Dietary Approaches to Stop Hypertension Score, and health outcomes: a systematic review and meta–analysis of cohort studies. *J Acad Nutr Diet.* 2015;115:780–800.

68. Ferreira IM, Brooks D, White J, et al. Nutritional supplementation for stable chronic obstructive pulmonary disease. *Cochrane DB Syst Rev.* 2012;(12);CD000998.

69. Schols AM. The 2014 ESPEN Arvid Wretlind lecture: metabolism and nutrition: shifting paradigms in COPD management. *Clin Nutr.* 2015;34(6):1074–1079.

70. Vermeeren MA, Wouters EF, Nelissen LH, Van Lier A, Hofman Z, Schols AM. Acute effects of different nutritional supplements on symptoms and functional capacity in patients with chronic obstructive pulmonary disease. *Am J Clin Nutr.* 2001;73(2):295–301.

71. Talpers SS, Romberger D, et al. Nutritionally associated increased carbon dioxide production–excess total calories vs. high proportion of carbohydrate calories. *Chest.* 1992;102:551–555.

72. Schols AM. Nutrition as a metabolic modulator in COPD. *Chest.* 2013;144(4):1340–1345.

73. Steiner MC, Barton RL, Singh SJ, et al. Nutritional enhancement of exercise performance in chronic obstructive pulmonary disease: a randomised controlled trial. *Thorax.* 2003;58(9):745–751.

74. Varraso R, Chiuve SE, Fung TT, Barr RG, Hu F, Willett WC, Camargo CA. Alternate Healthy Eating Index 2010 and risk of chronic obstructive pulmonary disease among US women and men: prospective study. *BMJ.* 2015;350:h286.

75. Kan H, Stevens J, Heiss G, et al. Dietary fiber, lung function, and chronic obstructive pulmonary disease in the atherosclerosis risk in communities study. *Am J Epidemiol.* 2008;167:570–578.

76. Varraso R, Willett WC, Camargo CA Jr. Prospective study of dietary fiber and risk of chronic obstructive pulmonary disease among US women and men. *Am J Epidemiol.* 2010;171:776–784.

77. Agler AH, Kurth T, Gaziano JM, et al. Randomised vitamin E supplementation and risk of chronic lung disease in the Women's Health Study. *Thorax.* 2011;66:320–325.

78. Sinha A, Hollingsworth KG, Ball S, Cheetham T. Improving the vitamin D status of vitamin D deficient adults is associated with improved mitochondrial oxidative function in skeletal muscle. *J Clin Endocrinol Metab.* 2013;98(3):E509–E513.

79. Malinovschi A, Masoero M, Bellocchia M, Ciuffreda A, Solidoro P, Mattei A, et al. Severe vitamin D deficiency is associated with frequent exacerbations and hospitalization in COPD patients. *Respir Res.* 2014;15:131.

80. Hornikx M, Van Remoortel H, Lehouck A, et al. Vitamin D supplementation during rehabilitation in COPD: a secondary analysis of a randomized trial. *Resp Res.* 2012;13:84.

81. Bjerk SM, Edgington BD, Rector TS, Kunisaki, KM. Supplemental vitamin D and physical performance in COPD: a pilot randomization trial. *Int J Chron Obstruc Pulmon Dis.* 2013;8:97–104.

82. Brug J, Schols A, Mesters I. Dietary change, nutrition education and chronic obstructive pulmonary disease. *Patient Educ Counsel.* 2004;52(3):249–257.

第 7 章

1. Munro BH, ed. *Statistical Methods for Health Care Research.* 5th ed. Philadelphia: Lippincott Williams & Wilkins; 2005.

2. Troosters T, Gosselink R, Decramer M. Short– and long–term effects of outpatient rehabilitation in patients with chronic obstructive pulmonary disease: a randomized trial. *Am J Med.* 2000;109:207–212.

3. Pitta F, Troosters T, Probst VS, et al. Are patients with COPD more active after pulmonary rehabilitation? *Chest.* 2008;134:273–280.

4. Holland AE, Spruit MA, et al. Official ERS/ATS technical standard: field walking tests in chronic respiratory disease. *Eur Respir J.* 2014;44:1428–1446.

5. Singh SJ, Puhan MA, Andrianopoulos V, et al. An official systematic review of the ERS/ATS: measurement properties of field walking tests in chronic respiratory disease. *ERJ J.* 2014;44:1447–1478.

6. Dyer CAE, Singh SJ, Stockley RA, et al. The incremental shuttle walking test in elderly people with chronic airflow limitation. *Thorax.* 2002;57:34–38.

7. Revill SM, Morgan MDL, Singh SJ, et al. The endurance shuttle walk: a new field test for the assessment of endurance capacity in chronic obstructive pulmonary disease. *Thorax.* 1999;54:213–222.

8. Singh SJ, Morgan MD, Scott S, et al. Development of a shuttle walking test of disability in patients with chronic airways obstruction. *Thorax.* 1992;47:1019–1024.

9. Borg G. Perceived exertion as an indicator of somatic stress. Scand *J Rehab Med.* 1970;2:92–98.

10. Meek PM, Lareau SC. Critical outcomes in pulmonary rehabilitation: assessment and evaluation of dyspnea and fatigue. *J Rehab Res Dev.* 2003;40:13–24.

11. Aitken RCB. Measurement of feelings using visual analogue scales. *Proc R Soc Med.* 1969;62:989–993.

12. Fletcher CM. The clinical diagnosis of pulmonary emphysema: an experimental study. *Proc R Soc Med.* 1952;45:577–584.

13. Archibald CJ, Guidotti TL. Degree of objectively measured impairment and perceived shortness of breath with activities of daily living in patients with chronic obstructive pulmonary disease. *Can J Rehab.* 1987;1:45–54.

14. Eakin EG, Resnikoff PM, Prewitt LM, et al. Validation of a new dyspnea measure: the UCSD shortness of breath questionnaire. *Chest.* 1998;113:619–624.

15. Mahler D, Weinberg D, Wells C, et al. The measurement of dyspnea: contents, interobserver agreement and physiologic correlates of two new clinical indexes. *Chest.* 1984;85:751–758.

16. Guyatt GH, Berman LB, Townsend M, et al. A measure of quality of life for clinical trials in chronic lung disease. *Thorax.* 1987; 42:773–778.

17. Yorke J, et al. Dyspnea-12 is a valid and reliable measure of breathlessness in patients with interstitial lung disease. *Chest.* 2011;139(1):159–164.

18. Norweg A, et al. A multidimensional computer adaptive test approach to dyspnea assessment. *Arch Phys Med Rehabil.* 2011;92(10):1561–1569.

19. FACIT-Dyspnea available at www.facit.org/facitorg/questionnaires.

20. Partridge MR, et al. Development and validation of the Capacity of Daily Living during the Morning questionnaire and the Global Chest Symptoms Questionnaire in COPD. *Eur Respir J.* 2010;36:96–104.

21. Meek PM, Banzett R, Parshall MB, Gracely RH, Schwartzstein RM, Lansing R. Reliability and validity of the multidimensional dyspnea profile. *Chest.* 2012;141(6):1546–1553.

22. Lareau SC, Carrieri-Kohlman V, Janson-Bjerklie S, et al. Development and testing of the Pulmonary Functional Status and Dyspnea Questionnaire (PFSDQ). *Heart Lung.* 1994;23:242–250.

23. Lareau SC, Meek PM, Roos PJ. Development and testing of a modified version of the Pulmonary Functional Status and Dyspnea Questionnaire (PFSDQ-M). *Heart Lung.* 1998;27:159–168.

24. Dodd JW, Mars PL, Clark AL, Ingram KA, Fowler RP, Canavan JL, et al. The COPD Assessment Test (CAT): short-and medium-term response to pulmonary rehabilitation. *COPD.* 2012;9(4):390–394.

25. Jones PW, Quirk FH, Baveystock CM, et al. A self-complete measure of health status for chronic airflow limitation: the St. George's Respiratory Questionnaire. *Am Rev Respir Dis.* 1992;145:1321–1327.

26. Ware JE, Sherbourne CD. The MOS 36-item short-form health survey (SF-36). I. Conceptual framework and item selection. *Med Care.* 1992;30:473–481.

27. Ferrans C, Powers M. Psychometric assessment of the Quality of Life Index. *Res Nurs Health.* 1992;15:29–38.

28. Stavem K, Jodalen H. Reliability and validity of the COOP/WONCA health status measure in patients with chronic obstructive pulmonarydisease. *Qual Life Res.* 2002;11(6):527–33.

29. Weaver TE, Narsavage GL, Guilfoyle MJ. The development and psychometric evaluation of the pulmonary functional status scale: an instrument to assess functional status in pulmonary disease. *J Cardiopulm Rehabil.* 1998;18:105–111.

30. Tu S-P, McDonell MB, Spertus JA, et al. Ambulatory Care Quality Improvement Project Investigators. A new self-administered questionnaire to monitor health-related quality of life in patients with COPD. *Chest.* 1997;112:614–622.

31. Guyatt GH, Berman LB, Townsend M, Pugsley SO, Chambers LW. A measure of quality of life for clinical trials in chronic lung disease. *Thorax.* 1987;42:773–778.

32. Williams JE, Singh SJ, Sewell L, Guyatt GH, Morgan MD. Development of a self-reported Chronic Respiratory Questionnaire (CRQ-SR). *Thorax.* 2001;56(12):954–959.

33. Schünemann HJ, Puhan M, Goldstein R, Jaeschke R, Guyatt GH. Measurement properties and interpretability of the chronic respiratory disease questionnaire (CRQ). *COPD.* 2005;2:81–89.

34. Wigal JK, Creer TL, Kotses H. The COPD self-efficacy scale. *Chest.* 1991;99:1193–1196.

35. Frei A, Svarin A, Steurer-Stey C, et al. Self-efficacy instruments for patients with chronic diseases suffer from methodological limitations-a systematic review. *Health Qual Life Outcomes.* 2009;7:86–95.

36. Nishimura K, Izumi T, Tsukino M, et al. Dyspnea is a better predictor of 5-year survival than airway obstruction in patients with COPD. *Chest.* 2002;121:1434–1440.

37. Gerardi DA, Lovett L, Benoit-Connors ML, et al. Variables related to increased mortality following out-patient pulmonary rehabilitation. *Eur Respir J.* 1996;9:431–435.

38. Domingo-Salvany A, Lamarca R, Ferrer M, et al. Health-related quality of life and mortality in male patients with chronic obstructive pulmonary disease. *Am J Respir Crit Care Med.* 2002;166:680–685.

39. Bowen JB, Votto JJ, Thrall RS, et al. Functional status and survival following pulmonary rehabilitation. *Chest.* 2000;118:697–703.

40. Camillo CA, Langer D, Osadnik CR, Pancini L, Demeyer H, Burtin C, Gosselink R, Decramer M, Janssens W, Troosters T. Survival after pulmonary rehabilitation in patients with COPD: impact of functional exercise capacity and its changes. *Int J Chron Obstruct Pulmon Dis.* 2016;11:2671–2679.

41. Hakamy A, Bolton CE, McKeever TM. The effect of pulmonary rehabilitation on mortality, balance, and risk of fall in stable patients with chronic obstructive pulmonary disease: a systematic review. *Chr Resp Dis.* 2017;14(1):54–62.

42. Griffiths TL, Burr ML, Campbell IA, et al. Results at 1 year of outpatient multidisciplinary pulmonary rehabilitation: a randomised controlled trial. *Lancet.* 2000;355(9201):362–368.

43. Ries AL, Kaplan RM, Limberg TM, et al. Effects of pulmonary rehabilitation on physiologic and psycho-social outcomes in patients with chronic obstructive pulmonary disease. *Ann Intern Med.* 1995;122(11):823–832.

第 8 章

1. Ries AL. ACCP/AACVPR evidence-based guidelines for pulmonary rehabilitation. Round 3: another step forward. J *Cardiopulm Rehabil Prev.* 2007;27(4):233–236.

2. Spruit MA, Singh SJ, Garvey C, et al. An official American Thoracic Society/European Respiratory Society statement: key concepts and advances in pulmonary rehabilitation. *Am J Respir Crit Care Med.* 2013;188(8):e13–e64.

3. Kitsantas A, Zimmerman BJ. Self-efficacy, activity participation, and physical fitness of asthmatic and nonasthmatic adolescent girls. *J Asthma.* 2000;37(2):163–174.

4. Folgering H, Van Herwaarden C. Pulmonary rehabilitation in asthma and COPD, physiological basics. *Respir Med.* 1993;87(Suppl B):41–44.

5. Kapadia SG, Wei C, Bartlett SJ, et al. Obesity and symptoms of depression contribute independently to the poor asthma control of obesity. *Respir Med.* 2014;108(8):1100–1107.

6. Carson KV, Chandratilleke MG, Picot J, Brinn MP, Esterman AJ, Smith BJ. Physical training for asthma. *Cochrane DB Syst Rev.* 2013;30(9):CD001116.

7. Mendes FA, Goncalves RC, Nunes MP, et al. Effects of aerobic training on psychosocial morbidity and symptoms in patients with asthma: a randomized clinical trial. *Chest.* 2010;138(2):331–337.

8. Rochester CL, Fairburn C, Crouch RH. Pulmonary rehabilitation for respiratory disorders other than chronic obstructive pulmonary disease. *Clin Chest Med.* 2014;35(2):369–389.

9. Harnett CM, Hunt EB, Bowen BR, et al. A study to assess inhaler technique and its potential impact on asthma control in patients attending an asthma clinic. *J Asthma.* 2014;51(4):440–445.

10. Clark NM, Gotsch A, Rosenstock IR. Patient, professional, and public education on behavioral aspects of asthma: a review of strategies for change and needed research. *J Asthma.* 1993;30(4):241–255.

11. Freitas DA, Holloway EA, Bruno SS, Chaves GS, Fregonezi GA, Mendonca KP. Breathing exercises for adults with asthma. *Cochrane DB Syst Rev.* 2013(10):Cd001277.

12. Carlin BW. Outcome measurement in pulmonary rehabilitation. *Respir Care Clin N Am.* 1998;4(1):113–127.

13. Basaran S, Guler-Uysal F, Ergen N, Seydaoglu G, Bingol-Karakoc G, Ufuk Altintas D. Effects of physical exercise on quality of life, exercise capacity and pulmonary function in children with asthma. *J Rehabil Med.* 2006;38(2):130–135.

14. Dyer CA, Hill SL, Stockley RA, Sinclair AJ. Quality of life in elderly subjects with a diagnostic label of asthma from general practice registers. *Eur Respir J.* 1999;14(1):39–45.

15. MacKenzie T, Gifford AH, Sabadosa KA, et al. Longevity of

patients with cystic fibrosis in 2000 to 2010 and beyond: survival analysis of the Cystic Fibrosis Foundation patient registry. *Ann Intern Med.* 2014;161(4):233–241.

16.Moorcroft AJ, Dodd ME, Morris J, Webb AK. Individualised unsupervised exercise training in adults with cystic fibrosis: a 1 year randomised controlled trial. *Thorax.* 2004;59(12):1074–1080.

17.Boas SR. Exercise recommendations for individuals with cystic fibrosis. *Sports Med.* 1997;24(1):17–37.

18.Selvadurai HC, Blimkie CJ, Meyers N, Mellis CM, Cooper PJ, Van Asperen PP. Randomized controlled study of in-hospital exercise training programs in children with cystic fibrosis. *Pediatr Pulmonol.* 2002;33(3):194–200.

19.McKone EF, Barry SC, FitzGerald MX, Gallagher CG. The role of supplemental oxygen during submaximal exercise in patients with cystic fibrosis. *Eur Respir* J. 2002;20(1):134–142.

20.Stevens D, Stephenson A, Faughnan ME, Leek E, Tullis E. Prognostic relevance of dynamic hyperinflation during cardiopulmonary exercise testing in adult patients with cystic fibrosis. *J Cyst Fibros.* 2013;12(6):655–661.

21.Dekerlegand RL, Hadjiliadis D, Swisher AK, Parrott JS, Heuer AJ, Myslinski MJ. Inspiratory muscle strength relative to disease severity in adults with stable cystic fibrosis. *J Cyst Fibros.* 2015;14(5):639–645.

22.Schneiderman JE, Wilkes DL, Atenafu EG, et al. Longitudinal relationship between physical activity and lung health in patients with cystic fibrosis. *Eur Respir J.* 2014;43(3):817–823.

23.Nixon PA, Orenstein DM, Kelsey SF, Doershuk CF. The prognostic value of exercise testing in patients with cystic fibrosis. *N Engl J Med.* 1992;327(25):1785–1788.

24.Hebestreit H, Kieser S, Junge S, et al. Long-term effects of a partially supervised conditioning programme in cystic fibrosis. *Eur Respir J.* 2010;35(3):578–583.

25.Klijn PH, Oudshoorn A, Van der Ent CK, Van der Net J, Kimpen JL, Helders PJ. Effects of anaerobic training in children with cystic fibrosis: a randomized controlled study. *Chest.* 2004;125(4):1299–1305.

26.Kriemler S, Kieser S, Junge S, et al. Effect of supervised training on FEV1 in cystic fibrosis: a randomised controlled trial. *J Cyst Fibros.* 2013;12(6):714–720.

27.Cerny FJ. Relative effects of bronchial drainage and exercise for in-hospital care of patients with cystic fibrosis. *Phys Ther.* 1989;69(8):633–639.

28.Flume PA, Robinson KA, O'Sullivan B, et al. Cystic fibrosis pulmonary guidelines: airway clearance therapies. *Respiratory Care.* 2009;54(4):15.

29.Frangolias DD, Holloway CL, Vedal S, Wilcox PG. Role of exercise and lung function in predicting work status in cystic fibrosis. *Am J Respir Crit Care Med.* 2003;167(2):150–157.

30.Moorcroft AJ, Dodd ME, Webb AK. Exercise limitations and training for patients with cystic fibrosis. *Disabil Rehabil.* 1998;20(6–7):247–253.

31.Enright S, Chatham K, Ionescu AA, Unnithan VB, Shale DJ. Inspiratory muscle training improves lung function and exercise capacity in adults with cystic fibrosis. *Chest.* 2004;126(2):405–411.

32.Sawyer EH, Clanton TL. Improved pulmonary function and exercise tolerance with inspiratory muscle conditioning in children with cystic fibrosis. *Chest.* 1993;104(5):1490–1497.

33.Dasenbrook EC, Merlo CA, Diener-West M, Lechtzin N, Boyle MP. Persistent methicillin-resistant Staphylococcus aureus and rate of FEV1 decline in cystic fibrosis. *Am J Respir Crit Care Med.* 2008;178(8):814–821.

34.Snell G, Reed A, Stern M, Hadjiliadis D. The evolution of lung transplantation for cystic fibrosis: a 2017 update. *J Cyst Fibros.* 2017;16(5):553–564.

35.Saiman L, Siegel JD, LiPuma JJ, et al. Infection prevention and control guideline for cystic fibrosis: 2013 update. *Infect Control Hosp Epidemiol.* 2014;35(Suppl 1):S1–S67.

36.Stallings VA, Stark LJ, Robinson KA, et al. Evidence-based practice recommendations for nutrition-related management of children and adults with cystic fibrosis and pancreatic insufficiency: results of a systematic review. *J Am Diet Assoc.* 2008;108(5):832–839.

37.Orenstein DM, Nixon PA, Ross EA, Kaplan RM. The quality of well-being in cystic fibrosis. *Chest.* 1989;95(2):344–347.

38.Quittner AL, Sweeny S, Watrous M, et al. Translation and linguistic validation of a disease-specific quality of life measure for cystic fibrosis. *J Pediatr Psychol.* 2000;25(6):403–414.

39.Gee L, Abbott J, Conway SP, Etherington C, Webb AK. Development of a disease specific health related quality of life measure for adults and adolescents with cystic fibrosis. *Thorax.* 2000;55(11):946–954.

40.Pasteur MC, Bilton D, Hill AT, British Thoracic Society Non CFBGG. British Thoracic Society guideline for non-CF bronchiectasis. *Thorax.* 2010;65(7):577.

41.Newall C, Stockley RA, Hill SL. Exercise training and inspiratory muscle training in patients with bronchiectasis. *Thorax.* 2005;60(11):943–948.

42.Mandal P, Sidhu MK, Kope L, et al. A pilot study of pulmonary rehabilitation and chest physiotherapy versus chest physiotherapy alone in bronchiectasis. *Respir Med.* 2012;106(12):1647–1654.

43.Lee AL, Hill CJ, Cecins N, et al. The short and long term effects of exercise training in non-cystic fibrosis bronchiectasis-a randomised controlled trial. *Respir Res.* 2014;15:44.

44.Ryerson CJ, Abbritti M, Ley B, Elicker BM, Jones KD, Collard HR. Cough predicts prognosis in idiopathic pulmonary fibrosis. *Respirology.* 2011;16(6):969–975.

45.Markovitz GH, Cooper CB. Exercise and interstitial lung disease. *Curr Opin Pulm Med.* 1998;4(5):272–280.

46.Marciniuk DD, Gallagher CG. Clinical exercise testing in interstitial lung disease. *Clin Chest Med.* 1994;15(2):287–303.

47.O'Donnell DE, Chau LK, Webb KA. Qualitative aspects of exertional dyspnea in patients with interstitial lung disease. *J Appl Physiol* 1998;84(6):2000–2009.

48.Hsia CC. Cardiopulmonary limitations to exercise in restrictive lung disease. *Med Sci Sports Exerc.* 1999;31(1 Suppl):S28–32.

49.Khanna D, Clements PJ, Furst DE, et al. Correlation of the degree of dyspnea with health-related quality of life, functional abilities, and diffusing capacity for carbon monoxide in patients with systemic sclerosis and active alveolitis: results from the Scleroderma Lung Study. *Arthritis Rheum.* 2005;52(2):592–600.

50.Foster S, Thomas HM 3rd. Pulmonary rehabilitation in lung disease other than chronic obstructive pulmonary disease. *Am Rev Respir Dis.* 1990;141(3):601–604.

51.Nonn RA, Garrity ER Jr. Lung transplantation for fibrotic lung diseases. *Am J Med Sci.* 1998;315(3):146–154.

52.Johnson-Warrington V, Mitchell KE, Singh SJ. Is a practice incremental shuttle walk test needed for patients with chronic obstructive pulmonary disease admitted to hospital for an acute exacerbation? *Respiration.* 2015;90(3):206–210.

53.Nishiyama O, Kondoh Y, Kimura T, et al. Effects of pulmonary rehabilitation in patients with idiopathic pulmonary fibrosis. *Respirology.* 2008;13(3):394–399.

54.Ferreira A, Garvey C, Connors GL, et al. Pulmonary rehabilitation in interstitial lung disease: benefits and predictors of response. *Chest.* 2009;135(2):442–447.

55.Bajwah S, Ross JR, Peacock JL, et al. Interventions to improve symptoms and quality of life of patients with fibrotic interstitial lung disease: a systematic review of the literature. *Thorax.* 2013;68(9):867–879.

56.Dowman L, Hill CJ, Holland AE. Pulmonary rehabilitation for interstitial lung disease. *Cochrane DB Syst Rev.* 2014;6(10):CD006322.

57.Ryerson CJ, Cayou C, Topp F, et al. Pulmonary rehabilitation improves long-term outcomes in interstitial lung disease: a prospective cohort study. *Respir Med.* 2014;108(1):203–210.

58. Dowman LM, McDonald CF, Hill CJ, et al. The evidence of benefits of exercise training in interstitial lung disease: a randomised controlled trial. *Thorax.* 2017;72(7):610–619.

59. Nagata K, Tomii K, Otsuka K, et al. Evaluation of the chronic obstructive pulmonary disease assessment test for measurement of health–related quality of life in patients with interstitial lung disease. *Respirology.* 2012;17(3):506–512.

60. Aboussouan LS. Mechanisms of exercise limitation and pulmonary rehabilitation for patients with neuromuscular disease. *Chron Respir Dis.* 2009;6(4):231–249.

61. Kilmer DD. Response to aerobic exercise training in humans with neuromuscular disease. *Am J Phys Med Rehabil.* 2002;81(11 Suppl):S148–150.

62. Bach JR. A historical perspective on the use of noninvasive ventilatory support alternatives. *Respir Care Clin N Am.* 1996;2(2):161–181.

63. Cup EH, Pieterse AJ, Ten Broek–Pastoor JM, et al. Exercise therapy and other types of physical therapy for patients with neuromuscular diseases: a systematic review. *Arch Phys Med Rehabil.* 2007;88(11):1452–1464.

64. Morrow B, Zampoli M, Van Aswegen H, Argent A. Mechanical insufflation–exsufflation for people with neuromuscular disorders. *Cochrane DB Syst Rev.* 2013;12:CD010044.

65. Morris NR, Kermeen FD, Holland AE. Exercise–based rehabilitation programmes for pulmonary hypertension. *Cochrane DB Syst Rev.* 2017;1:CD011285.

66. Mainguy V, Maltais F, Saey D, et al. Peripheral muscle dysfunction in idiopathic pulmonary arterial hypertension. *Thorax.* 2010;65(2):113–117.

67. Thabut G, Dauriat G, Stern JB, et al. Pulmonary hemodynamics in advanced COPD candidates for lung volume reduction surgery or lung transplantation. *Chest.* 2005;127(5):1531–1536.

68. Benza RL, Miller DP, Gomberg–Maitland M, et al. Predicting survival in pulmonary arterial hypertension: insights from the Registry to Evaluate Early and Long–Term Pulmonary Arterial Hypertension Disease Management (REVEAL). *Circulation.* 2010;122(2):164–172.

69. Matthay RA, Niederman MS, Wiedemann HP. Cardiovascular–pulmonary interaction in chronic obstructive pulmonary disease with special reference to the pathogenesis and management of cor pulmonale. *Med Clin North Am.* 1990;74(3):571–618.

70. Miyamoto S, Nagaya N, Satoh T, et al. Clinical correlates and prognostic significance of six–minute walk test in patients with primary pulmonary hypertension. Comparison with cardiopulmonary exercise testing. *Am J Respir Crit Care Med.* 2000;161(2 Pt 1):487–492.

71. Puente–Maestu L, Palange P, Casaburi R, et al. Use of exercise testing in the evaluation of interventional efficacy: an official ERS statement. *Eur Respir J.* 2016;47(2):429–460.

72. Stiebellehner L, Quittan M, End A, et al. Aerobic endurance training program improves exercise performance in lung transplant recipients. *Chest.* 1998;113(4):906–912.

73. Troosters T, Gosselink R, Decramer M. Chronic obstructive pulmonary disease and chronic heart failure: two muscle diseases? *J Cardiopulm Rehabil.* 2004;24(3):13.

74. Troosters T, Van Remoortel H. Pulmonary rehabilitation and cardiovascular disease. *Semin Respir Crit Care Med.* 2009;30(6):675–683.

75. Buys R, Avila A, Cornelissen VA. Exercise training improves physical fitness in patients with pulmonary arterial hypertension: a systematic review and meta–analysis of controlled trials. *BMC Pulm Med.* 2015;15:40.

76. Raskin J, Qua D, Marks T, Sulica R. A retrospective study on the effects of pulmonary rehabilitation in patients with pulmonary hypertension. *Chron Respir Dis.* 2014;11(3):153–162.

77. Crouch R, MacIntyre NR. Pulmonary rehabilitation of the patient with nonobstructive lung disease. *Respir Care Clin N Am.* 1998;4(1):59–70.

78. Desai SA, Channick RN. Exercise in patients with pulmonary arterial hypertension. *J Cardiopulm Rehabil Prev.* 2008;28(1):12–16.

79. Jemal A, Thomas A, Murray T, et al. Cancer statistics. *Cancer J Clin.* 2002;52:23–47.

80. Maione P, Perrone F, Gallo C, et al. Pretreatment quality of life and functional status assessment significantly predict survival of elderly patients with advanced non–small–cell lung cancer receiving chemotherapy: a prognostic analysis of the multi–center Italian lung cancer in the elderly study. *J Clin Oncol.* 2005;23(28):6865–6872.

81. MacDonald N. Cancer cachexia and targeting chronic inflammation: a unified approach to cancer treatment and palliative/supportive care. *J Support Oncol.* 2007;5(4):157–162.

82. Dimeo F, Schwartz S, Wesel N, et al. Effects of an endurance and resistance exercise program on persistent cancer––related fatigue after treatment. *Ann Oncol.* 2008;19:1495–1499.

83. Benzo RP. Pulmonary rehabilitation in lung cancer: a scientific opportunity. *J Cardiopulm Rehabil Prev.* 2007;27:61–64.

84. Bobbio A, Chetta A, Ampollini L, Primomo L, Internullo I, Carbognani P, Rusca M, Olivieri D. Preoperative pulmonary rehabilitation in patients undergoing lung resection for non–small cell lung cancer. *Eur J Card Thorac Surg.* 2008;33(1):95–98.

85. Benzo R, Wigle D, Novotny P, Wetzstein M, Nichols F, Shen RK, Cassivi S, Deschamps C. Preoperative pulmonary rehabilitation before lung cancer resection: results from two randomized studies. *Lung Cancer.* 2011;74(3):441–445.

86. Shannon VR. Role of pulmonary rehabilitation in the management of patients with lung cancer. *Curr Opin Pulm Med.* 2010;16(4):334–339.

87. Jones LW, Peddle CJ, Eves ND, et al. Effects of pre–surgical exercise training on cardiorespiratory fitness among patients undergoing thoracic surgery for malignant lung lesions. *Cancer.* 2007;110:590–598.

88. Bobbio A, Chetta A, Ampollini L, et al. Preoperative pulmonary rehabilitation in patients undergoing lung resection for non–small cell lung cancer. *Eur J Cardiothorac Surg.* 2008;33:95–98.

89. Warner MA, Offord KP, Warner ME, et al. Role of preoperative cessation of smoking and other factors in postoperative pulmonary complications: a blinded prospective study of coronary artery bypass patients. *Mayo Clin Proc.* 1989;64:609.

90. Wilson DJ. Pulmonary rehabilitation exercise program for high risk thoracic surgical patients. *Chest Surg Clin N Am.* 1997;7(4):697–706.

91. Bartels MN, Kim H, Whiteson JH, et al. Pulmonary rehabilitation in patients undergoing lung–volume reduction surgery. *Arch Phys Med Rehabil.* 2006;87(3 Suppl 1):S84–90.

92. Morano T, Araujo AS, Nascimento FB, DaSilva F, Mewquita R, Pinto JS, de Moraes Fiho MO, Pereira D. Preoperative pulmonary rehabilitation versus chest physical therapy in patients undergoing lung cancer resection: a pilot randomized controlled trial. *Arch Phys Med and Rehabil.* 2013;94(1):53–58.

93. Kaneda H, Saito Y, Okamoto M, et al. Early postoperative mobilization with walking at 4 hours after lobectomy in lung cancer patients. *Gen Thorac Cardiovasc Surg.* 2007;55(12):493–498.

94. Cesario A, Ferri L, Galetta D, et al. Post–operative respiratory rehabilitation after lung resection for non–small cell lung cancer. *Lung Cancer.* 2007;57:175–180.

95. Spruit MA, Janssen PP, Willemsen SCP, et al. Exercise capacity before and after an 8–week multidisciplinary inpatient pulmonary rehabilitation program in lung cancer patients: a pilot study. *Lung Cancer.* 2006;52:257–260.

96. Granger CL, McDonald CF, Berney S, Chao C, Denehy L. Exercise intervention to improve exercise capacity and health related quality of life for patients with non–small cell lung cancer: a systematic review. *Lung Cancer.* 2011;72(2):139–153.

97. Flaherty KR, Martinez FJ. Lung volume reduction surgery for

emphysema. *Clin Chest Med.* 2000;21:819–848.

98.Cordova FC, Criner GJ. Surgery for chronic obstructive pulmonary disease: the place for lung volume reduction and transplantation. *Curr Opin Pulm Med.* 2001;7(2):93–104.

99.National Emphysema Treatment Trial Research Group. Rationale and design of the National Emphysema Treatment Trial: a prospective randomized trial of lung volume reduction surgery. *J Cardiopulm Rehabil.* 2000;20(1):24–36.

100.National Emphysema Treatment Trial Research Group. A randomized controlled trial comparing lung volume reduction surgery with medical therapy for severe emphysema. *N Engl J Med.* 2003;348(21):2059–2073.

101.Ries AL, Make BJ, Lee SM, et al. The effects of pulmonary rehabilitation in the National Emphysema Treatment Trial. *Chest.* 2005;128(6):3799–3809.

102.Debigare R, Maltais F, Whittom F, et al. Feasibility and efficacy of home exercise training before lung volume reduction. J *Cardiopulm Rehabil.* 1999;19(4):235–241.

103.Rochester CL. Pulmonary rehabilitation for patients who undergo lung–volume–reduction surgery or lung transplantation. *Respir Care.* 2008;53(9):1–7.

104.Arcasoy SM, Wild J. Medical complications after lung transplantation. *Semin Respir Crit Care Med.* 2006;27(5):508–520.

105.Hoffman M, Chaves G, Ribeiro–Samora GA, Britto RR, Parreira VF. Effects of pulmonary rehabilitation in lung transplant candidates: a systematic review. *BMJ Open.* 2017;7:e013445.

106.Maury G, Langer D, Verleden G, et al. Skeletal muscle force and functional exercise tolerance before and after lung transplantation: a cohort study. *Am J Transplant.* 2008;8(6):1275–1281.

107.Reinsma GD, Ten Hacken NH, Grevnik RG, et al. Limiting factors of exercise performance 1 year after lung transplantation. *J Heart Lung Transplant.* 2006;25(11):1310–1316.

108.Van Der Woude BT, Kropmans TJ, Douma KW, et al. Peripheral muscle force and exercise capacity in lung transplant candidates. *Int J Rehabil Res.* 2002;25(4):351–355.

109.American Association of Cardiovascular and Pulmonary Rehabilitation (AACVPR). *Guidelines for Cardiac Rehabilitation and Secondary Prevention Programs.* 5th ed. Champaign, IL: Human Kinetics; 2013.

第 10 章

1.Committee on Quality Health Care in America, Institute of Medicine. *Crossing the Quality Chasm: A New Health System for the 21st Century.* Washington, DC: National Academy Press; 2001.

2.AACVPR Clinical Competency Guidelines for Pulmonary Rehabilitation Professionals. *J Cardiopulm Rehabil Prev.* 2014; 34:291–302.